北京协和医院
肿瘤内科疑难病诊治

主　编　白春梅

副主编　葛郁平

编　　者（以姓氏笔画为序）

王　湘　王颖轶　白春梅　师晓华　李宁宁　李孝远

应红艳　邵亚娟　周　娜　周建凤　赵　林　贾　宁

高　鑫　葛郁平　程月鹃　管　梅

图片提供　北京协和医院放射科、核医学科及病理科

中国协和医科大学出版社
北　京

图书在版编目（CIP）数据

北京协和医院肿瘤内科疑难病诊治/白春梅主编.—北京：中国协和医科大学出版社，2021.8
ISBN 978-7-5679-1740-8

Ⅰ.①北…　Ⅱ.①白…　Ⅲ.①肿瘤－内科－疑难病－诊疗　Ⅳ.①R73

中国版本图书馆CIP数据核字（2021）第090248号

北京协和医院肿瘤内科疑难病诊治

主　　编：白春梅
责任编辑：杨小杰
封面设计：许晓晨
责任校对：张　麓
责任印制：张　岱

出版发行：**中国协和医科大学出版社**
　　　　　（北京市东城区东单三条9号　邮编100730　电话010-65260431）
网　　址：www.pumcp.com
经　　销：新华书店总店北京发行所
印　　刷：小森印刷（北京）有限公司
开　　本：787mm×1092mm　　1/16
印　　张：14.25
字　　数：320千字
版　　次：2021年8月第1版
印　　次：2021年8月第1次印刷
定　　价：78.00元

ISBN 978-7-5679-1740-8

谨以此书献给北京协和医院建院100周年

北京协和医院肿瘤内科建科20周年

序 一

　　肿瘤是当前我国城乡居民的主要致死疾病之一，严重危害人民生命健康和社会经济发展。随着现代医学的不断发展，肿瘤治疗也日新月异，新知识和新技术不断涌现，其中抗肿瘤药物治疗的进展较为明显。新型化疗药不断开发，靶向治疗方兴未艾，免疫治疗潜力无限……这些有力的武器，让我们对战胜肿瘤这一顽疾充满信心。

　　在循证医学时代，肿瘤的诊治一般依靠指南来规范和指导。但指南并不是万能的，很多疑难罕见肿瘤缺乏现成的指南，一些新疗法带来的毒副作用也没有处理共识。另外，患者个体、基础疾病、器官功能以及治疗意愿各有差异，可以说临床上超出指南的情况并不少见。我国肿瘤患者人数众多，对疑难罕见肿瘤进行研究既具有科学价值，又有现实社会意义。

　　本书精心挑选了50个病例，对各个病例的诊治过程进行复盘，详细剖析、娓娓道来，令人印象深刻，收获良多。希望本书的出版为中国肿瘤疑难罕见病事业添砖加瓦，也希望国内同行不吝提出批评指导意见。

中华医学会会长
中国科学院院士
北京协和医院名誉院长
2021年7月

序 二

众所周知，恶性肿瘤被称为"众病之王"，是迄今为止治疗最为复杂的疾病，经常需要运用手术、药物和放疗等手段进行综合治疗，而疑难罕见肿瘤无疑是重中之重、难中之难。研究、治疗疑难罕见肿瘤，不仅具有重要的学术价值，还是建设"健康中国"的题中应有之义。随着医学的不断发展，肿瘤研究已经进入基因层面；在此基础上，靶向和免疫等精准治疗为攻克这一顽疾提供了越来越多的工具。但如何精准选择，做好多种治疗方案的"排兵布阵"，最终延长患者的生存期并保障较高的生活质量，仍是肿瘤医生无法回避的现实问题。

世上本没有路，走的人多了，也便成了路。可以说，疑难罕见肿瘤的诊治是"少有人走的路"。有鉴于此，我们更要给予疑难罕见肿瘤更多的关注。特别是对协和来说，潜心研究疑难罕见病，更是义不容辞的责任。协和大内科从张之南等老一辈医生开始，迄今已出版了多部疑难病的书籍，深受读者的欢迎和好评。本书聚焦于疑难罕见肿瘤的研究和治疗，传承发扬了协和内科的优良传统，彰显着协和"严谨、求精、勤奋、奉献"的宝贵精神。

今年是北京协和医院建院100周年，协和肿瘤内科也迎来建科20周年。在这样的时间节点推出这本书，我不胜欣慰。肿瘤内科同仁对疑难罕见肿瘤患者的关注让人敬佩，希望能对广大医学同仁和读者朋友带来助益。

北京协和医院院长 张抒扬

2021年7月

北京协和医院作为全国疑难重症诊治指导中心和国家级学术型综合医院，一直承担着国内疑难罕见疾病的诊治工作。在临床工作中，肿瘤内科也收治了相当数量的疑难罕见肿瘤患者，收集了大量珍贵的临床病例资料，积累了许多深厚独到的经验和体会。我们深感有责任和义务与国内同行交流并分享所思，于是萌生了撰写本书的念头。

《北京协和医院肿瘤内科疑难病诊治》由北京协和医院肿瘤内科的中青年医师搜集整理临床中遇到的真实疑难罕见病例，辅以深入的思考归纳总结而成。所选病例均属于疑难或罕见肿瘤，它们或在诊断过程中有颇多曲折往返，或发病率极低而缺乏标准治疗方法，或治疗对象有多种影响肿瘤治疗的基础疾病，或病情复杂需要多学科协作……总之，都是临床实践中遇到的棘手问题。我们通过分析每一个病例的诊治经过，归纳疑难罕见肿瘤的诊治规律，进而培养针对此类肿瘤的科学诊治思维。为了生动地展示每个病例的诊治全貌，便于大家理解，我们在书中添加了大量清晰而珍贵的图像，借此提高读者的阅读体验。为反映国内外肿瘤治疗领域近年来的研究进展，我们一并附上了相关的最新文献。可以说，每一个病例都凝结着肿瘤内科同事的心血，都是我科及兄弟科室集体智慧的结晶。

本书精心挑选了50个病例，分为"循序渐进"和"屈指可数"两部分。"循序渐进"部分以逐层递进的形式展示了疑难复杂肿瘤的诊治过程，一路上见招拆招、攻坚克难，最终峰回路转，取得不错的疗效。还有些病例再现了我院疑难肿瘤多学科诊疗（MDT）的场景。通过多学科讨论，在唇枪舌剑的观点交锋之后凝聚诊疗共识，为肿瘤患者提供科学、合理、规范的最佳治疗方案，促进了不同学科之间的交流，加快了知识融合更新，也提高了院内肿瘤的整体治疗水平。"屈指可数"部分分为疑难肿瘤和罕见肿瘤诊治。众所周知，恶性肿瘤好发于中老年人，而这类人群本身容易合并各种基础疾病，如高血压、糖尿病、肾功能不全等，难免对肿瘤治疗造成诸多不利影响和干扰。另外，随着靶向治疗和免疫治疗等精准抗癌疗法的日渐推广，患者也会出现越来越多的药物相关毒性反应，这些毒性反应往往累及机体多个系统，临床表现也千差万别，极易造成漏诊或误诊，对临床处理提出很大的挑战，经常需要其他科室的协助和指导。此时，综合性医院所具备的先天优势展露无疑。罕见肿瘤因为发病率极低，患病人数少，很难被纳入随机临床试验，因此大多缺乏标准的治疗方案。但考虑到我国庞大的人口数量，即使发病率极低的肿瘤，乘以人口基数，患病人数也是不可忽视的数字。可喜的是，医学界并未放弃针对罕见肿瘤诊治的研究。而且，回顾医学发展史，我们发现罕见肿瘤的治疗经常会成为许多新疗法和新技术的起始点和突破口。例如，当今方兴未艾的免疫治疗，最早是在恶性黑色素瘤这一罕见肿瘤中显示出疗效、取得突破再推广至其他常见肿瘤中。还有间变性淋巴瘤激酶（ALK）抑制剂、神经营养因子受体酪氨酸激酶（NTRK）抑制剂等新药的研发，都发轫于罕见瘤种或常见瘤种的罕见亚型，最终都为很多常见肿瘤的治疗提供了新思路，开辟了新道路。这些绝好的范例提醒我们，必须重视对罕见肿瘤这一"金矿"的挖掘和探索。凭借强大的综合实力和团结协作的协和传统，北京协和医院肿瘤内科先天具备解决疑难罕见肿瘤病例诊治的优势。

本书贴近临床，行文流畅，体例精当，力求创新，体现了北京协和医院肿瘤内科的临床水平，不仅适用于肿瘤内科医师，也适用于有志于从事抗肿瘤药物治疗的各层次医师和医学生。北京协和医院赵玉沛名誉院长和张抒扬院长作为经验丰富、造诣很高的医学专家为本书作序，表明其对疑难罕见肿瘤探索的支持和鼓励。感谢北京协和医院放射科、病理科和核医学科的领导和同仁的大力支持和帮助，本书才得以图文并茂地呈现在读者面前。感谢本书的所有编者在繁忙的工作中抽出宝贵时间完成稿件的编写，并反复修改、校正。感谢肿瘤内科邱维和张智旸主治医师、刘媛住院医师以及肿瘤内科研究生谷俊杰、王晨宇、杨莹、由婷婷、许秀秀、高洋、李嘉瑞、邢加彰、唐辉及葛慧在病例整理过程中的辛勤劳动。感谢中国协和医科大学出版社的编辑对稿件进行高质量的审校。由于时间仓促，难免有错误和疏漏之处，恳请肿瘤学科前辈和同行不吝提出宝贵的意见。

值此北京协和医院建院100周年之际，我们很荣幸地将此书的出版作为礼物献给她，谨祝北京协和医院历久弥新、青春不老。2022年是肿瘤内科建科20周年，谨以此书献给为北京协和医院肿瘤内科成立和发展作出贡献的专家、同仁和朋友们。

白春梅

2021年7月于北京

目 录

第一部分　循序渐进

第二部分　屈指可数

第一部分

循 序 渐 进

病例1 直肠癌新辅助治疗后肝胃间占位

患者，男，73岁。因"直肠癌术后近2年，发现血清肿瘤标志物水平升高近1个月"于2019年11月初就诊于北京协和医院。患者2017年11月诊断距肛门6cm直肠中分化腺癌，起病时血清肿瘤标志物正常，CT未见远处转移。直肠常规MRI诊断直肠中上段癌（部分含黏液成分），$mrT_{3c}N_{2b}$，直肠系膜筋膜（MRF）（−），周围血管受累可能（图1-1）。随后患者参加北京协和医院一项多队列直肠癌围手术期治疗的研究，于2017年12月25日至2018年3月7日行3程奥沙利铂联合卡培他滨（XELOX）方案新辅助同步放化疗。2018年3月16日直肠超声示直肠癌明显缩小，$yuT_{3b}N_0$，yuCRM（环周切缘）阴性。2018年3月18日直肠常规MRI示直肠中段肠壁异常信号影，直肠癌可能，肿瘤较前缩小90%以上，肿瘤退缩分级（TRG）1级或美国临床病理学会分级（CAP）0级，符合直肠癌治疗后改变，T_1N_0期或完全缓解（CR）（图1-2）。2018年4月4日全麻下行腹腔镜下Dixon直肠癌根治术。术后病理：直肠及淋巴结未见肿瘤残留，CAP 0级。术后2018年4月27日至6月22日行XELOX方案化疗3程，后因毒副反应大而停药。治疗期间及其后规律复查血清肿瘤标志物和影像学，未见复发转移。

2019年10月9日常规复查时发现糖类抗原19-9（CA19-9）水平升高至213.5U/ml，10月31日复查CA19-9水平进一步升高至355.6U/ml。10月31日胸腹盆增强CT示肝内外胆管扩张和肝左叶胆管呈多发囊样扩张（图1-3），均大致同2019年4月影像表现。既往史：胆囊切除术后，2型糖尿病多年。个人史、婚育史、家族史无特殊。

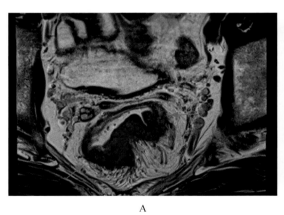 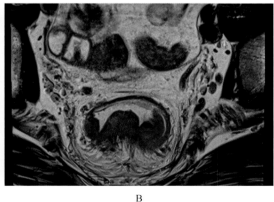

A   B

图1-1　直肠MRI（2017年12月2日）

A. 肠壁1～9点钟方向较大的菜花样肿物，呈稍长T_2信号影，累及环周近65%，横径约5cm，侵犯黏膜层及黏膜下层，达肌层，肌层外周低信号带不完整，向外侵犯约5.7mm；B. 可见直肠周围流空血管影与肿物分界不清。

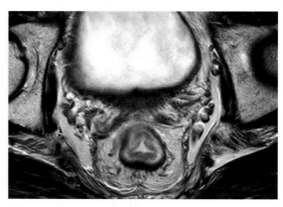

图1-2　直肠MRI（2018年3月18日）

直肠中段肠壁5～7点钟方向异常信号影，呈长T_2信号影，累及环周近25%。

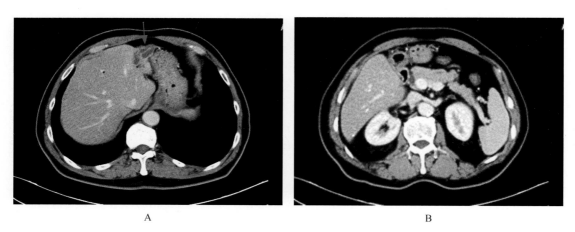

A　　　　　　　　　　　　　　　　　　　　　B

图1-3　胸腹盆增强CT（2019年10月31日）

A. 肝左叶胆管扩张，未见具体的肝内占位轮廓；B. 胆总管扩张。

诊治思路和过程

Step 1：直肠癌术后血清肿瘤标志物水平升高的原因

患者有直肠癌病史，血清肿瘤标志物中CA19-9水平进行性升高，首先考虑的病因是肿瘤性病变，直肠癌复发转移可能，但常规胸腹盆增强CT未见明确占位，下一步考虑更为敏感的检查方式（PET/CT）。

2019年11月PET/CT示肝胃之间两处代谢增高灶，考虑恶性，转移可能，大小分别为2.8cm×1.7cm，1.1cm×0.8cm（图1-4）。进一步行胃镜未见胃腔内占位。2019年11月26日肝区动态MRI示肝胃间多发占位，考虑转移；肝左叶萎缩改变；肝内外胆管扩张，肝左叶胆管呈多发囊样扩张；胰管略扩张（图1-5）。

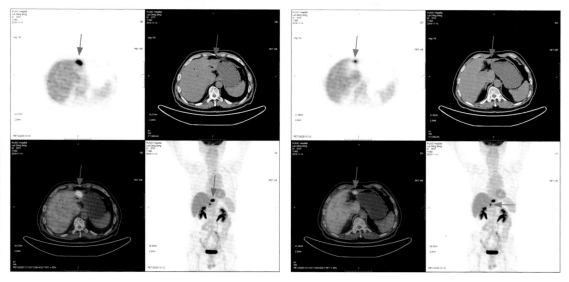

图1-4　PET/CT示肝胃之间两处代谢增高灶（2019年11月）

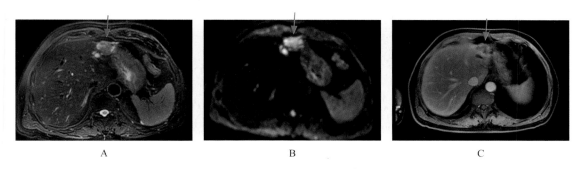

A　　　　　　　　　　B　　　　　　　　　　C

图1-5　肝区动态MRI示肝胃间多发占位，考虑转移（2019年11月26日）

A. T₂WI；B. DWI；C. LAVA＋C。

Step 2：腹腔内新发病灶是直肠癌术后转移吗？

本例直肠癌前期治疗达到病理完全缓解（pCR）的效果，围手术期辅助治疗较为充分，短期内出现疾病进展的概率较低，且仅存在肝胃间隙转移而无肝、肺、盆腔局部等常见部位转移，这并非常见的直肠癌转移模式。另外，患者CA19-9水平在直肠癌初诊时不高，基于以上考虑，肿瘤内科对影像上考虑转移的诊断提出了疑问，建议进一步明确病理。

患者于2019年12月19日行超声胃镜（EUS）示胰腺实质形态大致正常，左心房肛侧近肝左叶区可见一中等回声团块，大小34.5mm×23.1mm，内部有多发低回声区。EUS引导下行经胃体穿刺病灶。病理：（肝胃间隙占位）少许纤维组织中见腺癌浸润，周边见少许肝组织，建议检查消化系统、尿路系统等。免疫组化：CK7（＋），CK20（散在＋），CDX-2（±），GATA3（部分＋），SATB2（－），TTF-1（－），PAX-8（－）。

Step 3：下一步治疗策略

穿刺后进行了多学科讨论。核医学科：PET/CT上两处病灶代谢活性高，恶性病变明确，目前也有病理支持。放射科：仔细阅片后修正之前报告，腹腔病灶考虑位于肝脏左叶，如图1-5所示肝左叶可见稍长T_2信号占位，其间可见长T_2信号扩张胆管影（图1-5A），DWI呈高信号（图1-5B）；增强后呈等强化，具体边界不清（图1-5C）。病理科：超声胃镜所取材料少，形态和免疫组化不是典型的肠癌病理表现，并不倾向肠道来源，更倾向胃和胰胆管来源。肿瘤内科：患者既往虽有直肠癌病史，但经过新辅助治疗后达到pCR，pCR是预后好的因素，患者围手术期治疗较正规，且影像曾怀疑肝胃间病灶，转移部位不典型，患者直肠癌诊断时CA19-9水平不高，此次发病CA19-9水平明显升高，以上几点不支持直肠癌转移，目前病理结果也不是典型肠癌肝转移表现，现在放射科重新阅片考虑病灶在肝上，无论是原发肝脏肿瘤还是直肠癌术后1年半发生寡转移癌，下一步外科如果评估有切除后显微镜下无残留（R0）切除可能，建议直接手术切除，同时能得到大病理以明确来源。肝脏外科：患者既往曾行胆囊切除术，左肝萎缩，目前病灶考虑主要在左肝，有R0切除机会，可考虑磁共振胰胆管成像（MRCP）后行左肝切除术。

2020年1月1日于全麻下行腹腔镜探查、粘连松解，开腹左半肝切除术。术后病理：（左肝肿物）胆管细胞癌（中-低分化），未见明确脉管内瘤栓。免疫组化：CAM5.2（+），CK20（-），CDX-2（-），CD34（血管+），CK7（+），Hepatocyte（-），CK19（+），MUC1（+），Ki-67指数30%，CD10（+），Arg-1（-），IMP3（灶+），p53（+），MUC2（-），MUC5AC（+），MUC6（-），AFP（-）。2020年2月18日复查CA19-9恢复至正常，影像评估未见残留病灶或复发转移，后续予以替吉奥辅助化疗半年。2020年8月影像学评估无病生存（DFS）。

小　结

患者初诊考虑局部晚期中段直肠癌，根据欧洲肿瘤内科学会（ESMO）2017年指南的直肠癌风险度分层属于高度风险组，应该给予术前新辅助同步放化疗。STAR 01、NSABP R04、ACCORD12、AIO-04、PETACC6、FORWARC研究探索了同步放化疗期间在氟尿嘧啶类药物基础上加入奥沙利铂能否获益，仅AIO-04和FORWARC研究获得了治疗后病理完全缓解（ypCR）显著性升高，生存方面仅AIO-04研究联合奥沙利铂后显著提高3年DFS率，因此单药氟尿嘧啶类药物是标准的同步化疗方案。如何优化局部晚期直肠癌的治疗模式，尤其是有关是否采用全程新辅助治疗（TNT）模式，TNT时选择巩固化疗还是诱导化疗，药物的选择等，是目前局部晚期直肠癌的研究热点，从2020年美国临床肿瘤学会（ASCO）年会上多项有关TNT研究的报道可见一斑。本例患者因入临床研究，术前同步放化疗方案选择了双药XELOX，最终获得pCR的满意结果。

研究表明，新辅助同步放化疗后病理缓解越好的患者，预后越好。直肠癌新辅助后ypCR的患者预后最好。在一项纳入484例pCR患者的集合分析中，pCR患者5年DFS率为83.3%，明显高于未达到pCR患者的65.6%。新辅助放化疗后ypCR的患者术后是否需要辅助化疗目前尚无随机对照试验（RCT）研究。一些单中心小样本研究仅看到辅助化疗组DFS率提高趋势，并无统计学差异，如北京协和医院外科总结了40例ypCR直肠癌患者，19例接受了辅助化疗患者5年DFS率为90.9%，而未辅助化疗组5年DFS率为76.0%（$P=0.142$）。几项基于美国国家癌症数据库（NCDB）数据的分析结果提示，ypCR患者术后接受辅助化疗可显著改善生存，包括NCDB数据的几项荟萃分析也获得了类似结果。然而，另一项纳入4个研究的系统综述和荟萃分析结果却并不支持ypCR患者术后予以基于氟尿嘧啶类的辅助化疗。近期一项经倾向性评分匹配后按照1∶3纳入共1000例左右pCR患者的回顾性研究的结果显示，术后基于氟尿嘧啶类药物辅助化疗组较观察组在总生存期（OS）、DFS、局部无复发生存期（LRFS）、无远处转移生存期（DMFS）方面均无差异。因此，新辅助放化疗后行直肠全系膜切除术（TME）且达到ypCR的患者术后是否需要辅助治疗以及辅助治疗方案尚存在争议。ESMO指南中仅提到了新辅助治疗后病理分期Ⅲ期和高危Ⅱ期患者考虑辅助化疗，而美国国家综合癌症网络（NCCN）指南建议新辅助治疗前局部晚期的直肠癌手术前后完成半年左右的化疗，并未单独排除新辅助治疗后达到pCR的那部分患者。本例患者当时虽然已73岁，但体力状态和术后恢复好，故按入组研究方案进行术后辅助化疗。

本例患者在直肠癌术后1.5年出现了腹腔新发病灶，影像学最初报告为转移瘤，但结合文献报道直肠癌新辅助治疗后手术病理达到ypCR患者预后良好及患者转移表现不典型等因素对是否为转移瘤提出了疑问。经过活检、多学科讨论等过程，最终证明是两个独立的疾病，使患者得到了合理的诊疗。多原发肿瘤在临床上并不少见，本病例诊治过程提示，在临床诊断思维中不能"唯一元论"原则，需要结合临床表现综合分析，避免误诊。

（周建凤）

参 考 文 献

[1] R GLYNNE-JONES, LYRWICS, E TIRET, et al. ESMO Guidelines Committee. Rectal cancer：ESMO Clinical Practice Guidelines for diagnosis, treatment and follow-up［J］. Ann Oncol, 2017, 28（4）：iv22-iv40.

[2] CLAUS RÖDEL, TORSTEN LIERSCH, HEINZ BECKER, et al. Preoperative chemoradiotherapy and postoperative chemotherapy with fluorouracil and oxaliplatin versus fluorouracil alone in locally advanced rectal cancer：initial results of the German CAO/ARO/AIO-04 randomised phase 3 trial［J］. Lancet Oncol, 2012, 13（7）：679-687.

[3] DENG Y, CHI P, LAN P, et al. Modified FOLFOX6 with or without radiation versus fluorouracil and leucovorin with radiation in neoadjuvant treatment of locally advanced rectal cancer：initial Rresults of the Chinese FOWARC multicenter, open-label, randomized three-arm phase Ⅲ trial［J］. J Clin Oncol, 2016,

34（27）：3300-3307.

［4］CLAUW R ÖDEL, ULLRICH GRAEVEN, RAINERr FIETKAU, et al. German Rectal Cancer Study Group. Oxaliplatin added to fluorouracil-based preoperative chemoradiotherapy and postoperative chemotherapy of locally advanced rectal cancer（the German CAO/ARO/AIO-04 study）：final results of the multicentre, open-label, randomised, phase 3 trial［J］. Lancet Oncol, 2015, 16（8）：979-989.

［5］EMMANOUIL FOKAS, PHILIPP STRÖBELI, RAINER FIETKAU, et al. Tumor regression grading after preoperative chemoradiotherapy as a prognostic factor and individual-level surrogate for disease-free survival in rectal cancer［J］. J Natl Cancer Inst, 2017, 109（12）.

［6］MONIQUE MAAS, PATTY J NELEMANS, VINCENZO VALENTINI, et al. Long-term outcome in patients with a pathological complete response after chemoradiation for rectal cancer：a pooled analysis of individual patient data［J］. Lancet Oncol, 2010, 11（9）：835-844.

［7］JIAO LIN ZHOU, HUIZHONG QIU, GUOLE LIN, et al. Is adjuvant chemotherapy necessary for patients with pathological complete response after neoadjuvant chemoradiotherapy and radical surgery in locally advanced rectal cancer? Long-term analysis of 40 ypCR patients at a single center［J］. Int J Colorectal Dis, 2016, 31（6）：1163-1168.

［8］DANISH SHAHAB, EMMANUEL GABRIEL, KRITOPHER ATTWOOD, et al. Adjuvant chemotherapy is associated with improved overall survival in locally advanced rectal cancer after achievement of a pathologic complete response to chemoradiation［J］. Clin Colorectal Cancer, 2017, 16（4）：300-307.

［9］FAHIMA DOSSA, SERGIO A ACUNA, AARON S RICKLES, et al. Association between adjuvant chemotherapy and overall survival in patients with rectal cancer and pathological complete response after neoadjuvant chemotherapy and resection［J］ JAMA Oncol, 4（7）：930-937.

［10］GIANLUCA TOMASELLO, MICHELE GHIDINI, FAUSTO PETRELLI. Adjuvant chemotherapy in patients with rectal cancer achieving pathologic complete response after neoadjuvant chemoradiation and surgery［J］. Eur J Cancer, 2019, 108：97-99.

［11］BLN MA, YUPENG REN, YUE CHEN, et al. Is adjuvant chemotherapy necessary for locally advanced rectal cancer patients with pathological complete response after neoadjuvant chemoradiotherapy and radical surgery? A systematic review and meta-analysis［J］. Int J Colorectal Dis, 2019, 34（1）：113-121.

［12］ANNE J BREUGOM, MARLOES SWETS, JEAN-FRANCOIS BOSSET, et al. Adjuvant chemotherapy after preoperative（chemo）radiotherapy and surgery for patients with rectal cancer：a systematic review and meta-analysis of individual patient data［J］. Lancet Oncol, 2015, 16（2）：200-207.

［13］HE F, JU HQ, DING Y, et al. Association between adjuvant chemotherapy and survival in patients with rectal cancer and pathological complete response after neoadjuvant chemoradiotherapy and resection［J］. Br J Cancer, 2020, 123（8）：1244-1252.

病例2　高龄结肠癌多学科诊疗

患者，男，76岁。因"乙状结肠癌术后近3年，考虑肝转移癌半个月"于2015年5月就诊于北京协和医院。患者2012年6月21日行腹腔镜探查、乙状结肠癌根治术。术后病理：乙状结肠中-低分化腺癌，侵及神经，$pT_{4a}N_0$（0/15），错配修复蛋白（MMR）正常。2012年8月至2013年2月予奥沙利铂联合卡培他滨（XELOX）方案8程辅助治疗，之后规律复查。2015年4月底复查血清肿瘤标志物：癌胚抗原（CEA）10.13ng/L（升高）；2015年5月胸腹盆增强CT示肝右叶占位（3.5cm×3.1cm），结合病史考虑转移瘤；肝内胆管略扩张（图2-1）。既往体健。

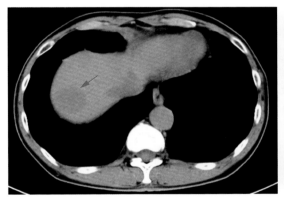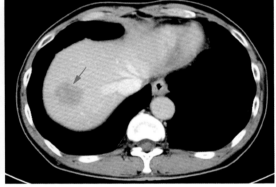

图2-1　胸腹盆增强CT示肝内孤立转移灶（2015年5月）

诊治思路和过程

Step 1：异时性孤立肝转移患者的治疗目标和策略

多学科团队考虑患者结肠癌术后孤立肝转移，治疗目标应是无疾病状态（NED）。无病生存期34个月，目前孤立肝转移可切除，临床风险评分（CRS）1分，肝转移位置手术难度不大，可考虑先行手术切除肝转移。转移距离奥沙利铂辅助治疗结束1年以上，术后仍可考虑行奥沙利铂联合氟尿嘧啶类辅助治疗，但患者年龄较大，虽无基础疾病，美国东部肿瘤协作组（ECOG）体力评分1分，仍需注意治疗相关不良反应。

2015年5月26日行肝Ⅷ段肿物切除术，术中见肿瘤大小约4cm。术后病理：（右肝占位）肝组织内见腺癌浸润，侵及被膜，紧邻底切缘；结合病史及免疫组化，病变符合转移癌，肠道来源。2015月7月至2015年9月给予4程XELOX辅助化疗，后患者自觉耐受不佳自行停药。

2016年7月腹盆增强CT：左侧髂外动脉前方见软组织密度影，2.2cm×1.7cm大小，轻度强化，病变与邻近肠管分界不清，左输尿管包绕其中，其上方左肾盂及输尿管腹段积水扩张，考虑转移（图2-2）。2016年8月PET/CT：盆腔左侧髂血管旁代谢异常增高灶，结合病史，考虑为转移灶；左肾积水，左侧输尿管扩张积水（图2-3）。血肌酐（Scr）96μmol/L，肾小球滤过率（GRF）45ml/min。

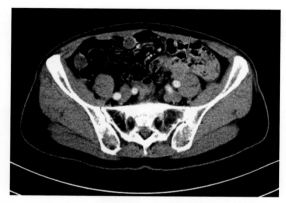

图2-2　腹盆增强CT示左侧髂外动脉前方见软组织密度影（2016年7月）

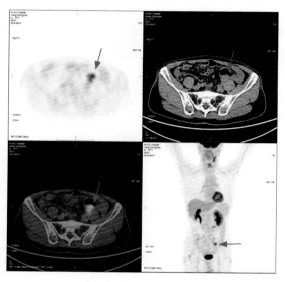

图2-3　PET/CT示盆腔左侧髂血管旁代谢异常增高灶（2016年8月）

Step 2：患者治疗目标和策略

MDT考虑患者转移病灶压迫输尿管，首先应放置D-J管尽可能减缓肾功能受损。患者目前仍为孤立复发转移，治疗目标仍应为无疾病状态，应考虑局部治疗，但此次转移部位包绕输尿管，手术损毁性和难度大，考虑局部治疗方式可选择放疗。患者本次系第二次进展转移，距离上次肝转移术后辅助化疗停止仅10个月，放疗前后应考虑化疗，但患者已77岁高龄，既往化疗自觉不良反应大，患者肾功能受损，预计无法耐受正常剂量强化疗，可考虑先局部治疗。

2016年8月予以D-J管置入缓解输尿管梗阻，2016年9月初开始行25次放疗，共50Gy，同步口服卡培他滨。2016年10月底至2016年12月共行3程XELOX方案化疗。第3程化疗时患者泌尿系感染两次，予以更换D-J管、抗生素等治疗后好转。2017年1月复查Scr水平升高至112μmol/L，肾小球滤过率（GRF）水平降至38.6ml/min，后未再继续化疗。之后复查影像，原左侧髂外动脉前方转移灶逐渐变小消失，但仍需留置D-J管，输尿管未见扩张，患者Scr波动在95μmol/L左右。

2018年6月常规复查时发现连续3次便潜血阳性，2018年6月15日结肠镜提示乙状结肠吻合口局部可见黏膜粗糙、肿胀充血，可见溃疡形成，覆少量白苔，活检病理提示癌变。CT未见远处转移进展。

Step 3：患者治疗目标和策略

患者既往肝和盆腔病灶经过局部治疗后均未再反复，本次考虑吻合口复发，病灶局限，治疗首选根治性乙状结肠癌切除术。

患者于2018年7月30日行腹腔镜乙状结肠切除术（Hartmann术）。术后病理：乙状结肠中-低分化腺癌，侵透肠壁达周围脂肪组织，局灶累及浆膜及环周切缘，两侧断端未见特殊；淋巴结0/9，免疫组化结果提示pMMR。2018年9月6日至2019年1月底行减量XELOX化疗4程后序贯卡培他滨单药2程，化疗后血肌酐水平升高至110μmol/L左右。之后每3个月复查评估。

患者目前81岁，2020年6月13日评估：血清肿瘤标志物正常范围。胸腹盆增强CT：新见左侧腰大肌内侧软组织影包绕左输尿管，转移不除外（图2-4）。7月3日PET/CT：左侧髂总血管旁肿物长径4.7cm，较2016年8月PET所示略增大，考虑转移；新见降结肠后肿物1.9cm×1.5cm大小，考虑转移（图2-5）。考虑病情进展，Scr 110μmol/L，eGFR 36.7ml/min。于2020年8月开始XELOX减量

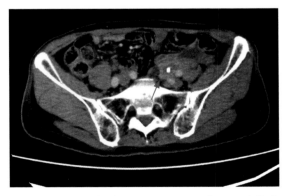

图2-4　胸腹盆增强CT示2016年9月放化疗后曾消失的左髂外动脉前病灶复发(2020年6月)

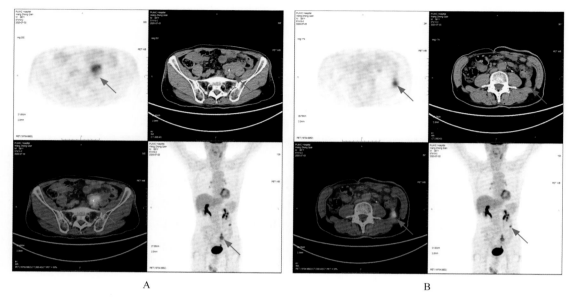

图 2-5　PET/CT（2020 年 7 月）
A. 左侧髂总血管旁转移复发；B. 新见降结肠后肿物。

化疗（奥沙利铂 0.1g 静脉滴注 d1；卡培他滨 1g bid 口服 d1 ～ d14）4 程，评估疾病稳定（SD），2020 年 10 月 12 日 Scr 121μmol/L，eGFR 33.4ml/min。

小　结

　　老年转移性结直肠癌患者的治疗原则和较年轻的患者相同，但老年患者有年龄相关的器官功能减退和并发症增加的问题，尤其是需要结合预期寿命的考量。考虑结直肠癌是对化疗和靶向治疗相对敏感的肿瘤，对于平素体健的晚期老年患者，不应该将高龄列为抗肿瘤药物治疗的禁忌证。生活质量也往往是老年患者更为关注的问题，治疗过程中要关注对于身体功能和储备下降导致抗肿瘤药物毒性反应加重的问题，制定个体化治疗决策至关重要，真实临床工作中老年患者治疗强度普遍较年轻人更低。本例患者结肠癌腹腔淋巴结转移包绕输尿管后反复肾积水，并伴有高龄、多程化疗的因素，肾功能逐渐变差。病程中多次复发转移进展，治疗始终需在获益和风险之间寻找平衡。笔者判断，患者肿瘤生物学行为总体较好，前面 3 次复发病灶均较为局限，结合患者肾功能情况、全身治疗耐受性偏差，治疗以局部治疗为主，使得患者在保证生活质量的前提下延长了生存。

（周建凤）

病例3 是原发性肝癌还是肝转移癌

患者，男，50岁。因"间断腹部隐痛近2个月"于2017年6月就诊于北京协和医院。患者2017年4月起无诱因出现间断腹部隐痛，5月外院腹部CT示结肠肝曲占位及肝多发占位。2017年6月查血清肿瘤标志物：糖类抗原19-9（CA19-9）65.9U/ml，癌胚抗原（CEA）3.07ng/ml，甲胎蛋白（AFP）6.0ng/ml。结肠镜示结肠肝曲巨大肿物。病理活检示高分化腺癌，基因检测示KRAS 2号外显子点突变。肝区动态MRI示肝脏多发转移瘤，肝右后上段实性结节病灶性质待定（图3-1）；结肠肝曲占位，符合恶性肿瘤（图3-2）；肝门部多发迂曲血管影，门静脉海绵样变性不除外；腹膜后淋巴结轻度肿大。既往史：2002年因急性心肌梗死行溶栓治疗。2003年因急性脑梗死行溶栓治疗，遗留左手温觉感觉障碍。2010年因小肠静脉血栓栓塞行介入治疗。

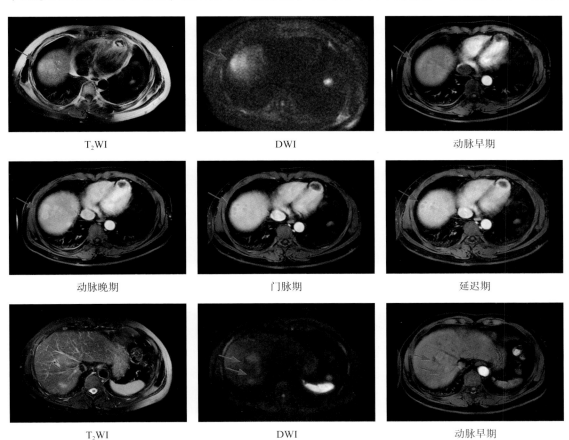

T₂WI　　　　　　　　　　　DWI　　　　　　　　　　　动脉早期

动脉晚期　　　　　　　　　　门脉期　　　　　　　　　　延迟期

T₂WI　　　　　　　　　　　DWI　　　　　　　　　　　动脉早期

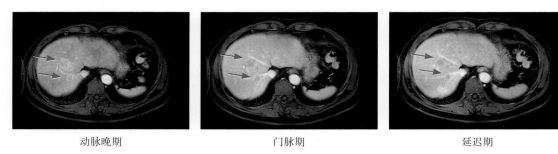

动脉晚期　　　　　　　　　　门脉期　　　　　　　　　　延迟期

图3-1　2017年6月肝区动态MRI示肝内多发占位

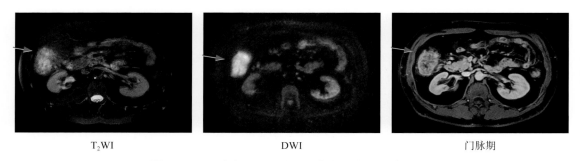

T$_2$WI　　　　　　　　　　　DWI　　　　　　　　　　门脉期

图3-2　肝区动态MRI示结肠肝曲占位（2017年6月）

2014年3月出现左下肢深静脉血栓，CT肺动脉造影（CTPA）发现肺栓塞，无胸闷症状，予以溶栓治疗，此后规律服用华法林4.5mg qd，国际标准化比值（INR）控制在3.0以上，2017年5月起因肠镜需取活检停用华法林。2002年发现乙肝大三阳，未服用抗病毒药物，2017年6月初查乙肝病毒DNA（HBV-DNA）定量2.54×10^{5}copies/ml（正常值：<10^{3}copies/ml），开始予以恩替卡韦抗病毒治疗。个人史：吸烟史20年，40支/天；饮酒史20年，3～5瓶啤酒/天。

诊治思路和过程

Step 1：结肠癌伴多发肝占位，下一步治疗策略

　　患者影像考虑结肠癌多发肝转移可能，基础疾病多，包括有乙肝病史，会不会同时有原发性肝细胞癌（HCC）可能，提请多学科诊疗团队（MDT）讨论下一步治疗策略。放射科：患者结肠癌诊断明确，同时发现肝内多发占位，性质考虑：①结肠癌肝转移：患者有明确结肠癌病史，肝内多发病灶首先考虑肝转移可能性，但部分病灶动脉期高强化，不符合常见的结肠癌转移瘤的血供特点，考虑仍有少数富血供结肠癌肝转移瘤，以及患者门脉海绵样变可能导致肝血流动力学变化，仍优先拟诊肝多发转移。②肝内原发肿瘤：患者肝内病灶动脉期呈高强化，门脉期及延迟期呈低强化，此"快进快出"的强化特点提示肝细胞癌和肝腺瘤的可能。肝细胞癌发病率明显高于肝腺瘤，且有乙肝病史支持，但AFP水平不高，病灶呈多发

结节状、成簇分布，不是典型的肝细胞癌表现。肝腺瘤是少见病，与口服避孕药相关，本男性患者无此病史支持，肝腺瘤多为单发，且肝腺瘤瘤内脂肪或出血等征象此病例没有，因此不考虑肝腺瘤。③其他：肝血管瘤及肝局灶性结节增生常见的持续强化方式此病例不符，暂不予考虑。肝外科：肝内病灶影像科分析考虑多发转移瘤可能，目前肝内病灶潜在可切除，建议转化治疗。结直肠外科：患者结肠原发灶可切除，但肝内多发转移尚需转化治疗，原发灶无梗阻、急性出血等表现，建议先内科治疗。肿瘤内科：经讨论后考虑为需要转化的右半结肠癌肝转移患者，*RAS*基因突变，方案首选三药联合贝伐珠单抗，但患者虽年轻，血栓栓塞方面的基础病多，贝伐珠单抗有血栓栓塞的不良反应可能，应用有顾虑。化疗前需要仔细评估心功能、血栓栓塞以及乙肝病毒活动情况。MDT后综合意见为考虑升结肠癌多发肝转移可能性大，肝转移瘤属于需要转化的病变，基础疾病多，需要评估风险再决定治疗强度。

患者2017年7月评估肝功能为Child A级，HBV-DNA降至1×10^4copies/ml。复查超声心动图：陈旧性心肌梗死（心尖部），左心室射血分数（LEVF）63%。冠状动脉CT血管造影（CTA）：未见堵塞70%以上血管，陈旧性心肌梗死。复查下肢深静脉超声和肺动脉CT血管造影（CTPA）未见血栓栓塞。美国东部肿瘤协作组（ECOG）评分1分，考虑到基础疾病多，除外化疗禁忌证后仅予双药化疗，于2017年7月7日至2017年8月20日行奥沙利铂＋氟尿嘧啶（mFOLFOX6）方案化疗4程。心内科建议继续预防量抗凝治疗，暂不抗血小板治疗，遂同时口服利伐沙班抗凝治疗，并加用血管紧张素转化酶抑制剂（ACEI）、β受体阻断剂和他汀类药物等冠心病二级预防治疗，乙肝方面继续使用恩替卡韦抗病毒治疗。

4程治疗后复查HBV-DNA＜10^3copies/ml，CA19-9降至正常，胸腹盆增强CT：肝曲占位，较前范围明显减小；肝脏多发转移瘤，大致同前。肝区增强MRI：较老片对比，肝脏多发转移瘤，部分较前稍增大（图3-3）；结肠肝曲占位，符合恶性肿瘤，较前减小（图3-4）；肝门部多发迂曲血管影，门静脉海绵样变性不除外。评估：病情稳定（SD）。

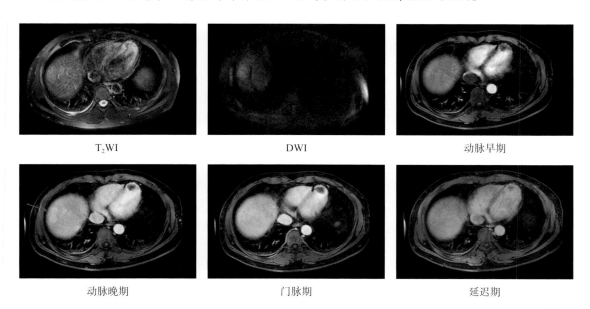

T₂WI   DWI   动脉早期

动脉晚期   门脉期   延迟期

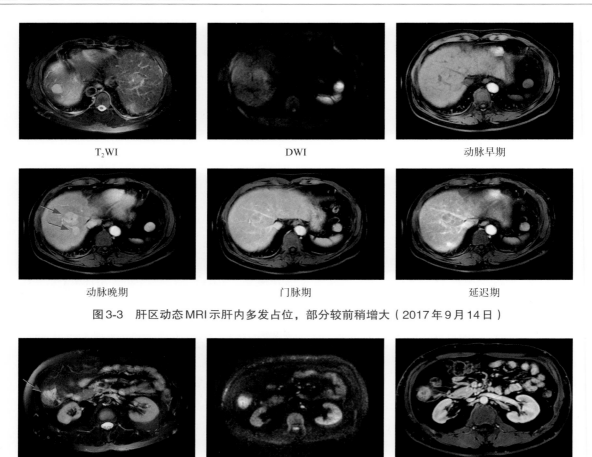

图3-3　肝区动态MRI示肝内多发占位，部分较前稍增大（2017年9月14日）

T₂WI　　　　　　　　　　DWI　　　　　　　　　　门脉期

图3-4　肝区动态MRI示升结肠病变（2017年9月14日）

Step 2：患者肝内病变性质和下一步治疗策略

　　患者肝内病灶和结肠原发灶病变对治疗反应不一致，提请MDT随诊。放射科：结肠癌较前明显缩小，但肝脏病变对化疗基本无反应，肝转移瘤的诊断应予质疑。结合患者乙肝病史，肝内病灶动脉期呈高强化，门脉期及延迟期呈低强化，"快进快出"的强化特点不除外部分病灶为肝细胞癌，建议取病理明确性质。肝外科：患者肝内病变目前仍无R0手术机会，建议继续内科用药。肝脏病变考虑部分可能为HCC，建议穿刺明确为转移癌还是原发性肝癌。肿瘤内科：患者治疗后CA19-9降至正常，结肠病灶缩小较明显，但肝病灶对治疗反应仅稳定。本例患者肝脏病变决定其预后，应该是我们治疗的主要对象，需尽早明确其性质，在穿刺获得病理前，先继续FOLFOX方案治疗，本方案可兼顾肠癌和HCC的控制。

　　2017年9月16日开始第5程mFOLFOX6方案化疗，2017年9月19日行CT引导下肝占位穿刺，但病理未找到肿瘤细胞，患者拒绝再复查穿刺。2017年12月21日于放射介入科行CT

引导下部分肝病灶微波消融术。至2018年3月17日完成12程mFOLFOX6化疗，每4程评估考虑疾病SD。患者于2018年5月15日全麻下行剖腹探查、右半结肠切除及肝多发肿物切除术。术后病理结果回报：结肠中分化腺癌，部分为黏液腺癌，可见脉管癌栓，pT$_3$N$_0$，肝Ⅶ段肿物、肝Ⅷ段肿物、肝Ⅱ段肿物均为高分化肝细胞肝癌。术后患者于2018年7月至2019年5月行经导管肝动脉化疗栓塞（TACE）术5次，2019年6月出现新发肺转移、肝内复发进展。2019年6月复查发现双肺转移（大者长径1.1cm），肝内转移，考虑HCC复发可能性大（图3-5），予多靶点抗血管生成治疗。2020年6月疾病再次进展，予抗血管生成联合抗程序性死亡［蛋白］-1（PD-1）单抗治疗。

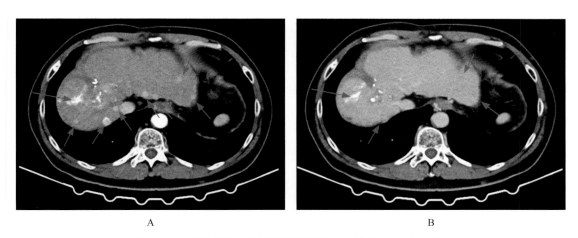

A　　　　　　　　　　　　　　B

图3-5　腹部增强CT示原发性肝癌肝内复发（2019年6月）

A. 动脉期，可见多发高强化结节（短箭头）及碘油沉积（长箭头）；B. 门脉期，肝内结节呈等强化或低强化（短箭头）、碘油沉积（长箭头）。

2020年10月患者仍在PD-1单抗联合多靶点抗血管靶向治疗中。

小　　结

本例患者主要的难点是肝内多发占位病变的鉴别诊断，病初患者影像上既不是典型的肝原发肿瘤表现，也不是典型的肠癌肝转移病变。患者有乙肝病史，需警惕原发肝恶性肿瘤，但多发结节状、成簇分布的肿瘤特点在原发性肝恶性肿瘤中很少见，且患者AFP水平不高，又同时发现了结肠癌。因此，开始考虑用一元论的肠癌多发肝转移解释。但随着治疗进程，看到对治疗反应的不一致，考虑到肝原发肿瘤可能，最后病理获得证实。从此病例中得到提示，要仔细阅片，发现不典型病灶时多次穿刺取病理可能有助于尽早明确诊断。

（周建凤）

病例4 令人疑惑的转移灶和原发灶

患者，女，47岁。因"下腹痛伴粪便带血1个月余"于2018年8月初就诊于北京协和医院。患者2018年6月出现下腹痛伴便带血，2018年7月外院结肠镜示距肛15cm处可见一不规则黏膜隆起，大小3.0cm×4.0cm，表面有溃疡形成，距肛门5cm处可见一黏膜隆起，大小约2.0cm×2.5cm，表面粗糙。活检病理示（距肛门15cm）中分化管状腺癌，（距肛门5cm肿物）绒毛腺管状腺瘤，局灶见高级别上皮内瘤变。2018年8月10日胸腹盆增强CT示左肺尖结节，性质待定（图4-1A）；肝多发低强化灶，转移不除外（图4-1B、C）；乙状结肠占位

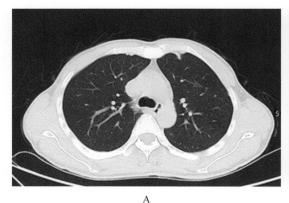

A   B

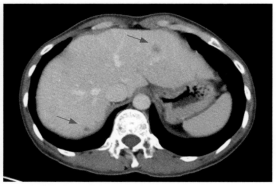

C

图4-1 胸腹盆增强CT（2018年8月10日）
A. 左肺尖结节；B、C. 肝内多发低强化灶（仅选取部分层面，共近20个）。

18

病变，考虑恶性病变，病变周围脂肪间隙模糊，周围可见增大淋巴结。2018年9月3日肝区动态MRI：肝内多发异常信号，结合病史考虑转移瘤可能（图4-2）。2018年9月11日PET/CT：乙状结肠下段恶性病变，伴其左上方肠道旁淋巴结转移；直肠中上段肠壁局部代谢增高灶，不除外恶性病变；左上肺转移可能（图4-3）。癌胚抗原（CEA）5.97ng/ml。既往史：每年体检未发现异常。家族史：一姐姐患乳腺癌。

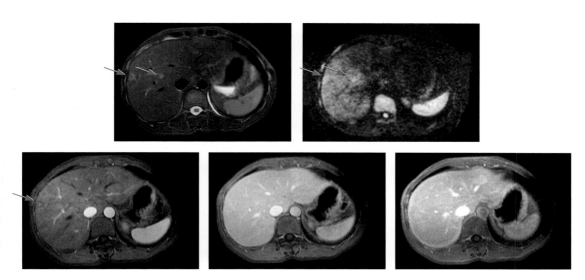

图4-2 肝区动态MRI（2018年9月3日）

肝内见多发结节状稍长 T_2 信号，较大者位于肝右前叶，大小约11.3mm×9.2mm，DWI信号略增高，增强后动脉期以低强化为主，中心稍高强化，门脉期及延迟期呈等强化。

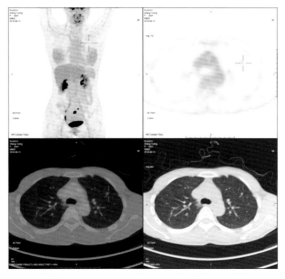

图4-3 PET/CT（2018年9月11日）

左上肺小结节，转移可能。

Step 1：患者初始分期以及治疗策略

患者结肠癌合并多发肝占位和肺部小结节，肝内病灶性质关乎分期和后续治疗策略，CT、MRI和PET/CT结果不一致，故提请多学科诊疗团队（MDT）讨论。放射科：肝区动态MRI中肝内弥漫多发小结节影，T_2WI呈稍高信号，DWI呈等或稍高信号。增强后，动脉期呈低强化表现，门脉期呈等强化或稍高强化，延迟期表现同门脉期，最大结节直径8mm。而肝转移瘤典型表现是DWI高信号，增强后各期均呈低强化，此患者的肝脏病灶MRI影像并不符合典型转移瘤特征。但患者既往否认肝病变的病史，肝多发结节影像学上也不是典型其他疾病的表现，目前性质不明。肺内病变微小，结合肠癌病史，警惕转移，需动态监测。核医学科：PET/CT上肠道原发灶高代谢，肺内病灶虽微小，但代谢活性高，需要考虑转移，而肝内多发结节因没有明显代谢活性并不支持转移。基本外科、胸外科、肝外科、肿瘤内科：患者上段直肠癌明确，同时存在中段大腺瘤伴高级别上皮内瘤变，肠道病灶可切除，目前原发灶症状不明显。患者影像疑难，尤其是肝内弥漫多发病灶性质待定，不能完全除外多发转移可能，并左上肺微小转移可能，可先行2个月左右全身治疗，后续根据治疗反应再修正分期和治疗策略。

患者于2018年9月15日至10月21日行mFOLFOX6方案化疗3程。期间基因检测结果示KRAS 2号外显子突变。11月初评估CEA水平降至正常（3.76ng/ml），胸腹盆增强CT提示乙状结肠占位病变较前稍小；左肺上叶微结节较前稍小（图4-4A）；肝多发低强化灶，转移不除外，其中肝左外叶近顶部病灶似饱满，余较前略缩小。肝区动态MRI提示肝多发异常信号，大致同前，转移瘤待排除（图4-5A、B）。

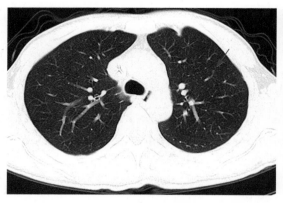
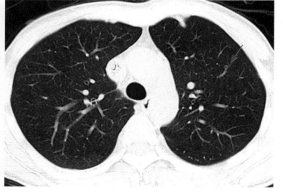

A   B

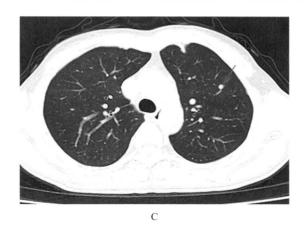

C

图 4-4　左上肺结节动态变化

A．2018年11月；B．2019年6月；C．2019年10月。

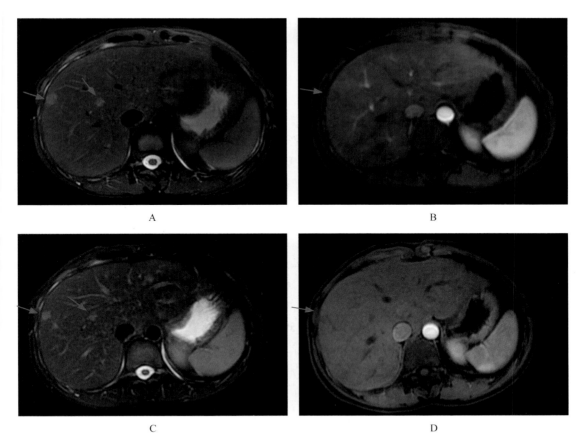

图 4-5　肝内结节治疗过程中未见明显变化

A、B．2018年11月；C、D．2019年10月。

Step 2：患者肝肺结节性质以及治疗策略调整

患者治疗后原发灶和肺部结节好转，但肝内结节无明显变化。随诊时提请了MDT。放射科：患者左上肺小病灶化疗后在CT上略有缩小，和原发病灶变化一致，考虑微小转移灶可能，肝内病变总体变化不明显，肝转移存疑。肿瘤内科：患者从治疗反应看肿瘤标志物水平下降，原发灶和肺内结节均略有缩小。而肝内病灶基本无变化，虽然两次肝MRI报告多发转移不除外，但经讨论考虑肝转移可能性较小。如果患者无肝转移，患者的治疗目标应该为联合局部治疗后达到无疾病状态（NED），目前应是局部治疗时机。肝外科：可再结合肝脏超声造影检查帮助判断肝内病灶性质。基本外科：如肝脏超声造影不支持肝转移，可先手术处理原发灶，后续再处理肺内结节。

2018年11月22日行肝脏超声造影：肝实质动脉相-延迟相未见异常增强或廓清，期间继续mFOLFOX6化疗2程。2019年1月4日结肠镜示：距肛门5cm处一枚广基直径约2.5cm息肉，予分次圈套电烧切除，残根予钛夹夹闭。2019年1月7日经腹腔镜直肠前（距肛门15cm）切除术（Dixon）。术后病理：（乙状结肠）中分化腺癌，侵透肌层紧邻肠周纤维组织，两断端及环周切缘未见特殊，未累及浆膜；淋巴结转移癌2/15（253组0/2，肠系膜下静脉表面0/1，肠周2/12）。免疫组化：MLH-1（＋），MSH-2（＋），MSH-6（＋），PMS-2（＋）。因肠镜下直肠距肛门5cm处息肉最终大病理回报提示绒毛腺管状腺瘤癌变（中分化腺癌）、紧邻基底切缘。患者于2019年1月30日行经肛门内镜直肠（距肛门5cm）肿物切除术（TEM）。术后病理：（直肠肿物）结肠黏膜显慢性炎症，部分黏膜上皮组织烧灼严重，未见明确肿瘤。术后于2019年2月复查增强CT提示肝内多发结节同前，而肺内结节小于3mm，中间可见空泡。患者选择继续保守用药的方案，后续于2019年2月19日至5月26日予mFOLFOX6方案化疗7程。2019年6月复查胸腹部增强CT及肝脏动态MRI提示肺内微小病灶（图4-4B）内有小空洞形成，肝内多发结节同前无变化，肝脏超声造影未见转移迹象，肠镜直肠黏膜瘢痕样改变。因肺内微小结节从治疗后好转的动态变化看考虑转移，尚未结合局部治疗，建议密切随诊。2019年10月患者常规复查胸腹盆增强CT提示肝内多发低强化灶同前；左上肺小结节较前增大，长径约0.5cm（图4-4C），考虑转移瘤，肝区动态MRI提示肝内多发结节同前（图4-5C、D）。

Step 3：肺内病灶进展后直接手术还是围手术期内科治疗

进行第3次MDT。放射科：纵观患者肝肺病灶变化，经过1年多随诊，考虑肝内病变为良性病变，可能为肝局灶性结节增生（FNH），而左上肺病灶为明确转移灶，经过化疗后原病灶变小、空洞化，停止治疗后变大变实，疾病进展。肿瘤内科：患者进展表现为密切随诊过程中原缩小病灶在停药后增大，并无新发病灶，预后相对好，转移瘤负荷很小，实施局部治疗应较容易，可考虑直接局部治疗后继续密切随诊。胸外科：本例患者转移灶偏外带，病灶较小，局部治疗首选定位后肺楔形切除术。

　　患者于2019年11月14日定位后行胸腔镜左上肺楔形切除术。术后病理：腺癌，考虑结肠癌肺转移。之后患者继续规律随访，每3个月1次。2020年11月评估考虑NED。

小　结

　　肝、肺是结直肠癌最常见的转移部位，本例患者的难点在于病初肝内多发结节、肺内结节性质的鉴别诊断困难。患者否认既往存在肝病，确诊肠癌的同时发现多发肝内结节，肝内病变不是典型的转移表现，鉴于新发病灶，部分影像科医师怀疑肝转移，但PET/CT不支持肝转移，加之肺内结节转移不除外，因此多学科讨论后采取了先内科治疗，结合治疗反应再判断的策略。后续治疗中根据肝病灶与其他病灶对治疗反应不一致及超声造影不支持肝转移，综合判断后逐步排除了肝转移，及时局部处理原发灶，后续手术切除转移肺结节，最终患者达到了NED。该例诊治过程体现了结直肠癌诊治中影像结合临床、多科共同决策的重要性。

（周建凤）

病例5　结肠癌肝转移合并肝脓肿

患者，男，63岁。因"右上腹胀伴间断发热近1个月"于2019年2月上旬就诊于北京协和医院。患者2019年1月出现右上腹胀伴间断发热，体温最高38.7℃，伴畏寒、轻微乏力、食欲差。当地医院腹部B超及腹盆增强CT示多发肝占位，给予头孢菌素类等抗生素治疗效果不佳。2019年1月22日肝脏增强MRI示肝内多发占位，部分为转移，部分考虑合并肝脓肿（图5-1）。1月24日行肝内大脓肿穿刺引流及穿刺活检术，每日可引流10～20ml脓性液体，1月27日更换为头孢哌酮舒巴坦钠＋左氧氟沙星抗感染治疗，2月开始体温基本正常。肝穿刺病理：少许腺癌成分。免疫组化：CK（＋），CK20（＋），CDX-2（＋），CK19（＋），CK7（－）；

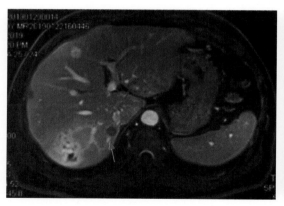

A

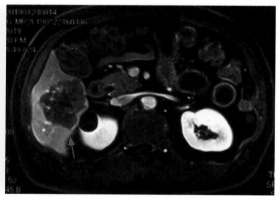

B

C

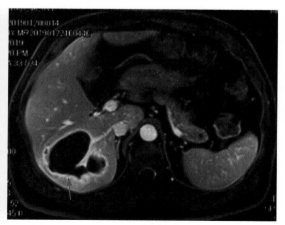

D

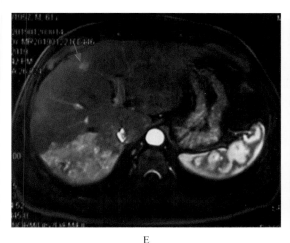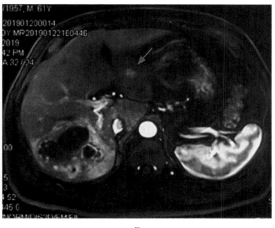

E   F

图5-1 肝脏增强MRI（2019年1月22日）

A、B.肝转移；C、D.肝脓肿；E、F.感染灶可能。

肠道来源可能。2月初结肠镜示乙状结肠癌、结直肠多发息肉可能，病理：（乙状结肠）中分化腺癌。既往史：多年高血压、糖尿病病史。个人史：有吸烟、饮酒史。家族史：无特殊。

诊治思路和过程

Step 1：合并多发肝转移和肝脓肿的结肠癌治疗策略

本例诊治涉及控制感染和抗肿瘤治疗，两者之间存在矛盾的地方，且结肠癌肝转移也是临床上多学科诊疗（MDT）的主要人群之一。本例在上述检查基础上进行了第一次MDT。放射科：患者多发肝内占位，性质并不完全一致。①肝S5～S6不规则占位，轮廓走向较僵直，增强后呈不均匀低强化，边缘强化相对明显，且形态不规则，符合常见肝转移瘤的血供分布特点。肝S6、S8低强化小结节，边缘强化，亦可符合转移瘤强化特征。②肝S5～S6囊状占位，中心部分呈长T_2信号影，无强化，不支持肿瘤；其囊壁强化，薄厚均匀，无壁结节，符合脓肿壁形态及强化特点，结合发热、寒战的临床症状，考虑肝脓肿。③肝S3、S4小结节，增强各期均明显强化，其中心见点状低强化区。持续高强化，不是结肠癌肝转移的特点，符合炎性结节的强化特点，其中心见点状低强化区疑似小脓腔，考虑此两处小结节与感染相关可能性大。感染科：患者肝脓肿诊断明确，在充分引流基础上继续抗生素治疗，建议停用左氧氟沙星，继续头孢哌酮舒巴坦钠抗感染治疗，后续根据引流物药敏结果调整抗生素，抗生素疗程至少8周。肿瘤内科：肠癌肝多发转移明确，临床风险评分（CRS）至少3分，应考虑行新辅助化疗，但目前合并肝脓肿，引流和抗生素治疗后体温正常至少持续2周后复查影像，若脓肿有吸收，考虑患者肿瘤方面治疗也很迫切，可尝试继续抗生素治疗情况下开始mFOLFOX6新辅助化疗。肝外科：患者肝转移可切除，但CRS评分高，并且目前合并多发肝内感染病灶，目前手术处理多发肝转移和肝脓肿有一定困难，建议抗感染保驾下新辅助化疗，期间如肝脓肿加重，肝外科再考虑手术处理。基本外科：患者原发灶可切除，但目前肝脓肿、肝转移，CRS评分至少3分，待新辅助后再评估是否同时行原发灶和转移灶一起切除。综上所述，MDT意见为下一步继续抗感染治疗，体温正常2周后复查影像，若届时脓肿控制，在抗感染治疗基础上开始mFOLFOX6新辅助化疗。

MDT后继续肝脓肿引流及头孢哌酮舒巴坦钠抗感染治疗，至2月14日体温正常已2周，2月19日复查肝区动态MRI：肝右叶S5～S6斑片状信号异常，范围较前明显缩小，考虑为肝脓肿改变；原肝左叶多发小片异常信号，新片未见明确显示；余肝右叶多个大小不等类圆形信号异常，大致同前，考虑为转移瘤（图5-2）。复查B超示S5～S6肝脓肿吸收。患者于2019年2月底至4月下旬予mFOLFOX6方案新辅助化疗4程，同时抗生素继续应用至3月下旬体温正常8周后。3程后评估肝转移稳定（SD）中好转，感染病灶吸收（图5-3）。期间基因检测回报：微卫星稳定（MSS），*RAS*、*BRAF*野生型。

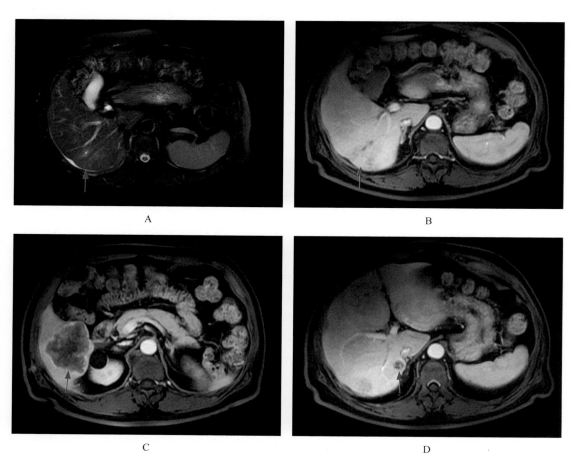

图5-2 肝脏动态MRI（2019年2月19日）
A、B.肝脓肿吸收；C、D.肝转移灶。

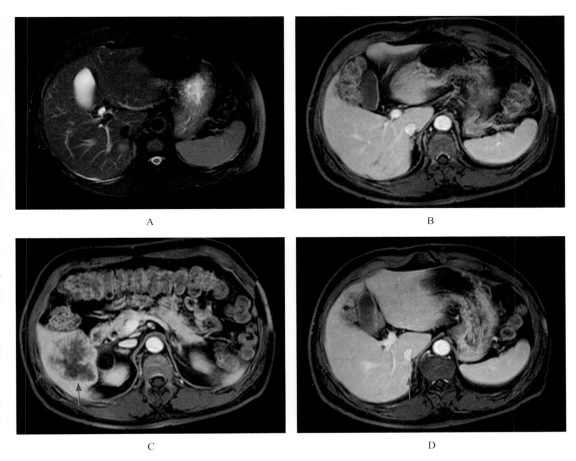

图5-3　肝脏动态MRI（2019年4月）

A、B.肝脓肿吸收；C、D.肝转移灶稍有缩小。

Step 2：脓肿和感染控制后肠癌肝转移的处理

进行MDT随诊。放射科：S5～S6肝脓肿吸收，S3和S4原感染性病灶消失，S6、S8病灶考虑转移，S8转移较前缩小，S6两处转移大致同前，评估病情稳定。肿瘤内科：新辅助化疗后评估稳定中稍有缩小，肝脓肿经过引流和充分抗生素治疗后控制良好，下一步考虑局部手术治疗。肝外科和基本外科：患者肝转移可切除，因近期有肝脓肿病史，建议分期手术，先行腹腔镜下肝转移切除术，后行原发灶切除术。

2019年5月22日患者行腹腔镜肝多发转移灶切除术，术后病理示S5～S6、S8及S6肝组织内转移性腺癌结节，考虑来源于消化道。免疫组化：CK20（＋），CK7（－），CDX-2（＋），CgA（－），Villin（＋），Syn（partly＋）。2019年6月24日行腹腔镜乙状结肠癌根治术。术后病理：乙状结肠中分化腺癌，CAP 2级，pT$_3$N$_0$，pMMR。术后于2019年7月至2019年11月行mFOLFOX6化疗8程，完成围手术期化疗。

2020年3月外院评估时发现肝脏多发可疑结节，未处理，5月复查时考虑多发肝转移，疾病进展。在北京协和医院门诊咨询时医生建议化疗联合西妥昔单抗治疗。

小　结

结直肠癌患者结肠黏膜屏障受损，合并肝脓肿风险增加。研究表明，在肝脓肿患者中筛查发现结直肠癌风险是对照组的7倍。本例起病时已是晚期肠癌，合并急性肝脓肿，化疗有加重感染的风险，目前尚不清楚合并急性肝脓肿的结直肠癌何时开始抗肿瘤治疗较安全，但延迟抗肿瘤治疗又可能延误其治疗时机。从本例的经验看，在充分的脓液引流和抗生素足疗程治疗下，体温正常2～3周开始正常抗肿瘤治疗还是安全的，为治疗类似患者积累了一定经验。

结直肠癌肝转移癌术后2年约半数患者复发，其中肝是最主要的复发器官，术后规律随访，在寡转移阶段发现复发尚有再次局部治疗达到无疾病状态（NED）从而延长生存可能。北京肿瘤医院的数据显示，转移灶大于5cm、临床风险评分（CRS）≥3分、RAS基因突变是多发肝转移患者术后总生存期（OS）差的独立预后因素。本例患者为RAS、BRAF野生型左半结肠癌患者，从基因型和肿瘤部位看是预后较好的晚期结直肠癌，但患者肝转移CRS评分较高、肝转移灶大于5cm，虽经新辅助及辅助化疗，遗憾的是术后10个月怀疑复发进展未处理，术后1年广泛转移。

（周建凤）

参 考 文 献

［1］包全，王崑，邢宝才，等. 双叶多发性结直肠癌肝转移手术切除远期疗效——基于倾向性评分匹配研究［J］. 中华胃肠外科杂志，2020，23（10）：976-983.

［2］BABU P MOHAN, VEERARAGHAVAN MEYYUR ARAVAMUDAN, SHAHAB R KHAN, et al. Prevalence of colorectal cancer in cryptogenic pyogenic liver abscess patients. Do they need screening colonoscopy? A systematic review and meta-analysis［J］. Dig Liver Dis, 2019, 51（12）：1641-1645. Epub 2019 Oct 8.

［3］SERRANO PE, GU CS, HUSIEN M, et al. Risk factors for survival following recurrence after first liver resection for colorectal cancer liver metastases［J］. J Surg Oncol, 2019, 120（8）：1420-1426. Epub 2019 Oct 14.

病例6 晚期胃癌免疫治疗后长期缓解

患者，女，61岁。因"发现左颈部肿物1个月余"于2017年10月就诊于北京协和医院。患者于2017年9月发现左颈部肿物，质地较硬，无局部红肿，无压痛。10月13日查血清肿瘤标志物：糖类抗原19-9（CA19-9）632.3U/ml，癌胚抗原（CEA）24.32ng/ml，糖类抗原125（CA125）67.2U/ml，甲胎蛋白（AFP）、神经特异性烯醇酶（NSE）、鳞癌抗原（SCCAg）、糖类抗原15-3（CA15-3）均（－）。2017年10月24日行超声引导下左颈部淋巴结穿刺活检。病理：淋巴结转移性低分化癌，考虑为腺癌。免疫组化：AE1/AE3（＋），CK7（＋），p40（－），TTF-1（－），CD21（局灶＋）。2017年10月30日PET/CT：胃窦部胃壁增厚，代谢增高，考虑恶性，伴左颈部、左锁骨上下、纵隔、肝胃间隙及腹膜后多发淋巴结转移。2017年11月9日胃镜：胃窦前壁－胃角可见一大小约为2.0cm×3.0cm的盘状隆起。病理：胃窦腺癌。免疫组化：MLH-1（－），MSH-2（＋），MSH-6（＋），PMS-2（－），Her-2（＋）。2017年11月24日CT（图6-1）：左侧锁骨区及纵隔多发淋巴结，考虑转移；胃窦壁增厚；肝胃间多发淋巴结，部分饱满；腹膜后多发肿大淋巴结。既往史：2013年发现甲状腺结节，行甲状腺切除术，目前左甲状腺素钠片100μg，每日1次口服，替代治疗中。个人史、婚育史、家族史无特殊。体格检查：身高160cm，体重56kg，体表面积1.58m²，全身浅表淋巴结未及肿大，双肺呼吸音清，未闻及干湿啰音，心律齐，各瓣膜区未闻及病理性杂音，腹软，无压痛，未及包块，肝脾肋下未触及，双下肢不肿。

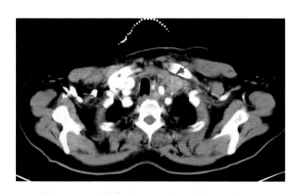

图6-1 CT图像（2017年11月24日）

诊治思路和过程

Step 1：MSI-H胃癌的特征及治疗

本例为MSI-H型晚期胃癌，MSI-H全称微卫星高度不稳定（microsatellite instability-high）。微卫星是分布在人类基因里的简单重复序列，包含单核苷酸、双核苷酸或高位核苷酸的重复（小于10个），重复次数10～50次；人体在正常状态下，微卫星的长度和排序保持不变，并且稳定遗传。错配修复（mismatch repair，MMR）系统负责监督和纠正DNA复制过程中产生的错误，MMR系统中主要的蛋白包括MLH1、MSH2、MSH3、MSH6、PMS2，它们形成异二聚体相互作用。当*MMR*基因发生突变后，即出现错配修复缺陷（dMMR），会使DNA复制过程中产生错误，导致MSI-H。

MSI-H在胃癌中的发生率为5.6%～33.9%。2018年Polom纳入48项研究的荟萃分析显示，MSI-H在胃癌不同分期中的比例不同，Ⅰ期11.2%，Ⅱ期21.2%，Ⅲ期10.8%，Ⅳ期7.9%；肠型胃癌MSI发生率为10.7%，高于混合型胃癌（0.9%）和弥漫型胃癌（2.9%）。

MSI-H/dMMR导致肿瘤体细胞突变数量增加，新生抗原增多，会诱发炎性反应，使肿瘤对免疫检查点抑制剂更加敏感。

关于MSI-H肿瘤的免疫治疗，一项荟萃分析纳入5项研究，共入组MSI-H/dMMR肿瘤患者149例，标准治疗失败后接受帕博利珠单抗10mg/kg，每2周1次或200mg每3周1次，总体缓解率高达39.6%，7%患者完全缓解，78%患者缓解持续时间超过6个月。其中包括9例晚期胃癌，有效率为56%。根据这些数据，美国食品药品监督管理局（FDA）于2017年5月23日批准帕博利珠单抗用于治疗常规化疗后失败的晚期MSI-H/dMMR型晚期成年人或儿童实体肿瘤，如结直肠癌、子宫内膜癌等。这是FDA首次根据生物标志物批准的跨瘤种适应证药物。美国国家综合癌症网络（NCCN）指南也推荐MSI-H晚期胃癌免疫治疗单药帕博利珠单抗可以作为标准的二线治疗选择。在KEYNOTE 062研究中，晚期胃癌患者一线接受帕博利珠单抗联合化疗对比化疗，MSI-H亚组从免疫治疗中获益更加明显，无论CPS＞1，*HR*＝0.37；还是CPS＞10，*HR*＝0.26；MSI-H亚组帕博利珠单抗联合化疗的客观缓解率为64.7%，明显高于总人群的48.6%。随着晚期肠癌KEYNOTE177研究的公布，晚期MSI-H肠癌的免疫治疗已证实一线优于化疗联合靶向，成为一线治疗的标准方案。未来对于MSI-H晚期胃癌的一线治疗，免疫治疗单药是否优于化疗，还是免疫联合化疗、免疫联合抗血管治疗尚需进一步研究。但免疫治疗对于MSI-H胃癌具有重要意义，并为部分患者带来明显的生存获益。

该例入院后诊断为胃窦低分化腺癌（cT$_4$N＋M$_1$，Ⅳ期），多发淋巴结转移。患者入组一项比较纳武单抗（Nivolumab）联合伊匹木单抗（Ipilimumab）或纳武单抗联合奥沙利铂＋氟尿嘧啶与奥沙利铂＋氟尿嘧啶治疗，既往未接受过治疗的晚期或转移性胃癌或胃食管交界处癌受试者的随机、多中心、开放性Ⅲ期研究。通过随机分组，本例患者被分组到Nivolumab＋mFOLFOX6组。2017年12月7日、12月21日开始行第1～2程治疗，具体为：纳武单抗240mg 静脉滴注d1，奥沙利铂145mg 静脉滴注d1，亚叶酸钙0.68g 静脉滴注d1，氟尿嘧啶0.68g iv d1，氟尿嘧啶4.08g civ46h，q2w。过程顺利。2018年1月5日开始第3程Nivolumab＋mFOLFOX6方案化疗。第3程第1天开始治疗7小时后，患者出现畏寒，随后体温最高达39.2℃，伴散在颜面部红色斑疹，不伴瘙痒，轻微低氧（指测血氧饱和度93%）。停用氟尿嘧啶泵入，经过静脉输注赖氨匹林退热，苯海拉明肌内注射抗过敏，吸氧等处理后皮疹有好转，指氧饱和度稳定，体温一度下降。次日凌晨体温复升至39.2℃，药物退热效果不佳，伴新发口腔白斑、额部红疹；胸部CT示肺间质病变；当天中午开始给予泼尼松30mg qd 口服，莫西沙星0.4g 静脉滴注 qd。体温正常，指氧饱和度稳定在97%左右，口腔白斑消失，皮疹逐渐好转。第3日再次发热，体温最高39℃，指氧饱和度降至89%；此后每天1～2次发热，体温最高39℃，发热时指氧饱和度下降至87%～89%，体温可自行下降至正常，体温正常时指氧饱和度能恢复至95%～97%，无伴随症状。考虑免疫治疗相关不良反应可能性大，1月15日起改为泼尼松60mg qd 口服，体温再次降至正常，指氧饱和度稳定在95%以上（自然状态），无其他不适。2018年1月15日查抗核抗体谱17项：RNP（WB）强阳性（＋＋＋）94，抗核抗体（＋）S1∶1280，提示自身免疫性疾病可能。免疫科会诊：建议应用糖皮质激素及免疫抑制剂治疗。2018年1月24日加用他克莫司1mg tid 口服治疗。原发病治疗方面，经与临床试验机构沟通，患者后续可继续mFOLFOX6方案化疗，不再联合纳武单抗免疫治疗。2018年1月25日患者出院后继续服用泼尼松60mg qd（2018年1月16日起）及他克莫司1mg tid 口服，糖皮质激素规律减量。胸部CT平扫：双肺间质性病变较前减轻。

2018年2月1日至2018年6月13日行第4～12程mFOLFOX6方案化疗，6程后评估疗效为部分缓解（PR）（图6-2）。2018年6月27日起行氟尿嘧啶单药维持化疗。免疫治疗相关免疫病的治疗：泼尼松开始60mg qd×4周，每周减5mg；至30mg×4周，之后每2周减2.5mg；至12.5mg后，减量更缓慢；2019年3月停用泼尼松。他克莫司开始1mg tid，2018年6月减量为1mg qd，10月24日停用。

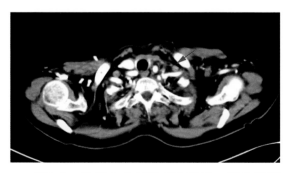

图6-2　化疗＋免疫治疗6程后，部分缓解
（2018年3月）

2018年6月27日至2020年4月患者接受氟尿嘧啶单药第1～49程维持化疗，具体为：亚叶酸钙0.58g静脉滴注d1，氟尿嘧啶0.58g d1、3.5g civ 46h，q2w。化疗期间评估肿瘤继续缩小，达部分缓解（PR）（图6-3）。2019年1月8日行胃镜：胃角切迹可见肿物，中部凹陷型溃疡，局部瘢痕形成。病理：胃角中低分化腺癌，部分印戒细胞癌。2019年12月30日PET/CT：对比2017年10月PET/CT，原胃窦部代谢增高灶，代谢程度大致同前；原食管旁代谢稍高淋巴结代谢较前减低，仍有轻度代谢活性；纵隔4R、5区及左肺门新见代谢稍高淋巴结，性质待定；原左颈部、左锁骨上下、肝胃间隙及腹膜后多发代谢增高淋巴结已消失。至2020年4月该方案疾病进展时间（PFS）为29个月。

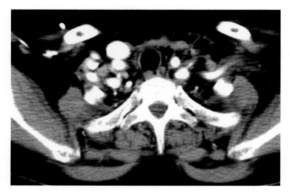

图6-3 诱导治疗12程后，氟尿嘧啶单药维持治疗期间，临床完全缓解（2018年7月）

Step 2：免疫治疗相关不良反应的管理

本例在免疫联合化疗治疗3程后出现了多种不良反应，提示在临床实践中，一定要重视免疫治疗相关不良反应（irAEs）的监测和管理。2019年的一篇系统性综述和荟萃分析显示，共纳入125项临床试验，涉及20 128例患者；发现106项研究中的18 610例患者中的12 277例（66.0%）出现了任何级别的不良事件；110项研究中的18 715例患者中的2627例（14.0%）出现了≥3级irAEs；最常见的全身不良反应为疲劳（18.26%）、瘙痒（10.61%）和腹泻（9.47%）。在免疫治疗使用过程中，出现不良反应时还需注意鉴别诊断，是irAEs还是感染？还是其他因素？还是irAEs合并感染？

本例在第3周期第一天开始化疗后7小时后出现发热。鉴别诊断包括奥沙利铂过敏、感染或irAEs。①奥沙利铂过敏。包括速发相（一般发生在输注数秒至数十分钟）和迟发相（一般发生在输注数小时之后）。临床表现可以多种多样，典型症状表现为皮肤过敏、发热，重者表现为支气管痉挛、呼吸停止和死亡。发生率为8.9%～23.8%，3/4级过敏反应发生率为1.6%～14.6%。一般与剂量相关，发生过敏的中位治疗周期为第4～9周期，累积中位剂量为650mg/m²。本例支持点：发热、皮疹、指氧饱和度下降。不支持点：抗过敏处理后皮疹有好转，但仍反复高热、指氧饱和度反复下降，发病时奥沙利铂累积剂量偏少

（255mg/m^2）。②感染。本例支持点：发热、腭垂白斑，白细胞、淋巴细胞计数减少支持病毒感染。不支持点：无任何诱因，流感拭子（-）；EBV-DNA、CMV-DNA、CMVpp65（-）；PCT（-）；G试验（-）；流感拭子、甲流RNA检测（-）。③免疫相关不良反应。免疫相关不良反应中皮肤毒性较常见，发生率分别为依匹木单抗43%～45%、纳武利尤单抗和帕博利珠单抗34%，经常在治疗的早期出现（治疗开始后的前几周）。根据其组织病理学表现，皮肤反应可分为以下4大类：炎症性皮肤病，较常见；免疫性大疱性皮肤病；棘皮松解皮肤病——Grover病；由黑素细胞改变引起的免疫反应。免疫相关肺炎起病方式多样，临床、影像和病理表现各异；在抗PD-1/PD-L1单抗治疗的病例中，咳嗽、呼吸困难等呼吸系统不良事件发生率为20%～40%；其中，2%～9%的患者有3～4级咳嗽、1%～2%的患者有3～4级呼吸困难。肺炎的发生率为2%～4%，其中1%～2%为3级及以上，致死性肺炎的发生率为0.2%；抗CTLA4单抗治疗中偶见；抗PD-1/PD-L1单抗与抗CTLA4单抗联用时更常见。与治疗的线数无关；与治疗的剂量无关。本例支持点：反复高热、皮疹、指氧饱和度下降。

综合本例的临床表现，考虑免疫治疗相关不良反应可能性大，感染不除外。irAEs的治疗与irAEs的程度相关，本例皮肤不良反应分级为1级，即斑丘疹覆盖小于10%的体表面积，伴/不伴有症状（瘙痒、发热、紧缩感）。肺炎分级为2级，即轻中度的新发症状，呼吸困难或胸痛。1级皮肤不良反应，治疗方案为避免接触皮肤刺激物，避免暴露在阳光下，推荐局部使用润肤剂；可每日1次局部使用类固醇激素（弱效）霜剂；有瘙痒症状患者可口服或局部使用抗组胺药。2级肺炎，治疗方案为停用免疫治疗（ICIs），口服泼尼松1mg/（kg·d）。本例患者应采用泼尼松60mg每日1次口服的剂量，但由于当时对免疫相关不良反应治疗经验有欠缺，且考虑感染不除外，因此初始仅采用了泼尼松30mg每日1次口服的剂量，但从之后的病情反复及调整为泼尼松60mg每日1次口服后病情缓解的情况看，根据不良反应的程度采用足量激素是很重要的。

本例还出现了风湿性免疫相关不良反应（Rh-irAEs）。最初美国约翰·霍普金斯大学总结了接受免疫检查点抑制剂（ICI）的约700例患者，发现有13例出现炎症性关节炎或干燥综合征症状。随着对ICI的使用，研究发现，Rh-irAEs发病率为16%～33%，所有irAEs中肌肉及骨骼病变分别占6.1%和7.6%，其中肌痛和关节痛最为常见。免疫治疗相关自身免疫病可以在任何时候出现，常见于接受免疫治疗的早期阶段，中位发病时间为4.6～6.0周；有文献报道，62%出现于用药后3个月内，23%出现于用药后1个月内。Rh-irAEs总体治疗原则是，以追求继续ICIs治疗为主要目标，根据病情严重程度进行分级治疗。本例采用泼尼松联合他克莫司治疗Rh-irAEs的方案。因本例入组临床研究，按研究要求停用PD-1。在临床实践中，何种程度需停用ICIs，还需和风湿免疫科医师共同决策。

2020年5月患者自觉上腹饱胀感，进行性加重，食量减少一半，伴恶心、呕吐。2020年7月底进食3～4小时后即呕吐胃内容物，3～4次/日，反酸明显。遂复查血清肿瘤标志物：CA19-9 390.0U/ml，CEA 12.9ng/ml，CA125 46.6U/ml，CA242大于150U/ml，CA72-4 17.2U/ml，水平均较前明显升高。胸腹盆增强CT：胃窦局部壁增厚并强化，较前明显，较前范围增大；胃周多发淋巴结，部分饱满，较前增多、增大；新见腹水及多发肠管肠壁周围渗出。肝区动态MRI：胃窦壁较前明显增厚并强化，符合恶性肿瘤改变；新见胃窦周围脂肪间隙模糊，考虑浆膜外受累；新见周围多发淋巴结，部分增大，转移不除外；新见肝尾状叶（23.4mm×21.9mm）及左外叶（21.9mm×21.9mm）异常信号，转移可能。考虑胃癌进展明确，予单药紫杉醇二线治疗，2020年8月18日行第1程治疗，具体为：紫杉醇100mg静脉滴注d1、d8 q3w（因腹胀未完成第8天化疗），同时积极胃肠减压、肠外营养、腹水穿刺引流、置入十二指肠支架等对症支持治疗，腹胀、呕吐症状逐渐好转，逐渐恢复进食。9月1日给予紫杉醇90mg腹腔灌注治疗。9月18～29日因十二指肠支架内梗阻再次入院支持治疗，出院后一直未行其他抗肿瘤治疗（末次随访时间2020年11月13日）。

Step 3：免疫治疗进展后的治疗选择

关于免疫治疗后疾病进展可否继续免疫治疗，目前尚没有大规模的研究。笔者发表了一项系统回顾，包括17项研究的1558例患者，在免疫治疗的疾病进展接受了免疫治疗的再挑战。其中有3项研究是抗CTLA-4治疗疾病进展后，再次使用抗CTLA-4，有效率（ORR）达12%～23%，疾病控制率（DCR）达48%～67%，中位总生存（mOS）12个月，≥3级免疫治疗相关不良反应5.9%～25%。4项研究评估了抗PD-1后ICIs再治疗的安全性和有效性，ORR 22%～36%，DCR 40%～64%，mOS 13.4～20.6个月；≥3级irAEs发生率<10%。从系统回顾的数据看，总体上免疫治疗再挑战的疗效是令人鼓舞的，安全性可接受。

但上述再挑战的研究多数排除了既往ICIs引起严重irAEs的患者。本例患者第一次免疫治疗后出现严重免疫治疗相关不良反应，在2020年再次出现疾病进展时，可否再次使用免疫治疗呢？美国国立综合癌症网络（NCCN）免疫毒性指南中提出，出现较重irAEs后再次使用免疫治疗需要十分谨慎，要密切监测相关器官irAEs的再次发生。出现以下情况时建议终身停止免疫治疗：任何级别的免疫相关脑炎；无法将皮质激素剂量降至每天10mg泼尼松或同等剂量的irAEs；尽管治疗有所改变，但任何的2级irAEs仍然存在；3级的输液反应，或3级垂体炎、肾上腺功能不全、肺炎、心肌炎、血清肌酐浓度升高、天门冬氨酸氨基转移酶（AST）浓度升高、总胆红素浓度升高；任何再次出现的3级irAEs；尽管治疗有所改变，但任何的3级irAEs仍然存在；任何的4级irAEs。对于指南的规定，在临床实践中应该遵循。但对个别既往免疫治疗有效，后因不良反应停用，目前没有更好的治疗选择时，可否在密切监测下再次使用免疫治疗，临床中也有研究者在尝试。有回顾性研究表明，CTLA4抑制剂治疗的患者出现严重irAEs时可以安全换用PD-1抑制剂，仅3%的人再次发生严重irAEs。同时，一项小规模研究对依匹木单抗＋纳武利尤单抗联合治疗后出现严重irAEs的80例患者评估了再次接受ICIs的安全性，其中61%的患者继续使用了ICIs治疗。出现严重irAEs后可否再次使用ICIs，一定要权衡免疫治疗可能带来的获益与irAEs再次加重的风险。

本例患者先采用了标准的二线化疗紫杉醇，疗效欠佳。关于是否尝试免疫治疗，因患者及家属有一定顾虑，未再使用，患者病情出现了快速进展。

小　结

本例MSI-H晚期胃癌患者，一线接受免疫治疗PD-1联合化疗，最佳疗效达部分缓解，PFS达29个月。且该患者仅接受了3程的免疫治疗，之后继续化疗，肿瘤病灶持续缩小，在治疗6个月后达最佳疗效。这些特征反映了MSI-H晚期胃癌对免疫治疗的高应答，也体现了免疫治疗一旦有效疗效持久的特点。本例在免疫治疗有效的同时，也出现了irAEs，包括皮肤、肺、免疫病的不良反应。免疫治疗中，同一例患者经常会同时或先后出现不同系统的多种免疫治疗相关不良反应，应该警惕。免疫治疗过程中出现不良反应时的诊断及鉴别诊断也尤为重要。对于既往免疫治疗有效，疾病进展后可否继续免疫治疗，仍有许多问题值得进一步研究。

（赵　林）

参 考 文 献

[1] POLOM K，MARANO L，MARRELLI D，et al. Meta-analysis of microsatellite instability in relation to clinicopathological characteristics and overall survival in gastric cancer[J]. Br J Surg, 2018, 105（3）: 159-167.

[2] MARCUS L，LEMERY SJ，KEEGAN P，et al. FDA approval summary: pembrolizumab for the treatment of microsatellite instability-high solid tumors[J]. Clin Cancer Res, 2019, 25（13）: 3753-3758.

[3] SHITARA K，VAN CUTSEM E，BANG YJ，et al. Efficacy and safety of pembrolizumab or pembrolizumab plus chemotherapy vs chemotherapy alone for patients with first-line, advanced gastric cancer: the KEYNOTE-062 phase 3 randomized clinical trial[J]. JAMA Oncol, 2020, 6（10）: 1571-1580.

[4] ANDRÉ T，SHIU KK，KIM TW，et al. Pembrolizumab in microsatellite-instability-high advanced colorectal cancer[J]. N Engl J Med, 2020, 383（23）: 2207-2218.

[5] WANG Y，ZHOU S，YANG F，et al. Treatment-related adverse events of PD-1 and PD-L1 inhibitors in clinical trials: a systematic review and Meta-analysis[J]. JAMA Oncol, 2019, 5（7）: 1008-1019.

[6] CAPPELLI LC，GUTIERREZ AK，BAER AN，et al. Inflammatory arthritis and sicca syndrome induced by nivolumab and ipilimumab[J]. Ann Rheum Dis, 2017, 76: 43-50.

[7] KAILI YANG，JIARUI LI，ZHAO SUN，et al. Retreatment with immune checkpoint inhibitors in solid tumors: a systematic review[J]. Ther Adv Med Oncol, 2020 Nov 27, 12: 1758835920975353.

病例7 残胃癌肝转移长期生存

患者，男，62岁。因"上腹部不适3个月，残胃癌术后1个月"于2009年3月就诊于北京协和医院。患者2008年12月无明显诱因出现上腹烧灼感，伴腹胀、嗳气。2009年2月查血清肿瘤标志物：癌胚抗原（CEA）18.47ng/ml，糖类抗原19-9（CA19-9）74.7U/ml。胃镜：毕Ⅱ式吻合术后，残胃吻合口肿物。病理：残胃吻合口中低分化腺癌。胸腹部CT：胃壁增厚；肝内多发占位，考虑转移可能。

诊治思路和过程

Step 1：胃癌肝转移发生率

本例胃癌患者起病时即出现了同时性肝转移。肝转移是胃癌较常见的转移部位。初诊胃癌患者肝转移发生率为4%～14%，根治性手术后13%～30%的患者将最终发展为肝转移。中山大学附属第一医院的胃癌数据库资料显示，2210例胃癌患者中，肝转移发生率为4.6%，在远处转移发生率中仅次于腹膜转移的12.5%，并且肝转移患者中56.8%合并腹膜转移。胃癌发生肝转移，通常提示预后差。

2009年2月12日外院行全胃切除术＋食管空肠RouX-Y吻合＋脾切除术。术后病理：残胃吻合口中低分化腺癌，侵透肌层达周围脂肪组织；脉管内见癌栓，胃断端及小肠两断端未见癌；淋巴结转移癌（大弯侧0/19，小弯侧1/5，小肠0/1）。诊断为残胃低-中分化腺癌，肝转移（$pT_3N_1M_1$，Ⅳ期）。既往史：1981年因"十二指肠溃疡"行胃大部切除术。个人史、婚育史、家族史无殊。查体：体重55kg，身高168cm，体表面积1.65m^2，全身浅表淋巴结未及肿大，双肺呼吸音清，未闻及干湿啰音，心律齐，各瓣膜区未闻及病理性杂音，肝脾肋下未触及，双下肢不肿。

Step 2：晚期胃癌原发灶的手术指征

本例胃癌同时性肝转移，确诊后即接受了原发灶的手术切除，这一治疗选择发生在2009年，那么目前对于同时性肝转移的胃癌患者，是否应该进行原发灶切除？目前的治疗指南对于晚期胃癌患者仅为了缓解症状，如梗阻或无法控制出血时，才建议姑息性原发灶切除手术。在日本开展的REGATTA研究提示，对于伴有孤立转移灶的晚期胃癌患者，首先进行胃切除术并不带来生存获益。也有研究者正在开展化疗后获益患者辅助胃切除是否获益的研究；有些小规模研究提示，化疗联合辅助性胃切除较单纯化疗可能具有一定优势，且在对术前化疗应答良好的患者中优势可能更明显，但尚需大规模研究的证实。对于晚期胃癌，系统化疗仍是标准治疗方案，也是综合治疗的基石。

2009年3月10日至9月10日行1～8程DCF方案化疗，具体为：多西紫杉醇100mg静脉滴注d1，顺铂16mg静脉滴注d1～d5，氟尿嘧啶（5-FU）3.5g持续静脉泵入（civ）120h，每3周为1疗程（q3w）。3程后评估为病情稳定（SD），6程、8程后评估为部分缓解（PR）。自2009年10月至2010年4月行第9～16程单药卡培他滨口服维持治疗，具体为：卡培他滨1.5g bid 口服d1～d14，q3w。2010年5月查CEA 6.03ng/ml，胸腹盆增强CT：原肝内多发强化减低灶，显示不明显。此后休疗。第一次疾病缓解时间（PFS1）为20个月。2010年11月16日复查胸腹盆增强CT：肝内新见多发转移灶，腹膜后新见淋巴结影。自行口服卡培他滨1程，剂量：1.5g bid d1～d14，q3w。2010年12月7日至2011年6月4日行DFOLFOX4化疗12程，具体为：奥沙利铂100mg静脉滴注d1，亚叶酸钙0.25g静脉滴注d1～d2，5-FU 0.5g bolus d1～d2，1.5g civ 22h d1～d2，多西紫杉醇60mg静脉滴注d3，每2周为1疗程（q2w）。6程后评估病情为PR。2011年7月至2013年5月口服卡培他滨25程，2012年4月病情评估为临床完全缓解（cCR）。PFS2为33个月。

2013年8月查CEA 5.07ng/ml，糖类抗原242（CA242）28.7U/ml。胸腹增强CT：肝右叶新见一不均匀强化低密度灶，转移不除外。评估病情为PD。2013年8月27日至2014年8月再次开始口服卡培他滨1.5g bid d1～d14（共10程）。最佳疗效为PR。2014年9月1日行右肝联合肝段切除术，术中见右肝V段肿物，大小约4cm×3cm×3cm。病理：（右肝肿物）肝组织内见低分化腺癌结节。免疫组化：AE1/AE3（＋），CAM5.2（＋），CEA（部分＋），CK19（＋），CK20（＋），CK7（＋），Hepatocyte（－）。Her-2 FISH（－）。术后未行全身化疗。PFS3为32个月。

Step 3：胃癌肝转移灶的手术指征

本例胃癌肝转移患者，初诊时肝多发转移，主要治疗方法是全身系统性化疗，并通过化疗达到临床完全缓解；但在后续肝孤立复发时，经全身系统治疗后进行了肝转移灶切除手术，并长期获益。引发的思考：对于胃癌肝转移的手术指征在临床实践中该如何把握？

胃癌肝转移通常呈多发性，弥漫分布于肝内，且往往同时合并原发胃病灶的广泛浸润，或远处淋巴结、腹膜和其他脏器转移。因此，绝大多数胃癌肝转移患者均没有手术的机会，仅10%～25%的患者具备手术切除的适应证。但即使肝转移灶切除后，2/3以上仍可能出现复发和远处转移。

即便如此，外科手术切除胃癌的原发病灶及肝转移灶仍然是胃癌肝转移患者有可能获得根治的唯一手段。目前的研究主要关注筛选出胃癌肝转移行肝切除手术的获益人群。手术切除需有严格指征，目前多数学者认为应满足以下条件：原发灶可行胃癌D2切除，或原发灶切除后无复发；肝转移灶局限于单叶，且单发灶≤4cm，或多发病灶＜3个；无腹膜及其他肝外转移；完整切除肝转移灶后应具有可接受的肝功能。有研究显示，高分化，原发灶未浸润至浆膜，转移灶为单发，肝切除术后预后佳。多变量分析显示，在接受肝转移灶手术切除人群中，肝内独立转移灶和淋巴结局限性转移的患者获益更显著。由于患者选择的偏移等因素，胃癌肝转移后的5年生存率为0～37%。一项纳入17篇文章的Meta分析显示，胃癌肝转移患者接受手术在内的综合治疗后中位生存时间9～38.8个月，其中5年生存率超过30%的研究有5个。因此，笔者认为，合适患者的选择、有效的全身治疗、恰当的手术方案可能是获益的决定因素，需要有经验的多学科团队（MDT）共同讨论并决策。

Step 4：胃癌肝转移切除术后的辅助治疗

本例患者因肝转移术前已进行1年化疗，同时结合患者的个人意愿，肝转移灶切除术后采取了观察。对于胃癌肝转移，肝转移灶切除术后辅助化疗是否有效，目前尚缺乏大规模的研究。有小规模的研究认为，肝转移灶切除术后辅助化疗可以预防肿瘤复发。Qiu等分析了25例接受手术治疗的同时性胃癌肝转移患者，发现接受术后辅助化疗对比单纯手术者总生存获益明显。Kunieda等回顾性分析了接受各种治疗的43例胃癌肝转移患者，行根治性胃癌切除术与肝转移灶切除术组的患者生存期最长，而术后行化疗患者的生存期显著长于那些未行化疗的患者，提示肝转移灶切除术联合术后辅助化疗可能会延长胃癌肝转移患者生存期。

2016年4月7日查CEA（－），CA19-9 71.7U/ml，CA242 70.3U/ml。胸腹盆增强CT：肠系膜区新见不均匀强化软组织结节影，考虑淋巴结转移可能大。PET/CT：食管空肠吻合口处代谢尚均匀，原左侧膈肌代谢增高灶较前体积增大，代谢活性增高，中心出现坏死区；新增左肾下极水平肠系膜区代谢增高灶，考虑为肿瘤转移。评估为PD。因病史中卡培他滨治疗长期有效，遂于2016年4月28日至7月30日行1～5程XELOX方案化疗，具体为：奥沙利铂150mg 静脉滴注d1，卡培他滨1.5g bid 口服d1～d14，q3w。3程后评估为病情稳定（SD）。化疗期间患者出现口腔溃疡，影响进食；双手、双足皮肤皲裂；每日排稀水便4～7次，伴腹痛，排便后腹痛好转。因不良反应严重，于2016年8月26日至10月22日方案调整为mFOLFOX6，共4程，具体为：奥沙利铂100mg 静脉滴注d1，亚叶酸钙0.6g 静脉滴注d1，5-FU 0.5g iv bolus d1、3g civ 46h d1，q2w。最佳疗效为PR。2016年11月11日至2018年12月口服替吉奥2粒 bid d1～d14 q3w维持治疗。2017年2月15日至3月21日行25次上腹部局部放疗，照射肠系膜转移淋巴结及左侧膈肌转移灶，Dt 50Gy/25f，2Gy/f，5次/周。2020年10月评估患者为无疾病状态（NED），PFS4＞54个月。患者总生存时间超过11.7年。

Step 5：晚期胃癌维持治疗的时间和时长

目前晚期胃癌的维持治疗尚缺乏大规模的随机对照研究。在临床实践中通常采用与晚期肠癌类似的治疗策略，即强化治疗3～6个月后采用口服氟尿嘧啶药物单药维持至疾病进展。在免疫治疗时代，JAVELIN G100研究探索了胃癌免疫维持治疗的策略，在诱导化疗4个月后免疫治疗维持对比化疗维持或观察，结果免疫治疗维持并未延长生存，但在CPS＞1亚组，观察到免疫维持治疗获益的趋势。维持治疗通常维持至疾病进展，但对于达到临床完全缓解的患者，维持治疗的时长目前尚无定论。

小　结

本例患者初诊胃癌同时性肝转移，经过系统的全身治疗，胃原发灶切除手术、肝转移灶切除手术，腹腔转移淋巴结放疗，以及充分的维持治疗，目前达到完全缓解，无瘤状态，总生存期已超过11年。这例患者治疗的成功有个体化因素，但也充分体现了胃癌肝转移整体治疗策略布局和多学科共同协作的重要性。在整个治疗过程中，病情多次反复，也说明晚期胃癌全身系统性治疗仍是治疗成功的基石。

（赵　林）

参 考 文 献

［1］何裕隆．胃癌肝转移的外科治疗［J］．中华胃肠外科杂志，2014，17（2）：105-107．

［2］MARTELLA L，BERTOZZI S，LONDERO AP，et al．Surgery for liver metastases from gastric cancer：a meta-analysis of observational studies［J］．Medicine（Baltimore），2015，94：e1113．

［3］KAZUMASA FUJITANI，HAN-KWANG YANG，JUNKI MIZUSAWA，et al．Gastrectomy plus chemotherapy versus chemotherapy alone for advanced gastric cancer with a single non-curable factor（REGATTA）：a phase 3，randomised controlled trial［J］．Lancet Oncol，2016，17（3）：309-318．

［4］EIJI OKI，SHOJI TOKUNAGA，YASUNORI EMI，et al．Surgical treatment of liver metastasis of gastric cancer：a retrospective multicenter cohort study（KSCC1302）［J］．Gastric Cancer，2016，19（3）：968-976．

［5］YASUHIRO KODERA，KAZUMASA FUJITANI，NORIMASA FUKUSHIMA，et al．Surgical resection of hepatic metastasis from gastric cancer：a review and new recommendation in the Japanese gastric cancer treatment guidelines［J］．Gastric Cancer，2014，17：206-212．

［6］QIU 儿，DENG MG，LI W，et a1．Hepatic resection for synchronous hepatic metastasis from gastric cancer［J］．Eur J Surg Oncol，2013，39：694-700．

［7］KUNIEDA K，SAJI S，SUGIYAMA S，et a1．Evaluation of treatment for synchronous hepatic：metastases from gastric cancer with special reference to long-term survivors［J］．Surg Today，2002，32：587-593．

［8］MARKUS MOEHLER，MIKHAIL DVORKIN，NARIKAZU BOKU，et al．Phase Ⅲ trial of avelumab maintenance after first-line induction chemotherapy versus continuation of chemotherapy in patients with gastric cancers：results from JAVELIN gastric 100［J］．J Clin Oncol，2020，16；JCO2000892．

病例8 胃癌合并库肯勃（Krukenberg）瘤

患者，女，27岁。因"间断腹痛2年，发现腹部包块2个月"于2014年7月10日就诊于北京协和医院。患者2012年开始间断上腹痛，2～3次/周，空腹为著，进食后好转。2013年6月起腹痛发作较前频繁，且出现1次黑便。2014年5月自觉腹围增大，右下腹可触及5cm×5cm质硬包块，活动度差，伴月经期延长、月经周期缩短。2014年5月29日查糖类抗原125（CA125）742.2U/ml，糖类抗原72-4（CA72-4）570.8U/ml。PET/CT：双侧附件区见放射性摄取异常不均匀增高的囊实性占位，大小6.7cm×5.6cm；右下腹肠系膜见数个放射性摄取稍高小结节；胃壁见轻度均匀放射性摄取，中腹部肠道见节段性放射性摄取；盆腔积液，有放射性分布，不除外癌性积液。胃镜：胃体下段大弯侧可见一巨大溃疡，直径约1.5cm，周边黏膜堤样隆起。病理：胃中-低分化腺癌。2014年7月胸腹盆增强CT（图8-1）：纵隔及右侧心膈角区小淋巴结；胃角处胃壁增厚伴异常强化，浆膜面尚光整；右心膈角、腹膜后多发淋巴结影；下腹及盆腔可见两个巨大囊实性占位，部分强化，右侧9cm×5cm×11cm，呈分叶状，左侧13cm×9cm×11cm，长椭圆形；腹盆腔大量积液。诊断：胃中-低分化腺癌（$cT_3N_+M_1$，Ⅳ期），淋巴结转移，双侧卵巢转移。既往史、个人史、婚育史、家族史无特殊。体格检查：身高160cm，体重52.5kg，体表面积1.62m^2，ECOG评分1分，全身浅表淋巴结未及肿大，双肺呼吸音清，未闻及干湿啰音，心律齐，各瓣膜区未闻及病理性杂音，双侧下腹部扪及质硬包块，左侧大小约10cm×10cm，右侧大小约9cm×8cm，双下肢不肿。

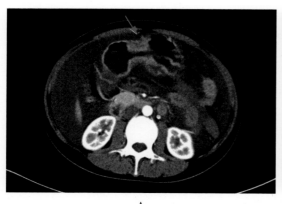
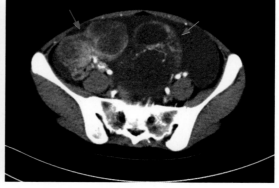

A B

图8-1 胸腹盆增强CT（2014年7月）

A. 化疗前（2014年7月）胸腹盆增强CT示胃壁增厚；B. 下腹及盆腔可见两个巨大囊实性占位。

诊治思路和过程

Step 1：胃癌卵巢转移概况

本例患者为年轻女性，以盆腔包块起病，经检查确诊为胃癌卵巢转移。对于女性胃癌患者，特别是年轻女性，需警惕卵巢转移的风险。胃癌卵巢转移发生率各家报道不一，为0.8%～6.7%；大多数亚洲数据提示发生率为3.0%～5.0%，以同时性转移多见，但尸检发现的转移率高达30%～40%，我国胃癌病理协作组报道的中国胃癌尸检卵巢转移率达43.6%。胃癌卵巢转移好发于绝经期前女性，平均发病年龄为40～50岁，认为与女性生殖期卵巢生理功能活跃、血运丰富有关。胃癌卵巢转移瘤多表现为双侧；若为单侧，则以右侧多见。卵巢转移常为腹膜弥漫转移的一部分，约50%以上的患者有可能同时合并盆腔、腹腔、腹膜转移。胃癌卵巢转移的患者预后差，生存期短，中位生存期仅7～14个月。有研究发现，异时性转移患者中位生存期较同时性转移患者更长。

入院后完善检查：血常规、肝肾功能、凝血功能均大致正常。2014年7月14日至10月11日行一线SOX方案化疗5程，具体为：奥沙利铂150mg 静脉滴注d1，替吉奥60mg bid 口服 d1～d14，每3周为1疗程。2、4程后评估为病情稳定（SD）。2014年10月复查CA125 79.6U/ml，CA72-4 78U/ml。CT：原胃角处胃壁增厚较前减轻；右心膈角、腹膜后多发淋巴结影，较前减小；原片腹腔大量积液，本次未见；腹盆腔巨大占位性病变，病灶较前增大，但密度及强化较前减低。2014年10月24日行全子宫及双侧附件切除术＋大网膜切除术，术中探及胃大弯处5cm×2cm实性肿物；右侧卵巢见15cm×6cm实性肿物，左侧卵巢可见10cm×7cm实性肿物；子宫表面光滑，大网膜、肠管未见转移灶。术后病理：双卵巢转移性低分化腺癌。免疫组化：AE1/AE3（＋），CK20（＋），CK7（＋）。2014年11月18日至2015年1月23日行术后SOX化疗3程，具体为：奥沙利铂150mg 静脉滴注 d1，替吉奥60mg bid 口服d1～d14，每3周为1疗程。2015年2月9日至6月15日替吉奥单药维持化疗6程。

Step 2：胃癌卵巢转移，是否要手术切除卵巢

本例胃癌卵巢转移，一线采用了标准的奥沙利铂联合替吉奥（SOX）方案。目前美国国家综合癌症网络（NCCN）指南及中国临床肿瘤学会（CSCO）指南均对晚期胃癌一线推荐氟尿嘧啶类和铂制剂联合的两药方案，并作为优选推荐；对于个别体能状态好的患者可以考虑两药基础上再联合紫杉类药物。对于卵巢转移，并没有特别的推荐方案。但Brieau等开展的胃癌卵巢转移化疗敏感性的研究显示，化疗对卵巢转移癌的疾病控制率明显低于其他部位转移灶，分别为33.3%和66.7%，表明卵巢转移癌对化疗敏感性减低。

本例患者在一线SOX方案化疗5程后，在原发病灶、淋巴结、腹水均有改善的情况

下，出现了卵巢病灶的增大和密度减低。Ganesh等在晚期结直肠癌的研究中发现，81%的卵巢转移对化疗的疗效与其他转移部位的疗效反应不一致，但并不影响卵巢转移癌切除术后的无进展生存时间（PFS）和总生存期（OS）。本例患者年轻，一线化疗后全身病情有所改善，但卵巢转移灶出现增大，经过MDT慎重讨论，决定施行了卵巢切除术。

对于胃癌卵巢转移，是否应该行卵巢转移灶的切除手术，目前仍有争议。有观点认为，卵巢转移为晚期，且存在合并腹膜转移风险，不适合手术。但也有研究发现，胃癌卵巢转移行卵巢切除手术可明显延长患者生存期。Yu等回顾性分析了152例胃癌卵巢转移患者，发现同时性转移手术联合化疗的总生存期明显长于单纯化疗组（19.0个月 vs 11.8个月；$P < 0.001$）；异时性卵巢转移患者也得出了相似结论（24.6个月 vs 14.3个月；$P = 0.02$）。一项来自韩国的研究报道了91例胃癌根治术后出现异时性卵巢转移的患者，结果显示，手术联合化疗组患者的总生存期明显优于单纯化疗组（19个月 vs 9个月；$P = 0.002$）。因此，对于卵巢转移是否应该手术，建议各医院多学科团队（MDT）共同决策；特别是卵巢转移的手术时机，对于巨大卵巢占位影响患者生活质量，是否应该先手术切除卵巢？对于晚期孤立卵巢转移，患者可否在全身治疗有效的情况下行姑息减瘤手术？这些情况可以根据各医院多学科团队的经验作出选择，对于有经验的团队，手术是可以选择的方式，但要注意患者人群的筛选。

2015年5月胃镜：胃体下部大弯侧原恶性溃疡已经愈合，成为Ⅱc型病变，病灶底部发白，有结节颗粒感，周边皱襞逐渐变细。活检病理：（胃体）胃黏膜显慢性炎，间质内少许核稍大细胞。PET/CT：胃壁见轻度均匀放射性摄取。2015年7月28日行胃癌切除术（D2）＋毕Ⅰ式吻合术。术中胃体下部大弯侧可及一个大小约2.5cm×1.8cm的肿物，浆膜似光滑；肝脏表面及盆腔未发现肿物。术后病理：胃黏膜显慢性炎，黏膜中、黏膜下及深肌层中见极少许低分化腺癌残留（弥漫性胃癌，消失约98%），符合化疗后改变；断端阴性；未见淋巴结转移；网膜未见特殊；腹腔灌洗液（－）。免疫组化：Her-2（0）。术后继续口服替吉奥维持治疗至2016年2月。

Step 3：胃癌卵巢转移，是否要切除原发灶

本例在一线化疗后1年，病情改善且稳定后接受了胃癌原发灶的切除手术。对于晚期转移性胃癌，是否可以行胃原发灶的姑息性切除？目前的指南对于大多数进展期胃癌患者，并不推荐进行姑息性胃切除术。姑息性胃切除术仅推荐用于出血、梗阻或穿孔等严重且不能用侵入性较小的方法治疗的患者。

Ⅲ期REGATTA研究直接评估了胃切除术在接受系统性化疗的患者中能否带来生存获益的问题。该试验纳入了175例进展期胃癌患者（这些患者均存在一个局限于肝脏、腹膜或主动脉旁淋巴结的不可治愈性因素），并将这些患者随机分配至仅进行化疗组（替吉奥联合顺铂）或胃切除术后进行相同化疗组。中期分析显示，胃切除术并未显著改善总生存期，该研究提前结束。最终分析显示，仅行化疗组和胃切除术加化疗组的2年生存率分别为32%和

25%。此外，接受胃切除术的患者中化疗相关的严重不良反应发生率明显提高。姑息性胃切除术并未给这些患者带来生存获益。

但也有数项回顾性研究和小型前瞻性研究表明，姑息性胃切除术可能带来生存获益。Peng 等研究发现，行原发灶和卵巢转移灶切除可延长患者的生存时间，25 例同期行胃和卵巢转移灶切除患者的中位生存期为 21 个月，而 44 例仅行转移灶切除患者的中位生存期仅为 9 个月。虽然 REGATTA 研究是阴性结果，但也有研究者提出，是否应该对这类患者先进行全身治疗，对于化疗有效的患者再考虑原发灶和/或孤立转移灶的切除，这种治疗策略的研究目前正在开展。

2016 年 8 月查超声：双颈部及锁骨上窝低回声，转移癌不除外。胸腹盆增强 CT（图 8-2）：腹膜后多发淋巴结，较前明显增大，转移可能；左肾盂及上段输尿管扩张，左侧上段输尿管局部异常增厚软组织密度影，与腹膜后肿大淋巴结分界不清。2016 年 9 月 2 日行左侧肾盂 D-J 管置入术。2016 年 9 月 13 日至 2017 年 1 月 14 日行 SOX 方案化疗 4 程，具体为：奥沙利铂 150mg 静脉滴注 d1，替吉奥 60mg 早饭后、40mg 晚饭后 口服 d1～d14，每 3 周为 1 疗程。2 程、4 程和 6 程后病情评估为 SD，此后继续替吉奥单药维持治疗至 2017 年 7 月。2017 年 4 月 7 日 PET/CT：新见右侧颈部纵隔代谢增高淋巴结、腹膜后多发代谢增高结节，考虑转移淋巴结。2017 年 4 月 17 日至 7 月 10 日行同步放化疗：腹膜后转移病灶 60Gy/25f（5 次/周），纵隔及锁骨上转移淋巴结 60Gy/28f（5 次/周），右侧锁骨上下以及双侧 1.2.4 区淋巴结 42Gy/28f（5 次/周）。2017 年 7 月 19 日患者出现发热，体温最高 38.5℃，伴胸痛、胸闷，胸腔积液中找到腺癌细胞，考虑疾病进展。患者因感染性休克于 2017 年 8 月 15 日去世，总生存期为 37 个月。

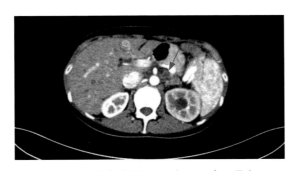

图 8-2　胸腹盆增强 CT（2016 年 8 月）

小　结

本例青年女性，晚期胃癌伴卵巢转移，经过有效的系统化疗、卵巢切除及原发灶切除的综合治疗，总生存期超过 3 年。对于卵巢转移的晚期胃癌，全身系统治疗仍是最根本的治疗手段；对于治疗有效的患者，在适当的时机可以考虑卵巢切除、胃原发灶切除。胃原发灶和卵巢转移灶的切除对部分患者可能会带来生存的获益，但切除的时机和患者的筛选需要有经验的多学科团队医生共同决策。

（赵　林）

参 考 文 献

［1］FENG Q，PEI W，ZHENG ZX，et al. Clinicopathologic characteristics and prognostic factors of 63 gastric cancer patients with metachronous ovarian metastasis［J］. Cancer Biol Med，2013，10（2）：86-91.

［2］BRIEAU B，ROUSSEL H，MARKOUTSAKI T，et al. Chemosensitivity inovarian metastases from gastric cancer：a case series［J］. Clin Res Hepatol Gastroenterol，2013，37（3）：289-295.

［3］GANESH K，SHAH RH，VAKIANI E，et al. Clinical and genetic determinants of ovarian metastases from colorectal cancer. Cancer，2017，123（7）：1134-1143.

［4］YU P，HUANG L，CHENG G，et al. Treatment strategy and prognostic factors for Krukenberg tumors of gastric origin：report of a 10-year single-center experience from China［J］. Oncotarget，2017，8（47）：82558-82570.

［5］CHO JH，LIM JY，CHOI AR，et al. Comparison of surgery plus chemotherapy and palliative chemotherapy alone for advanced gastric cancer with Krukenberg tumor［J］. Cancer Res Treat，2015，47（4）：697-705.

［6］FUJITANI K，YANG HK，MIZUSAWA J，et al. Gastrectomy plus chemotherapy versus chemotherapy alone for advanced gastric cancer with a single non-curable factor（REGATTA）：a phase 3，randomised controlled trial. Lancet Oncol. 2016，17（3）：309-318.

病例9　胃癌新辅助化疗后辅助化疗之选择

患者，女，59岁。因"食欲减退伴呕吐1年"于2018年8月25日就诊于北京协和医院。患者2017年7月无明显诱因出现食欲减退，伴上腹部饱胀感、恶心、呕吐，1～2次/周，呕吐物有酸臭味。后进行性加重，进流食仍有呕吐，每日均有发作。2018年7月外院胃镜：胃窦黏膜增生，伴溃疡形成，质硬。病理：（胃窦）低分化腺癌及印戒细胞癌。既往史、个人史、婚育史、家族史无特殊。体格检查：体重40kg，身高165cm，体表面积1.42m^2，全身浅表淋巴结未及肿大，双肺呼吸音清，未闻及干湿啰音，心律齐，各瓣膜区未闻及病理性杂音，肝脾肋下未触及，双下肢不肿。入院完善相关检查：血常规、肝肾功能、凝血功能均大致正常。腹部增强CT＋胃重建：胃窦部胃壁增厚，小弯侧为著，增强扫描可见强化；周围多发淋巴结，部分饱满（图9-1）。超声内镜：胃窦可见大片状黏膜粗糙、结节感、幽门狭窄；考虑胃癌，cT_2N_0可能。病理会诊：胃窦中-低分化腺癌。诊断为胃窦低分化腺癌（$cT_2N_+M_0$）。

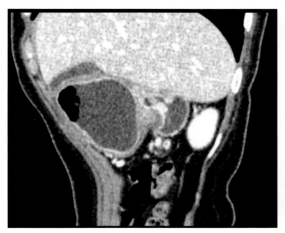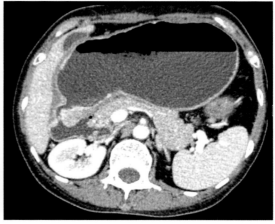

图9-1　新辅助治疗前CT（2018年8月6日）
胃壁低密度带受累大于50%，未达浆膜层，临床分期T_2。

诊治思路和过程

Step 1：胃癌新辅助化疗的适应证

患者胃窦低分化腺癌，初诊时临床分期为 cT_2N+M_0。对于淋巴结阳性的局部进展期胃癌，是直接手术还是新辅助治疗后再手术是该类患者的重要治疗决策。

新辅助化疗又称术前化疗，术前化疗的优势在于：可以缩小肿瘤，降低肿瘤分期，甚至使原先不能手术的患者获得根治手术机会；消除潜在的微转移灶；降低术后复发转移的风险；也可以作为体内的药敏试验为术后化疗提供依据。胃癌的新辅助化疗仅20余年历史，在该领域还有很多问题有待于临床进一步研究探索。甄选合适的人群是新辅助化疗成功的前提。目前，临床主要通过增强CT、超声胃镜（EUS）、腹腔镜探查及腹腔游离细胞学检查对胃癌进行临床分期，对于有条件的医疗中心及患者可参考PET/CT的检查结果。

基于MAGIC研究及FLOT4研究，美国国家综合癌症网络（NCCN）指南推荐临床分期 $T_{2\sim4}N_{0\sim3}M_0$ 的胃癌患者接受术前新辅助化疗；欧洲肿瘤内科学会（ESMO）指南推荐 $>T_1N_0$ 的胃癌患者即可接受新辅助化疗；而日本的指南只对具有较大淋巴结的胃癌患者方才建议新辅助化疗；中国临床肿瘤学会（CSCO）指南推荐 $cT_{3\sim4}N+M_0$ 患者是新辅助化疗的适宜人群。北京协和医院自2006年即开展了胃癌新辅助化疗研究，把 $cT_{3\sim4}$ 或 $N+M_0$ 的患者作为新辅助化疗的适宜人群；该患者胃周淋巴结阳性，因此，在北京协和医院新辅助化疗是该患者的首选方案。

Step 2：胃癌新辅助化疗的方案及疗程

胃癌的最佳新辅助化疗方案目前并无定论，其选择应综合考虑患者的身体状况、并发症及化疗药物毒性等。因为新辅助化疗的目的是要在短期内实现肿瘤降期，因此选择化疗药物时首要原则为高效低毒的联合化疗方案，尽量避免选择单药。在MAGIC研究中，新辅助化疗选择了三药联合的ECF（表柔比星＋顺铂＋氟尿嘧啶）方案，并证实三药围手术期化疗比单纯手术延长生存。2018年的FLOT4研究对比三药FLOT（氟尿嘧啶＋奥沙利铂＋多西紫杉醇）与三药ECF方案，发现新药的三药组合能进一步改善生存。RESOLVE研究是中国专家发起的新辅助SOX方案对比辅助化疗的Ⅲ期研究，该研究的3年DFS提示新辅助化疗不劣于辅助化疗，达到了降期和提高R0切除率的目的。在临床实际应用中，我国较多胃癌诊疗中心选择FOLFOX（奥沙利铂联合5-FU）、SOX、XELOX（奥沙利铂联合卡培他滨）等方案。目前，国际共识认为胃癌新辅助化疗应选择以氟尿嘧啶为基础的化疗方案，但具体的化疗方案并无定论，三药方案和两药方案孰优孰劣尚需开展大型临床研究予以验证。目前临床应用中应根据患者的不同情况加以选择。关于靶向及免疫治疗可否加入新辅助化疗中，也有待于进一步的临床研究。

胃癌新辅助化疗疗程的选择目前同样缺乏定论，不同指南推荐亦有差异。大多数日本研究中新辅助化疗为2个周期，而证实化疗获益的MAGIC研究中新辅助化疗为3个周期。COMPASS研究比较了2个周期和4个周期的化疗差异以及2种化疗方案紫杉醇联合顺铂（PC）与替吉奥联合顺铂（SC）的差异，发现无论是PC组还是SC组，2个周期与4个周期之间的病理学缓解率是相当的，4个周期与2个周期的3年生存率提高10%的预期均没有达到。因此，研究者认为2个周期的新辅助化疗可作为推荐方案。我国的胃癌诊疗规范虽未明确提出化疗周期数，但指出新辅助化疗的时限一般不超过3个月，过长时间的新辅助化疗有可能提高肿瘤进展的风险而导致肿瘤无法切除。新辅助化疗的根本目的在于肿瘤的根治。因此，在实际工作中，化疗疗程的选择最重要的原则是治疗期间的密切监测，根据患者肿瘤的变化及疗效评价个体化制定化疗疗程，在保证肿瘤手术根治性的前提下为患者带来最大获益。

2018年9月1日至10月16日给予第1～4程新辅助mFOLFOX6方案化疗，具体为：奥沙利铂110mg静脉滴注d1，亚叶酸钙0.5g静脉滴注d1，5-氟尿嘧啶0.5g d1、3.0g civ 46h，每2周为1疗程。4程后腹部增强CT＋胃重建：胃窦部胃壁增厚伴异常强化，较前略减轻，局部仍见明显胃腔狭窄；周围多发淋巴结，部分饱满，较前减少、减小（图9-2）。2018年11月22日经腹腔镜根治性远端胃大部切除术［D2清扫、毕Ⅰ吻合（Overlap法）］。术后病理：胃低分化腺癌（印戒细胞癌，Lauren分型：弥漫型；CAP分级：3级），累及黏膜肌层，未累及肌层及浆膜，两断端及网膜组织未见特殊；淋巴结转移癌（大弯4/31，小弯0/16）。免疫组化：MLH-1（＋），MSH-2（＋），MSH-6（＋），PMS-2（＋），Her-2（0）。原位杂交：EBER ISH（－）。分期$ypT_1N_2M_0$，Ⅱ期。

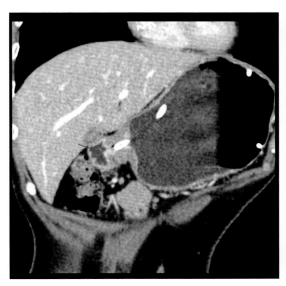 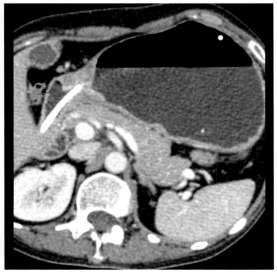

图9-2　新辅助治疗后CT（2018年10月29日）

胃壁低密度带受累小于50%，临床分期T_{1b}。

2019年1月7日至5月1日行第1～6程术后辅助TP方案化疗，具体为：紫杉醇110mg静脉滴注d1，d8；顺铂35mg 静脉滴注d1～d3，每3周为1疗程。2020年10月病情评估为无病生存（DFS），DFS超过21个月。

Step 3：胃癌新辅助化疗后的辅助化疗方案选择

接受新辅助化疗及根治手术后的患者下一步的治疗方案目前尚无定论，有的临床研究选择术后观察，多数研究规定围手术期治疗6个月。但在围手术期治疗的研究中，术后辅助治疗的完成率通常不到50%。

对于新辅助化疗后达到病理完全缓解（pCR）的患者，Fields等研究显示，pCR患者的整体预后好于非pCR的患者，但pCR仍有复发转移的风险，提示pCR患者可能包含不同亚群，生物学行为良好者可能彻底治愈，反之可能由于其内在生物学行为，预后甚至更差，出现神经系统转移。An等的报道也证实了这一论断。因此，即使达到了pCR，术后是观察，还是继续新辅助化疗方案，还是降低剂量或改为单药辅助治疗，目前仍无定论。胃癌新辅助化疗后的分期更决定患者预后，但不能完全按照新辅助化疗后的降期结果来决定术后辅助治疗的模式。

术后辅助化疗的方案，目前的研究通常都采用与术前相同的方案。但对于新辅助化疗后疾病进展或新辅助化疗后病理退缩不满意的患者，可以认为对新辅助化疗耐药，理论上术后应调整治疗方案，但目前尚无这方面的临床研究。对于这部分患者，首先，耐药的标准如何界定；其次，这类患者是仅更改化疗方案还是需要联合放疗，化疗方案中的药物如何调整，是否需结合原发灶位置、病理亚型、进展部位、基线临床分期等评判患者的生物学行为和预后来制定下一步治疗方案等仍存在争议。目前笔者正在开展一个小规模的研究，探索病理消退不理想的患者的术后辅助化疗是更换方案更好，还是继续原方案更好。本例新辅助化疗后CAP分级3级，仍有4个淋巴结转移，因此选择了术后更换方案的策略，目前DFS超过21个月。

小 结

本例为局部进展期胃癌，初诊时CT提示胃周淋巴结转移，对于初诊时淋巴结阳性的局部进展期胃癌，根据CSCO指南和北京协和医院的临床常规，选择了新辅助化疗后手术作为该类患者的治疗策略。本例患者新辅助化疗采用了奥沙利铂联合氟尿嘧啶的方案，对于可切除的局部进展期胃癌，两药方案的不良反应更可控；新辅助两药方案与三药方案孰优孰劣，尚需临床开展进一步的对照研究。该例新辅助化疗后CT提示胃部病灶稳定，胃周淋巴结有缩小，但病理消退不理想（CAP 3级），我们选择了术后更换方案的方式。目前我们中心正在开展对照研究，希望能回答哪些患者术后可以继续原方案、哪些需要更换方案的临床问题。

（赵　林）

参 考 文 献

［1］CUNNINGHAM D，ALLUM WH，STENNING SP，et al．Perioperative chemotherapy versus surgery alone for resectable gastroesophageal cancer［J］．N Engl J Med，2006，355（1）：11−20．

［2］AL-BATRAN SE，HOMANN N，PAULIGK C，et al．Perioperative chemotherapy with fluorouracil plus leucovorin，oxaliplatin，and docetaxel versus fluorouracil or capecitabine plus cisplatin and epirubicin for locally advanced，resectable gastric or gastro-oesophageal junction adenocarcinoma（FLOT4）：a randomised，phase 2/3 trial［J］．Lancet，2019，393（10184）：1948−1957．

［3］WANG X·ZHAO L，LIU HF，et al．A phase Ⅱ study of a modified FOLFOX6 regimen as neoadjuvant chemotherapy for locally advanced gastric cancer［J］．Br J Cancer，2016，114（12）：1326−1333．

［4］JI J，SHEN L，LI Z，et al．Perioperative chemotherapy of oxaliplatin combined with S-1（SOX）versus postoperative chemotherapy of SOX or oxaliplatin with capecitabine（XELOX）in locally advanced gastric adenocarcinoma with D2 gastrectomy：a randomized phase Ⅲ trial（RESOLVE trial）［J］．Annals of Oncol，2019，30（5）：877．

［5］YOSHIKAWA T，TANABE K，NISHIKAWA K，et al．Induction of a pathological complete response by four courses of neoadjuvant chemotherapy for gastric cancer：early results of the randomized phase Ⅱ COMPASS trial［J］．Ann Surg Oncol，2014，21（1）：213−219．

［6］FIELDS RC，STRONG VE，GÖNEN M，et al．Recurrence and survival after pathologic complete response to preoperative therapy followed by surgery for gastric or gastrooesophageal adenocarcinoma［J］．Br J Cancer，2011，104（12）：1840−1847．

病例10　乳腺癌合并ALK阳性肺癌

患者，女，57岁。因"左侧乳腺癌术后11年，肺结节切除术后1年余，骨痛4个月"于2018年11月就诊于北京协和医院。既往史：高血压病史。2007年10月患者出现左乳头外上方胀痛，当年11月初左乳头挤压后有咖啡色溢液，偶尔为血性溢液。2007年12月11日行左乳病变导管及相应腺体切除术，病理：左乳导管内癌。免疫组化：p63（＋），SMA（＋），ER（＋），PR（＋），C-erbB2（－），actin（＋），Ki-67指数约20%。2007年12月19日行左乳单纯切除＋左腋窝淋巴结清扫术＋腹直肌转移肌皮瓣Ⅰ期乳房再造术。病理：残留乳腺组织中见少许导管内癌，周围乳腺组织底切缘及乳头未见癌，淋巴结见转移癌（1/13）。术后未行放化疗，口服托瑞米芬至2012年。2014年患者发现左乳肿物，偶有疼痛，无乳头溢液，未重视。2015年5月就诊于北京协和医院，行乳腺及腋窝淋巴结超声示左胸壁多发囊实性结节。2015年8月行左乳肿物切除活检术。病理：乳腺高级别导管内癌。免疫组化：CK14（＋），ERa（强阳，90%），Her-2（＋＋），Ki-67指数10%，p53（＋），p63（＋），PR（中阳，30%），CD34（血管＋），CK5/6（＋），D2-40（＋）。2015年9月至11月行局部放疗，术后长期口服托瑞米芬。

2017年8月患者复查CT发现右肺上叶结节，大小约1.9cm×1.4cm（图10-1A），PET/CT示右肺上叶代谢异常增高结节（图10-2）。10月复查CT示肺部结节较当年8月增大（大小约2.0cm×1.7cm），边缘可见多发毛刺，并见血管集束及斜裂胸膜牵拉（图10-1B）。

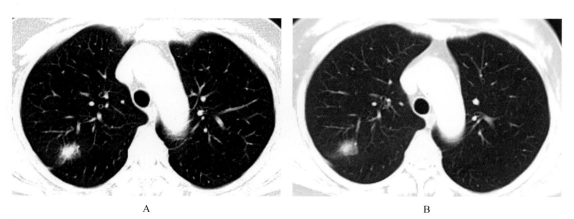

A　　　　　　　　　　　　　　　　　　B

图10-1　CT图像

A. 2017年8月24日CT示右肺上叶结节；B. 2017年10月30日CT示右肺上叶结节较8月增大。

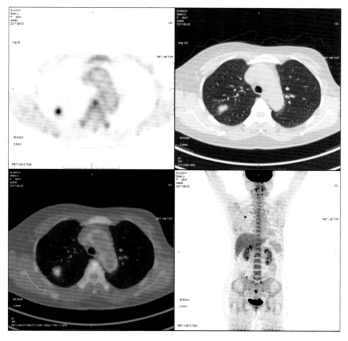

图 10-2　躯干部 PET/CT（2017 年 8 月 31 日）

右肺上叶代谢异常增高结节。

诊治思路和过程

Step 1：肺部结节的性质及来源

患者 2017 年 8 月 CT 发现右肺上叶结节，2 个月后复查，结节较前增大，并可见边缘毛刺和胸膜牵拉征，PET/CT 显示右肺上叶结节代谢异常增高，考虑肺癌可能性大。综合上述资料，考虑原发肺癌可能性大，需和下列疾病鉴别。①肺转移癌：尤其患者有乳腺癌病史，肺是常见的转移器官，但肺转移癌多表现为多发、近胸膜边缘规整结节，患者结节为单发，且边缘可见毛刺，与转移癌影像特征不符合，考虑为转移灶的可能性不大。②肺部其他疾病如肺结核：患者临床上无发热、乏力、消瘦等表现，胸部 CT 无引流淋巴管炎、卫星灶、肺内渗出及增生病变同时存在等结核常见影像表现，故肺结核可能性不大。其余还需注意错构瘤、类癌、硬化性血管瘤、不典型腺瘤样增生等疾病，但影像学资料同样未见上述疾病特征性表现，暂不考虑。

2017 年 10 月患者行电视胸腔镜（VATS）下右肺上叶切除，淋巴结清扫术。术后病理：（右肺上叶结节）肺侵袭性腺癌，侵及肺膜；淋巴结显慢性炎（0/19）；免疫组化：ALK-D5F3（肺癌）（＋），PAX-8（－），CK20（－），CK7（＋），Napsin A（部分＋），p40（－），p63（－），

TTF-1（＋），Mammaglobin（－），GCDFP-15（－），GATA3（－），ER（－），PR（－）。术后分期$T_2N_0M_0$，ⅠB期，未予辅助治疗，乳腺癌继续托瑞米芬治疗。

2018年7月患者出现胸骨钝痛。血清肿瘤标志物：癌胚抗原（CEA）84 ng/ml，糖类抗原125（CA125）49 U/ml，糖类抗原15-3（CA15-3）、糖类抗原19-9（CA19-9）均在正常范围。全身骨显像（图10-3）：$T_1 \sim T_2$、T_6、T_7、T_{10}、L_5椎体，胸骨剑突，左侧第8侧肋，左坐骨及右髂嵴异常所见，考虑骨转移可能性大。全脊柱CT（图10-4）：$T_1 \sim T_2$、T_6、T_7、T_{10}、L_5椎体内多发高密度影。躯干PET/CT（图10-5）：多发骨转移。胃镜：胃息肉，慢性浅表性胃炎。结肠镜：未见明显异常。子宫双附件超声：子宫肌瘤，双侧附件区未见囊实性包块。

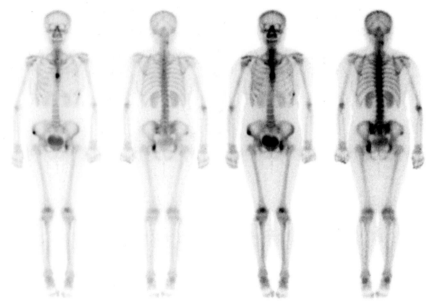

图10-3　全身骨显像显示新发多发骨转移（2018年7月）

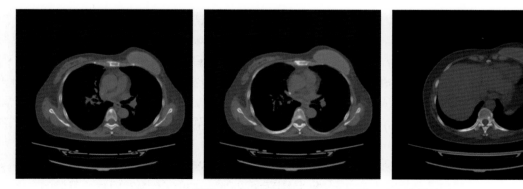

图10-4　全脊椎CT显示胸腰椎多发高密度影，均考虑骨转移

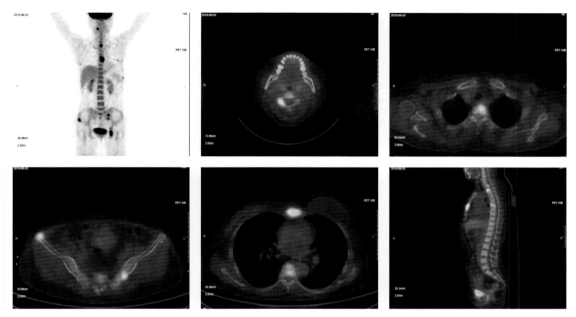

图 10-5　躯干部 PET/CT 显示多发胸椎和腰椎转移

Step 2：骨病变性质及来源

结合患者的症状和影像，考虑骨病变为转移癌，但患者既往有两种原发肿瘤，PET/CT 显示除骨病变外未见其余病变，拟行骨病变活检明确其性质，但放射介入医生考虑无法行骨病变穿刺；又因血清肿瘤标志物以 CEA 水平升高为主，加查胃镜、结肠镜和子宫双附件超声检查均未见异常。患者无法行病理检查明确骨转移病变性质，骨转移的来源到底是乳腺癌还是肺癌？患者乳腺癌手术时分期较早，但第一次手术后 8 年出现左乳肿物，活检证实为乳腺癌复发，存在复发转移的风险。患者原发性肺癌也是早期病变，距手术时间较短。且患者既往乳腺癌为激素受体阳性，采用内分泌治疗不良反应小，综合考虑，拟先更换乳腺癌内分泌治疗方案。

2018 年 8 月于外科停用托瑞米芬，换用阿那曲唑联合醋酸戈舍瑞林缓释植入剂 3.6mg 每月皮下注射以及唑来膦酸治疗。2018 年 11 月复查 CEA 179ng/ml，CA15-3 正常。全身骨显像：与 2018 年 7 月 31 日骨显像比较，新增骶骨和左股骨上段增高区，原相当于胸骨体、第 6 胸椎、左侧第 8 后肋、右髂嵴、左侧坐骨病变范围较前增大，考虑骨转移进展。

Step 3：内分泌治疗无效，出现骨转移进展，患者的后续治疗选择

患者临床检查骨病变考虑骨转移，在无法取得病理诊断的情况下，按乳腺癌骨转移先行内分泌治疗，短时间内出现疾病进展。因患者同时存在肺癌和乳腺癌的两种原发肿瘤，血 CEA 水平升高，但 CA15-3 正常，乳腺癌一线内分泌治疗 3 个月出现疾病进展，为兼顾两种

疾病的治疗，选用多西他赛联合顺铂方案（DP）化疗。

2018年11月至2019年3月行6程DP方案化疗：多西他赛120mg 静脉滴注d1，顺铂40mg 静脉滴注d1～d3，每3周为1疗程。化疗后复查CEA降至145ng/ml。主要不良反应是4级粒细胞减少。6程后复查胸腹盆增强CT和全身骨显像，评估为病情稳定（SD），之后予多西他赛120mg，每3～4周为1疗程维持治疗。2019年3月以后血肌酐出现上升趋势（57μmol/L→88μmol/L）。尿常规：红细胞（RBC）80～200cells/μl（回顾既往2018年3次尿常规RBC 80～200cells/μl）。约每2个月评估原发病1次。2019年11月患者发现右腰皮下部结节，质软，CEA 300ng/ml，血肌酐78μmol/L，CT提示胸骨下段肿物较前增大。2020年1月于骨科住院，行经皮T6椎体成形术、T6椎体病灶穿刺活检、针道骨水泥封闭术，活检病理未见瘤细胞。住院期间患者出现血肌酐水平升高（95～107μmol/L），服用洛索洛芬、对乙酰氨基酚镇痛治疗，后复查血肌酐恢复正常（70～79μmol/L）。

Step 4：一线化疗进展，患者的后续治疗选择

患者采用DP方案化疗后，最佳疗效为SD，CEA水平有所下降后再次升高，并出现疾病进展，TTP为1年。根据患者既往患有肺癌、乳腺癌，出现骨转移后，血清肿瘤标志物水平升高以CEA水平升高为主，CA15-3数值不高，乳腺癌内分泌治疗期间CEA水平继续升高，骨转移病灶增多，化疗后CEA下降，虽然骨活检未见瘤细胞，不能除外取材问题，仍考虑肿瘤骨转移可能。继续行化疗。

遂于2020年1月起改行吉西他滨1.6g 静脉滴注 d1、d8 q3w化疗，2程后患者自觉右腰皮下部结节较前增大，超声显示结节直径0.8～1.1cm。CT见肺内小结节增多增大，骨扫描提示骨转移灶稳定。完善血/尿免疫固定电泳、血尿轻链（－），因新型冠状病毒肺炎（以下简称新冠肺炎）疫情未能进行再次活检。

Step 5：患者后续治疗选择

患者有乳腺癌和原发肺癌病史，乳腺癌内分泌治疗欠佳，化疗后CEA水平下降，但两线化疗维持时间短，且出现肺部多发结节，患者既往肺癌驱动基因ALK阳性，拟尝试ALK靶向治疗。

2020年4月起予克唑替尼250mg bid 口服，之后监测CEA水平由547ng/ml下降至228 ng/ml（图10-6），血肌酐由89μmol/L升高至102μmol/L，尿RBC 25～200cells/μl。泌尿系统B超：双肾、输尿管、膀胱未见异常。考虑克唑替尼引起肾功能不全相对少见，而长期应用唑来磷酸会出现血肌酐水平升高，故停用唑来磷酸，患者血肌酐维持在85～108μmol/L（图10-7）。2020年9月完善右腰部皮下结节活检。病理：皮下脂肪处见腺癌浸润，结合病史及免疫组化，考虑来源于肺。免疫组化：TTF-1（＋），Napsin A（弱＋），GATA3（－），Mammaglobin（－），ER（－），ALK-D5F3（＋），ALK-D5F3（NC）（－）。证实患者出现肺癌转移。

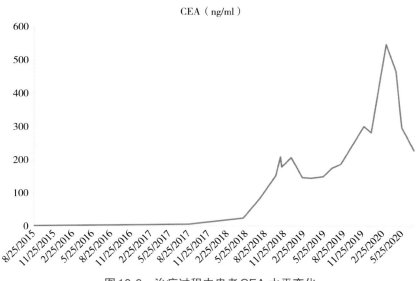

图 10-6 治疗过程中患者 CEA 水平变化

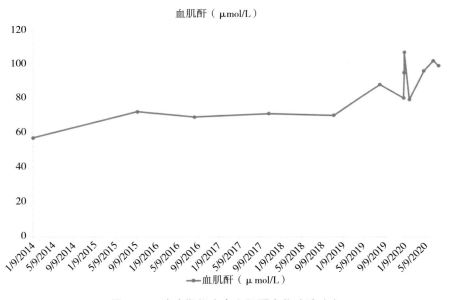

图 10-7 治疗期间患者血肌酐变化（酶法）

Step 6：患者肾功能不全可能原因和对治疗的影响

　　患者治疗期间出现肾功能的变化，既往有高血压病史，尿常规检查发现尿中可见RBC，存在肾脏病史，但抗肿瘤治疗前血肌酐稳定。2019年3月顺铂化疗期间曾有肌酐水平升高（Scr 88μmol/L），之后多西他赛维持治疗期间，肾功能基本稳定。2020年1月再次出现肌酐水平升高，当时患者因骨活检住院，服用非甾体抗炎药。2020年4月再次出现血肌酐水平升高，考虑与唑来膦酸有关，予以停用。综观整个过程，患者肾功能损害可能是多种因素共同导致。患者存在肾脏基础疾病，长期高血压也会造成肾脏损害，病程中顺铂可能引起肾功能损害，其不良反应可能持续到停药后，唑来膦酸长期用药也会造成肾功能损害，NSAID类药物、增强CT检查也可能加重肾功能。目前患者停用唑来膦酸，并停用其他可能引起肾功能损药物，保证肾灌注，防止肾功能进一步恶化。

小　结

　　本例是患有乳腺癌和肺癌两种原发肿瘤的病例，出现骨转移病变后，先按乳腺癌换用其他内分泌治疗无显效。在无法取得病理，明确引起骨转移原发疾病的情况下，先行兼顾两种肿瘤的化疗，后按肺癌进行针对 *ALK* 的靶向治疗，后续病理证实了骨转移来自肺癌。

（应红艳）

第二部分
屈指可数

病例11 胃癌合并肺癌

病历摘要

患者，女，75岁。因"发现癌胚抗原（CEA）水平升高2年"于2018年9月就诊于北京协和医院。2016年4月查血清肿瘤标志物，CEA 6.48ng/ml。2017年11月CEA 30.66ng/ml，而2018年5月CEA 60.35ng/ml。胃镜：胃窦大弯及后壁可见一巨大不规则占位，直径约4cm。活检病理：（胃窦大弯-后壁）中分化腺癌。免疫组化：MLH-1（-），PMS-2（-），MSH-2（+），MSH-6（+），Her-2（++），CDX-2（+），CK20（局灶+），CK7（局灶+），TTF-1（-），HP（-），Napsin A（-），Her-2 FISH（-）。头颅增强CT（-）；胸腹增强CT：左肺门肿物，考虑恶性病变，原发与转移待鉴别；双肺多发结节，考虑转移；心包、左侧胸腔积液；胃体大弯侧近胃窦处胃壁局部肿物，可符合胃癌，可疑浸透浆膜，局部胃周小淋巴结；纵隔淋巴结增大；胸椎骨质密度不均，性质待定。2018年7月11日行CT引导下肺穿刺活检，病理：（左肺）腺癌，因癌细胞数量少，无法行基因检测。7月26日再次行CT引导下肺占位穿刺活检，病理：（肺）纤维结缔组织中见腺癌浸润，免疫组化支持肺腺癌。免疫组化：CK20（-），CK7（+），Napsin A（+），TTF-1（+），CDX-2（-），Her-2（++），ALK（-）。因组织量较少未行基因检测。外周血基因检测：*EGFR*、*KRAS*、*Her-2*、*ALK*、*ROS1*、*MET*、*RET*、*BRAF*、*NRAS*、*KIT*等基因均未见突变。既往史：2000年确诊为2型糖尿病，予格列美脲早2mg、晚1mg，二甲双胍0.5g tid口服，血糖控制尚可。2015年诊断青光眼。10余年前行胆囊切除术。对磺胺类药物过敏，可疑中药过敏（具体不详）。个人史、月经及婚育史无特殊。其父亲患肺癌。体格检查：生命体征平稳；双肺呼吸音清，左下肺呼吸音较右肺低，未及干湿啰音；心律齐，未及杂音；腹软，无压痛；双下肢无水肿。

入院后完善检查，复查血清肿瘤标志物：CEA 43.56ng/ml，糖类抗原125（CA125）61.8U/ml，细胞角蛋白19片段（Cyfra211）11.87ng/ml。全身骨显像（-）。胸腹盆增强CT：左肺上叶占位，考虑恶性病变，较前略增大；双肺多发大小不等的结节，考虑转移瘤，较前增多，部分较前稍增大；左侧胸腔积液，较前明显增多；左肺部分膨胀不全，范围较前增大；左侧胸膜增厚及强化小结节，考虑胸膜转移；胃窦壁增厚同前，胃周多发小淋巴结及胃窦肿块较前略缩小。2018年9月11日、10月5日行第1～2程TP方案化疗：紫杉醇210mg静脉滴注d1，顺铂30mg静脉滴注d2～d4，每3周为1疗程治疗。同时行左侧胸腔置管引流并送检。胸腔积液常规：细胞总数 268 251×10^6/L，白细胞总数 1 251×10^6/L，单核细胞占 41.6%，多核细胞占 58.4%，黎氏试验（＋）。病理：（胸腔积液）找到瘤细胞，腺癌。2程后复查血清肿瘤标志物：CEA 47.63ng/ml。胸腹盆增强 CT：左肺上叶占位，考虑恶性病变，较前缩小；双肺多发大小不等的结节，考虑转移瘤，部分较前稍缩小；左侧胸膜增厚及强化小结节，考虑胸膜转移，同前；胃窦壁增厚程度，大致同前，胃周多发小淋巴结及胃窦肿块较前变化不大。评估为病情稳定（SD）。胸腔积液基因检测：低肿瘤突变负荷（TMB-L）4.0Muts/Mb，EGFR 外显子 19 缺失突变，丰度 44%，Her-2（－）。2018 年 10 月 31 日至 2019 年 3 月 21 日予第 1～6 程易瑞沙联合替吉奥治疗，具体为：易瑞沙 0.25g 口服 qd，替吉奥早 40mg 晚 60mg 口服 d1～d14（首程替吉奥 60mg bid），q3w。3 程后复查血清肿瘤标志物：CEA 15.40ng/ml，Cyfra211 5.86ng/ml；胸腹盆增强 CT：左侧胸腔积液明显增多，左肺不张较前明显；原左肺上叶占位，较前缩小；右肺多发大小不等结节灶，考虑转移瘤，大部分较前缩小；胃窦壁增厚程度同前，胃周多发小淋巴结及胃窦肿块较前减小。评估为 SD。因胸腔积液增多，2019 年 1 月 15 日放置胸腔引流管，2019 年 1 月 22 日行顺铂 40mg 胸腔灌注化疗。6 程后复查 CEA 17.0ng/ml，胸腹盆增强 CT 大致同前，评估为 SD。患者出现 3 级口腔溃疡，于 2019 年 4 月至 2019 年 5 月间断服用减量替吉奥 40mg bid d1～d14，q3w，共 2 程。2019 年 5 月 8 日停用替吉奥，继续口服易瑞沙，偶有皮疹。2019 年 7 月 17 日复查胸腹盆增强 CT，与 2019 年 4 月 4 日老片比较：左侧胸腔积液略减少；左肺上叶占位、双肺多发大小不等转移瘤同前；胃窦部占位较前缩小；胃周多发小淋巴结同前。2019 年 7 月 18 日复查胃镜：胃多发隆起性病变，其中胃窦大弯后壁见隆起性病变，约 1.2cm 大小；病理：（胃窦后壁大隆起）高级别上皮内瘤变伴癌变，余隆起病理为慢性炎症。评估为维持 SD。多学科（MDT）讨论：胃部可姑息性放疗，患者因考虑病情控制稳定、高龄，未行放疗。胃癌二代测序（NGS）：TMB-H 175.4 个 Muts/Mb，高度微卫星不稳定性（MSI-H），193 个突变，其中 EGFR 17 号外显子 p.T768M 突变，意义未明。这期间监测 CEA 7.7ng/ml（2019 年 8 月）→5.9ng/ml（2019 年 10 月）→3.9ng/ml（2019 年 12 月），此后均（－）。2020 年 4 月复查胸腹盆增强 CT：与 2019 年 12 月 2 日老片片比较，左肺上叶占位，较前变化不明显；双肺多发大小不等结节灶，部分较前新见，考虑转移瘤；胃窦部占位，较前增大。考虑疾病缓慢进展，2020 年 5 月 8 日起予易瑞沙 250mg qd，替吉奥 40mg bid d1～d14，q3w，共 2 程。患者耐受可，食欲略下降。血循环肿瘤 DNA（ctDNA）：TMB-L，MSI-U，TP53、CSNK1A1、ROBO3 突变。2020 年 6 月 30 日复查胸腹盆 CT 平扫：与 2020 年 4 月 16 日老片比较，双肺多发大小不等结节灶，部分较前密度增高；胃窦部占位较前增大。经全科查房，与患者及家属充分沟通后，患者拒绝接受放疗或手术，希望药物治疗，胃癌拟行单药紫杉醇（白蛋白结合型）化疗，肺癌方面继续易瑞沙治疗。2020 年 7 月 22 日开始行第 1 程紫杉醇（白蛋白结合型）化疗，考虑患者高龄、化疗耐受差，剂量调整为：紫杉醇（白蛋白结合型）150mg d1、120mg d8 静脉滴注，q3w。患者耐受可。2020 年 9 月 6 日复查血清肿瘤标志物：Cyfra211 4.8ng/ml，余（－）。胸腹盆增强 CT：与 2020 年 7 月 17 日 CT 比较，双肺多发大小不等结节灶，考虑转移瘤，大致同前。胃窦部局部隆起 2.4cm，大致同前。胃周多发小淋巴结，大致同前，评估为 SD。2020 年 9 月 22 日行第 2 程紫杉醇（白蛋白结合型）化疗，具体为：紫杉醇（白蛋白结合型）150mg d1、150mg d8， q3w，耐受可。

讨　论

本例患者同时诊断了两种恶性肿瘤，其一为胃腺癌，其二为肺腺癌。不同部位的腺癌诊断分别由特有的免疫组化表型明确（例如，利用CK7、CK20、TTF-1、CDX-2的差异表达可以明确不同的来源）。然而，本例患者起病时存在左侧胸腔积液、心包积液以及肺内多发转移结节，无法确定这些转移灶的来源。病理学检测进一步提示MSI-H的胃腺癌及EGFR 19号外显子缺失突变的肺腺癌。应用对两种肿瘤均有效的化疗方案以及应用化疗治疗胃癌同时应用酪氨酸激酶抑制剂（TKI）治疗肺癌这样分而治之的方式，取得了对两种晚期肿瘤的合理控制。

多原发肿瘤是指一个人在同一或不同器官上诊断出多于一种类型的恶性肿瘤。根据首发肿瘤和第二肿瘤的时间间隔，多原发肿瘤分为两种类型。在6个月内接连发生的被定义为同时性，而发生间隔超过6个月被定义为异时性。多原发恶性肿瘤的发生率报道不一，为2%～17%。随着全球肿瘤负担的增加，肿瘤幸存者的增加，发生第二原发肿瘤的风险可能会持续增加。

该患者为同时性的原发胃癌和原发肺癌。该例的诊断难点在于首先需要通过对影像学的熟练掌握合理怀疑原发肺癌的存在；其次，在诊断双原发肿瘤后，对肺内多发转移病灶或后续出现的其他转移部位，如胸腔积液来源的鉴别诊断。Vogt等在2017年欧洲肿瘤内科学会年会（ESMO Open）上发表的综述总结了一些能够提醒我们患者可能存在第二原发肿瘤的临床特征：①不典型的肿瘤转移部位及形式。②与肿瘤标志物不一致的高肿瘤负荷［例如，前列腺癌患者前列腺特异性抗原（PSA）浓度较低，但肝转移广泛］。③原发肿瘤诊断多年后的新发转移。④原发肿瘤诊断后新出现的孤立转移病灶（例如，头颈部肿瘤单一肺结节）。⑤缓慢的非典型转移（例如，小细胞肺癌5年后复发）。⑥暴露于环境致癌因素下的复发（例如，吸烟）。⑦初始化疗后的血液系统肿瘤（例如，依托泊苷、蒽环类药物）。⑧既往放疗部位的第二肿瘤。⑨影像学在分期及随访过程中提示的可疑病灶。⑩PET/CT怀疑病灶的SUV值差异（例如，有较高或低SUV值存在的不同病灶）。

如怀疑第二原发肿瘤，应积极寻求组织学的证据。就本例来讲，经过临床医生的不懈努力，肺原发肿瘤在第二次CT引导下肺穿刺后，通过免疫组化证实；其驱动突变的明确，是在对恶性胸腔积液的引流后证实，而前两次的肺部穿刺以及血液的液体活检均未提示敏感突变。虽然最初的紫杉类联合铂类的化疗使两种原发肿瘤都得到了一定程度的缓解，但根据最终的基因检测结果，采取化疗及靶向治疗联合的方式，达到了使治疗更加高效且方便的目的。这也提醒临床医生，要对多原发肿瘤的性质及生物学特性均进行深入地了解。

对于同时性的多原发肿瘤的治疗，应注意以下原则：

1. 哪一种肿瘤更显著地决定预后？

2. 能否治愈还是姑息治疗？选择局部治疗还是系统治疗？

3．可否先根除一个肿瘤，再处理另外一个？

4．可否用一种方案同时治疗两种肿瘤？可否将不同肿瘤的治疗联合使用？可否采取交替或循环方式治疗不同的肿瘤？

5．不同肿瘤间是否存在相同的基因背景，能否用同一种方式进行治疗（例如，BRCA1/2携带者或林奇（Lynch）综合征？

对本例的治疗采用了一种方案同时治疗两种肿瘤以及针对不同肿瘤的治疗方式同时使用的模式。但后一种化疗和TKI的联合使用带来了明显的黏膜炎毒性。最后，值得一提的是，该患者的胃癌也进行了组织检测提示MSI-H、TMB-H，提示对免疫治疗敏感，可能是未来的药物选择。另外，虽然ctDNA在克服肿瘤空间异质性、反映肿瘤分子生物学全貌，以及纵向监测领域有优势，但在此多原发肿瘤病例中，可能造成混淆。

（周　娜）

参 考 文 献

VOGT A，SCHMID S，HEINIMANN K，et al. Multiple primary tumours：challenges and approaches，a review［J］. ESMO Open，2017，2（2）：e000172.

病例12 胃癌合并心肌梗死

病历摘要

患者，男，64岁。因"上腹部绞痛10个月"于2015年12就诊于北京协和医院。患者2015年2月初出现上腹绞痛，疼痛数字评分法（NRS）4分，多发生于餐后，伴反酸、胃灼热感，否认恶心、呕吐、腹泻等不适，口服奥美拉唑后可缓解。2015年11月14日患者餐后出现上腹部绞痛，NRS 6分，伴恶心、呕吐胃内容物，遂就诊于北京协和医院急诊科。体格检查：上腹压痛，无反跳痛及肌紧张。血常规：血红蛋白（Hb）94g/L。肝肾功能、胰功能、肿瘤标志物（－）。呕吐物潜血（＋）。行腹部立位X线平片：胃内可见宽大气液平及大量气体影，胃泡扩大。考虑活动性溃疡可能性大，消化道出血不除外，予禁食水、抑酸、补液、放置胃管，后可引出黑色胃内容物。11月16日急诊胃镜：胃窦小弯侧见直径约3cm溃疡性病变，中央覆白苔，周围黏膜充血水肿，病变累及胃角；幽门受累，内镜勉强通过，十二指肠球部、球后及降部黏膜未见异常，幽门螺旋杆菌尿素酶快速检测（HP-RUT）（＋＋）。诊断：胃窦溃疡性病变（癌可能性大），幽门梗阻。病理提示：（胃窦）低分化腺癌，部分为印戒细胞癌。腹部增强CT＋胃重建（图12-1）：胃窦幽门部胃壁增厚，恶性可能性大；胃窦周围及胃小弯侧多发肿大淋巴结；幽门梗阻。既往史：高血压，长期吸烟史。体格检查：生命体征平稳，心肺（－），全腹无压痛、反跳痛及肌紧张，双下肢不肿。

入院后行空肠营养管置入术予以肠内营养。2015年12月9日予第1程mFOLFOX6方案化疗，具体为：奥沙利铂120mg d1，亚叶酸钙0.5g d1，氟尿嘧啶0.5g iv d1、3g civ 46h。患者休疗期间逐渐出现恶心、呕吐，于放射科行造影评估，空肠营养管打折弯曲，经调整仍不能通过幽门，2015年12月23日拔除空肠营养管。考虑患者进食困难，严重营养不良，于2016年1月4日全麻下行剖腹探查、根治性远端胃大部切除术（毕Ⅰ、D2）：探查腹腔内未见明显腹水；胃体小弯侧近胃窦部可及胃壁局部增厚，病变侵出浆膜，病变周围未触及肿大淋巴结，肝、脾、腹膜、盆腔探查未见明显异常，遂决定行胃癌根治（D2），毕Ⅰ式胃十二指肠吻合术。术后病理：（部分胃及肿物）胃中-低分化腺癌，部分为印戒细胞癌（Lauren分型：混合型）；侵透肌层达周围脂肪组织，紧邻浆膜，两断端及网膜组织未见癌；淋巴结转移癌（12组1/1，9组0/0，7组0/2，11组1/5，8组0/1，大弯1/16、小弯6/13），脉管内可见瘤栓；免疫组化：AE1/AE3（＋），β-catenin（膜＋），ERCC（部分＋），Her-2（＋）。患者于2016

年1月16日出现左胸痛，向后背及左上肢放射，结合典型心电图表现及心肌酶水平升高，明确诊断急性ST段抬高心肌梗死，行经皮冠状动脉介入治疗，术中发现左前降支动脉（LAD）及右回旋支动脉（RCX）双支病变，于LAD植入支架。

2016年4月肿瘤标志物：糖类抗原72-4（CA72-4）60.1U/ml，糖类抗原19-9（CA19-9）、癌胚抗原（CEA）大致正常。超声心动图：符合冠心病心肌梗死（室间隔心尖部），左室收缩功能减低，左室射血分数（LVEF）53%，左室松弛功能减低，少量心包积液。胸腹盆增强CT：与2015年12月1日老片比较，左下肺小结节，同前；新见心影饱满，心包积液；新见胃部分术后改变，胃后缘可疑囊性密度影；肝门区及腹膜后淋巴结，较前增大；评估病情为无病生存（DFS）。结合患者术后曾发生心肌梗死，遂予以替吉奥1.5g bid单药化疗，主要不良反应为2级腹泻，停药后好转。2016年5月24日、6月16日、7月11日、8月11日、9月2日、9月23日、10月17日改为奥沙利铂联合卡培他滨（XELOX）方案化疗共7程，之后间断卡培他滨单药化疗5程，末次化疗时间为2017年5月，随访至2020年7月29日仍为DFS。

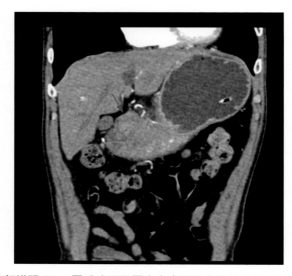

图12-1　腹部增强CT＋胃重建可见胃窦小弯侧巨大占位（2015年11月17日）

讨　论

本例为局部进展期胃癌，在新辅助化疗及手术治疗后发生心肌梗死。化疗引发的恶心、呕吐常要与急性胃肠炎、胃食管反流及消化性溃疡等疾病相鉴别，但在极少见的情况下，需要警惕急性冠脉综合征的存在。

在日常工作中，肿瘤内科医生不但要与恶性肿瘤的疾病进展做斗争，而且要面对患者同时存在的合并症以及层出不穷的肿瘤相关并发症的治疗挑战。早在2000多年前，《黄帝内经》中即提出"上工治未病，不治已病，此之谓也"。而在这日益老龄化的社会中，一名合格的肿瘤内科医生应该对恶性肿瘤患者的合并症以及并发症有所预见，并加以预防及给予合适的处理。此例患者于围手术期发生心肌梗死，考虑原因有：基础肿瘤为胃癌，同时伴有消化道出血，可能引发血容量下降和心肌低灌注；消化道肿瘤的高凝状态；抗肿瘤药物引起的不良反应或手术应激等。因此，对于本身就存在冠心病或其高危因素的患者，应警惕在抗肿瘤治疗时发生心血管事件。

近年来，越来越多的研究注意到了心血管事件与恶性肿瘤之间的关系。例如，2017年发表在美国临床肿瘤协会（ASCO）的研究显示，晚期肿瘤患者经历心脏骤停事件的存活率显著低于无肿瘤患者，且这种差别不能用"放弃抢救"来全部解释。2020年，发表在*Nature Medicine*上的研究显示，曾经历心血管事件的早期乳腺癌患者复发及癌症相关死亡风险增加，原因是心肌梗死可打破系统稳态，诱发疾病间交通而加速乳腺癌进展。由此，可以间接推断，对于心血管疾病的有效治疗，可能延缓恶性肿瘤的发展。

对于既往发生过严重心脑血管疾病的患者，北京协和医院一般会在疾病稳定后3个月开始化疗。识别抗肿瘤药物的心脏毒性具有重要的临床意义，例如，氟尿嘧啶类相关的心脏毒性虽然少见但往往致命，且心脏事件导致的治疗中断可能影响疗效。氟尿嘧啶相关的心脏毒性机制之一为冠脉痉挛，其发生率为1%～19%。研究显示，静脉持续输注、基础的心脏疾病、老年以及与其他药物联合使用或放疗都可能增加氟尿嘧啶类相关心脏毒性的风险。如确诊，更换为非氟尿嘧啶类药物似乎是合理的选择。然而，在胃肠肿瘤辅助或新辅助化疗中，氟尿嘧啶类药物是现有方案中不可或缺的组成部分。在冠脉再通后，如果继续应用该类药物带来的益处显著超过风险，则可以考虑再次挑战。采取单次静注的给药方式或更换为其他的口服前体制剂（如替加氟、替吉奥胶囊、卡培他滨及曲氟尿苷替匹嘧啶片等）都是可行的替代治疗方法。此外，有研究显示，在再挑战前给予阿司匹林、钙离子通道阻滞剂及硝酸酯类药物的预防治疗可能提供有限的帮助。本例患者即采取了更换为口服制剂的方式从而完成了辅助治疗。除氟尿嘧啶类药物外，胃癌的系统治疗中的许多药物均具有心脏毒性，如紫杉类药物、蒽环类药物、曲妥珠单抗（Trastuzumab）以及雷莫芦单抗（Ramucirumab）等。

（周　娜）

参 考 文 献

KOELWYN GJ，NEWMAN A，AFONSO MS，et al. Myocardial infarction accelerates breast cancer via innate immune reprogramming［J］. Nature Medicine，2020，26（9）：1452-1458.

病例13 胃癌垂体转移继发低钠血症

病历摘要

患者，男，57岁。因"左颈部肿块增大1年，进行性厌食、体重下降1个月"就诊于北京协和医院。患者于2013年12月自己发现左颈部皮下肿物，无压痛，未重视。2014年11月发现左颈肿物增大，伴食欲下降及体重下降。外院颈部肿物超声穿刺，病理为：左颈部多发肿大淋巴结，病理提示腺癌。PET/CT：胃壁局部增厚，代谢增高，恶性可能性大；左锁骨上下、左侧腋窝、纵隔及双侧肺门、胃大小弯侧、肝门和腹膜后多发转移淋巴结；双侧肾上腺、肝右叶、右侧坐骨转移可能性大。胃镜：胃底黏膜弥漫性充血、水肿，大弯侧可见巨大隆起性肿物。病理：低分化腺癌，Her-2（＋），为进一步治疗收入肿瘤内科病房。起病以来，患者精神、食欲差，体重下降5kg。既往史：2型糖尿病，口服中药降糖，未规律监测血糖。个人史：吸烟30年，10支/日；饮酒30年，白酒200g/d。婚育史、家族史无特殊。体格检查：身高172cm，体重63kg，体表面积1.77m^2，卡氏功能状态评分（KPS）80分，神志淡漠，不愿回答问题，无认知功能障碍、视野缺损及复视。左颈部锁骨上、双侧腋窝可触及数个肿大淋巴结，最大3cm×2cm，质韧、边界清晰，无压痛。心肺腹查体无殊，双下肢无水肿。

患者入院次日出现发热，体温最高38.5℃，无畏寒寒战，血清钠117 mmol/L，血常规、肝肾功能、凝血功能均大致正常。基线评估中内分泌检查和血清肿瘤生物标志物检查见表13-1。头颅增强MRI：未发现明确的颅内转移病灶。垂体增强MRI：垂体下部可见结节状，稍长T$_1$短T$_2$信号，边界不清；动态增强早期显示垂体下部一类圆形强化减低区，大小约为10mm×6mm×9mm，其强化程度弱于正常腺体，延迟仍呈稍低强化。结合病史考虑转移瘤可能（图13-1）。基于上述检查结果考虑垂体转移相关腺体功能障碍，引起的继发性肾上腺功能不全和甲状腺功能减退。故2014年12月10日开始氢化可的松100mg每日4次静脉注射、左旋甲状腺素片口服，6天后血清钠水平恢复正常。2014年12月20日开始第1程SOX方案姑息性化疗，具体为：奥沙利铂200mg d1、替吉奥胶囊60mg 每日2次 d1～d14，q3w。患者对化疗的耐受性良好，第2程化疗前停用糖皮质激素、左旋甲状腺素，后无发热或电解质紊乱复发。2程后评估为病情稳定（SD）。因化疗相关的骨髓抑制，出现3～4级中性粒细胞减少和血小板计数减少。第4程起奥沙利铂剂量减至150mg。5程化疗后再次出现低钠血症和间歇性低热，故重新开始氢化可的松替代治疗。因弥散性血管内凝血（DIC）所致活动性消化道出血、左额叶脑梗死，于2015年5月30日因多器官衰竭过世。

表 13-1　电解质、内分泌和血清肿瘤生物标志物检查

化验指标	基线	2程治疗后	正常值范围
血清钠（mmol/L）	117（↓）	140	135～145
血清钾（mmol/L）	3.8	4.0	3.5～5.5
血清皮质醇（μg/dl）	0.4（↓）	5.31	4.0～22.3
尿皮质醇（g/24h）	2.28	17.6	12.3～103.5
促肾上腺皮质激素（pg/ml）	＜5.00（↓）	52.3（↑）	20～52
TSH（IU/ml）	0.059（↓）	1.821	0.38～4.34
FT_3（pg/ml）	1.66（↓）	2.74	1.8～4.1
FT_4（ng/dl）	0.728（↓）	1.183	0.81～1.89
睾酮（ng/ml）	1.51（↓）	NA	1.75～7.81
醛固酮（ng/dl）§	10.84	NA	5.9～17.4
肾素（ng/mL/h）§	0.92（↑）	NA	0.05～0.79
血管紧张素（pg/ml）	49.07	NA	16.2～64.2
CEA（ng/ml）	34.84（↑）	3.27	0～5
CA19-9（U/ml）	4527.0（↑）	448.2（↑）	0～34

注：†早上6点收集。‡在早上8点收集。§仰卧。

CA19-9，糖类抗原19-9；CEA，癌胚抗原；FT_3，游离三碘甲状腺原氨酸；FT_4，游离甲状腺素；TSH，促甲状腺激素；NA，缺失。

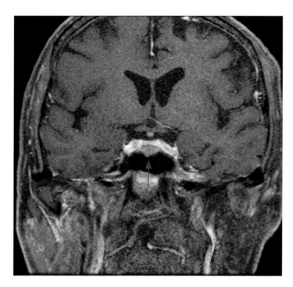

图 13-1　T_1加权磁共振成像示垂体肿块均匀增强，边界明显

讨　论

该患者为晚期胃癌患者，但住院后出现神志淡漠及发热，实验室检查提示重度低钠血症（＜120mmol/L）。低钠血症是肿瘤患者中最常见的电解质紊乱。低钠血症的出现可以早于恶性肿瘤的诊断，发生率在不同的文献中有差异，波动在1%～40%之间。在临床医生的印象中，肿瘤直接诱导的低钠血症多与小细胞肺癌合并的抗利尿激素分泌不当综合征相关联，然而近期的研究显示，恶性肿瘤中亦可以表达钠离子转运蛋白。此外，低钠血症也可由与肿瘤本质不相关的其他原因造成，或由肿瘤相关的并发症及抗肿瘤治疗的不良反应引起，如腹泻、恶心、呕吐、积液引流导致的体液及消化液丢失、肾毒性以及由于肾上腺转移的肾上腺功能不全等。

肾上腺转移癌所引起的原发性肾上腺皮质功能减低十分罕见。曾有报道显示，双侧肾上腺转移中发生肾上腺皮质功能减低的概率不足2%，这也是笔者对于该患者最开始的判断。通常在原发性肾上腺功能不全中，促肾上腺皮质激素（ACTH）水平升高，如肾上腺束状带受累，还可出现醛固酮水平降低、血清肾素水平或活性升高的情况。但经过内分泌实验室检查，发现患者的ACTH位于较低水平、醛固酮水平正常、FT$_3$、FT$_4$及TSH水平亦较低。因此，需要重新考虑由垂体前叶功能不全导致的继发性肾上腺皮质功能减低的可能，这种情况多见于鞍区的原发性肿瘤，转移瘤非常少见，查阅文献并无有关晚期胃癌鞍区转移的报道。随后的垂体增强MRI提示垂体下部一类圆形强化减低结节，考虑转移瘤。基于上述检查结果考虑胃癌垂体转移，引起继发性肾上腺功能不全和甲状腺功能减退。开始外源性激素替代治疗，给予静脉氢化可的松及左旋甲状腺素片口服以及系统化疗后，患者血清钠、甲状腺功能、ACTH及皮质醇逐渐恢复正常。而伴随着内分泌相关指标的显著改善，患者的肿瘤标志物水平明显下降，排除了垂体腺瘤的可能。在肿瘤相关低钠血症的病例中，ACTH缺乏是很容易被忽视的，尤其在本例中双侧肾上腺转移可用来解释肾上腺功能不全。然而，该例的低钠血症可能是由多重因素造成的，包括垂体前叶功能减低以及肿瘤相关的症状。

对于垂体转移，有学者曾报道，积极的局部治疗如手术或放疗，对患者生存改善无明显助益。此外，文献同时报道，伴有肾上腺皮质功能减低的恶性肿瘤患者预后不佳，肿瘤患者出现低钠血症与更长的住院时间以及死亡风险增加呈正相关。此例患者虽经联合化疗，但仍因疾病进展后的弥散性血管内凝血（DIC），于开始治疗后6个月去世。

（周　娜）

参 考 文 献

[1] K Y LAM，C Y LO. Metastatic tumours of the adrenal glands：a 30-year experience in a teaching hospital

［J］．Clin Endocrinol，2002，56（1）：95-101．

［2］XL DOU，N ZHOU，YL MAI，et al. Gastric cancer with pituitary metastasis presenting as symptomatic secondary adrenal insufficiency：A case report，Journal of Digestive Diseases［J］．J Dig Dis，2017，18：369-372．

［3］MORITA A，MEYER FB，LAWS ER Jr. Symptomatic pituitary metastases［J］．J Neurosurg，1998，89：69-73．

病例14 抗血管生成靶向药治疗胃肝样腺癌

病历摘要

患者,女,53岁。因"腹胀2年"入住北京协和医院。患者于2012年出现腹胀,并逐渐出现心悸、乏力,无发热、恶心、呕吐,无腹泻及大便性状改变,未重视。2013年2月出现大便变黑,间断呕吐胃内容物,就诊于当地医院,查血常规示重度贫血,便潜血阳性,考虑慢性消化道出血。2014年8月于外院行胃镜检查发现胃窦小弯侧、前壁延伸至胃角可见巨大溃疡,溃疡表面被污苔,其上可见新鲜血痂,周边黏膜僵硬、凹凸不平,质脆,触之易出血。活检病理示中-低分化腺癌。2014年8月16日就诊于本院基本外科,查血常规:血红蛋白(Hb)70g/L;便潜血(+);肝肾功能及凝血正常;铁四项:血清铁(Fe)24.7μg/dl,铁饱和度(IS)5.7%(↓),转铁蛋白饱和度(TS)5.2%(↓),铁蛋白(Fer)5ng/ml(↓)。血清肿瘤标志物:甲胎蛋白(AFP)8880.0ng/ml(↑),糖类抗原125(CA125)21.3U/ml(↑),癌胚抗原(CEA)5.16ng/ml。腹部增强CT+胃重建:胃充盈可,胃窦部胃壁弥漫性不规则增厚,增强后可见异常强化;胃窦后方多发大小不等淋巴结影,最大者位于十二指肠降段右旁,大小约1.6cm×2.0cm,转移不除外。胃窦形态异常,考虑恶性。PET/CT:胃窦部胃壁增厚,向上延伸至胃角,范围为8.5cm×8.6cm×12.0cm,SUVmax 11.3。胃窦周围及胃小弯侧见数个放射性社区增高结节,大小1.5~2.9cm,考虑为胃窦周围及小弯侧淋巴结转移,目前远处转移证据不足。患者经间断补铁及输注红细胞治疗后,于2014年8月23日、9月15日、10月9日行3程XELOX方案新辅助化疗,方案为:奥沙利铂150mg 静脉滴注d1,卡培他滨1.5g bid 口服d1~d14,化疗过程顺利。患者11月15日复查血常规Hb 86g/L;血清肿瘤标志物:AFP 28 474ng/ml(↑)。腹部增强CT+胃重建:与2014年8月18日CT比较,胃窦处胃壁弥漫性增厚,局部较前略变薄;胃窦后方多发淋巴结,部分较前增大。于2014年11月25日在全麻下行腹腔镜+开腹根治性远端胃次全切除术(D2淋巴结清扫)、空肠胃R-Y吻合,粘连松解术,空肠穿刺置管术。术后病理结果为胃低分化腺癌(Lauren分型:不确定型),浸透肌层达周围脂肪,可见脉管瘤栓及神经侵犯,累及浆膜,上下断端未见特殊,淋巴结转移癌(第六组0/1,胰头表面3/5,小弯1/11,大弯5/5);网膜组织未见特殊。(腹腔冲洗液)未见瘤细胞。免疫组化:ERCC 1(+),Her-2(+),β-tubulin(+),CD56(NK-1)(-),CEA(-),CK20(-),CK7(散在+),CgA(-),p40(-),Syn(-),p63(-),

Ki-67 指数75%，AE1/AE3（＋），AFP（－），CD20（－），CD3（－），Hepatocyte（－）。既往史：无特殊。个人史：从事保洁工作，接触酸碱类物质。家族史：父亲因食管癌去世，母亲患糖尿病、高血压；一兄患胃溃疡；一伯父患食管癌。婚育史、家族史无殊。体格检查：身高162cm，体重67kg，体表面积1.75m²，卡氏功能状态评分（KPS）100分。全身浅表淋巴结未及重大，心肺（－），腹部可见手术瘢痕，左腹见空肠营养管。腹平软，无压痛、反跳痛及肌紧张，双下肢不肿。

入院后完善检查，2014年12月3日复查血清肿瘤标志物：AFP 4312.0ng/ml（↑），CA125 128.4U/ml（↑），余（－）。2015年1月17日行第4程化疗，具体为：奥沙利铂150mg静脉滴注d1，卡培他滨1.5g bid 口服d1～d14，q3w。2015年2月1日复查血清肿瘤标志物：AFP 6137.0ng/ml（↑），CA125 61.7U/ml（↑）。腹盆增强CT：与2014年11月18日老片比较，新见胃大部切除术后改变，吻合区未见异常软组织影；原胃窦后方多发淋巴结，本次未见；新见肝实质内片状低强化密度灶，转移不除外。病情评估考虑病情进展，肝脏转移不除外。2015年2月14日、3月11日行第1～2程TS方案化疗，具体为：紫杉醇150mg 静脉滴注d1、120mg 静脉滴注d8，替吉奥40mg 早饭后、60mg 晚饭后口服d1～d14，q3w。主要毒副反应为3级粒细胞减少。但AFP水平于化疗后升至 15 030.0ng/ml。2015年4月开始阿帕替尼850mg qd 口服，AFP水平逐渐下降（35 149ng/ml→6677ng/ml），服药期间出现血压升高，最高达170/100mmHg，予苯磺酸氨氯地平、缬沙坦降压治疗，血压控制可。2015年11月7日腹部增强CT：对比2015年9月1日CT，胃大部切除术后改变，吻合区未见异常软组织密度及强化影，大致同前；肝实质内多发条片状低强化密度灶，大致同前；肠系膜及腹膜后可见多发淋巴结影，部分饱满，大致同前。此时，患者出现蛋白尿（3.41g/24h），阿帕替尼减量至425mg qd 口服，蛋白尿未见明显减少，遂停药2周（2015年12月17日至2016年1月5日），停药后蛋白尿减少至0.72g/24h；AFP水平较前明显升高。2016年1月5日腹盆增强CT：与2015年11月5日CT对比，胃癌术后改变，残余胃较前未充盈，胃壁增厚；肝实质内大片状低密度病灶，较前范围明显扩大，肠系膜区、腹膜后多发淋巴结，部分较前明显增大。评估为病情进展（PD）。再次加用阿帕替尼425mg 口服。2016年1月26日、2月10日及3月8日行阿帕替尼联合伊立替康治疗，具体为：伊立替康0.24g 静脉滴注d1，q3w。后复查腹盆增强CT：肝左叶及尾状叶低密度影，较前略增大；肠系膜区、腹膜后多发淋巴结，较前略增大，评估为病情稳定（SD）。此后继续阿帕替尼单药425mg qd×2天、850mg qd×1天交替维持治疗。2016年7月26日至8月30日放疗，肝、腹膜后转移瘤区50Gy/25f，2Gy/f，5次/周。放疗后复查腹部CT：肝左叶病灶缩小、右叶病灶增大，尾状叶低密度消失，肝门淋巴结缩小。2016年12月19日至2017年1月4日照射右肝转移瘤区48Gy/12f，2Gy/f，5次/周。2017年3月患者AFP水平升至39 000ng/ml，CT发现左肺上叶结节较前增大，予卡培他滨1.5g bid 口服d1～d14、沙利度胺50mg qd 口服、阿帕替尼单药425mg qd 口服治疗。2017年4月27日复查AFP＞60 500ng/ml，CT：左肺上叶结节，较前增大，考虑转移瘤可能；右肺多发小结节，较前增大；新见右侧胸腔积液；肝多发低密度占位，较前明显增大，并腹直肌受侵可能；新见右侧腹膜增厚；肠系膜、腹膜后多发淋巴结，较前增大；肠系膜间多发肿大结节较前增多，考虑转移；肝门处淋巴结，较前增大；新见胆囊壁增厚并毛糙，受侵不除外；新见腹壁皮下软组织水肿。考虑病情再次进展，停用上述治疗方案。2017年6月1日、7月25日行2次肝动脉化疗栓塞治疗（TACE），7月6日行肝脏转移灶射频消融术，2017年10月20日患者去世。

讨　论

本例为局部进展期胃癌，表现为胃窦巨大溃疡以及区域淋巴结转移，但对XELOX的围手术期化疗不敏感。独特之处在于血清肿瘤标志物AFP水平在起病伊始升高，其水平与患者疾病变化呈明显相关性。在二线姑息化疗失败后，给予血管内皮生长因子受体2酪氨酸激酶抑制剂（VEGFR2-TKI）类药物阿帕替尼获得了AFP水平的显著下降及近8个月的病情稳定，主要不良反应为高血压及蛋白尿。后续病情进展后，四线应用阿帕替尼及化疗的联合方案再次获得了一段时间的病情稳定。

胃癌伴有AFP水平升高的情况主要见于两种少见类型：产AFP胃癌和肝样胃癌。二者的发病率较低，国内报道产AFP胃癌发病率为2.3%～4.6%，而肝样胃癌的发生率仅为0.39%。前者多定义为血清AFP水平升高的胃癌或免疫组化AFP阳性的胃癌，而后者的诊断则依赖于肿瘤中出现原发性肝细胞肝癌（HCC）的形态分化合并类似HCC的免疫组化（IHC），如AFP、GPC3、HepPar1等。该例患者虽然血清AFP水平显著升高，但形态学未提示HCC典型特征且IHC中AFP及Hepatocyte染色均为阴性。因此，更加倾向于产AFP胃癌。与AFP阴性胃癌的分子机制相比较，此类肿瘤杂合性缺失更为常见、c-Met及VEGF的阳性率更高。从临床表现来看，多数产AFP胃癌的生物学行为不佳，容易发生淋巴结转移、血行播散以及肝转移。

产AFP胃癌对于常规化疗不敏感。有学者甚至认为，对于这种少见胃癌的治疗，应积极尝试其他方法。该患者在新辅助治疗及辅助治疗期间失败，二线给予紫杉醇及替吉奥胶囊联合治疗，再次出现AFP水平持续而快速升高。此时，应用了多靶点的抗血管生成的阿帕替尼治疗，虽未获得明确的影像学缩小，但AFP水平较前明显下降。阿帕替尼在中国晚期胃癌患者三线治疗中的Ⅲ期随机对照临床研究显示，与安慰剂对比，阿帕替尼（每日850mg）显著延长了无进展生存（2.6个月 vs 2.0个月）及总生存（6.5个月 vs 4.7个月）；真实世界研究结果则提示，阿帕替尼在较低的剂量（每日425～500mg）基本重复了临床研究结果，而高血压是唯一一种发生率超过5%的3～4级不良反应。该患者在用药过程中，出现了3级的高血压及2级的蛋白尿，给予暂时停药、加用血管紧张素受体阻滞剂（ARB）类降压药物后好转。有研究显示，血管紧张素转化酶抑制剂（ACEI）或ARB类药物对于治疗酪氨酸激酶抑制剂类所致的高血压效果更佳。

除阿帕替尼外，也有个例报道了雷莫芦单抗及索拉非尼成功治疗产AFP胃癌或肝样胃癌的案例。类似于肝细胞肝癌，血管新生在AFP水平增高的胃癌发生及发展中很可能扮演了极其重要的角色，这也是抗血管生成的靶向药物对这两种少见胃癌治疗有效的可能机制。根据上述机制，笔者可以大胆地假设，具有抗VEGFR和/或c-Met的抗体类药物或多靶点药物以单药或与化疗联合的方案很可能是针对这两种少见类型胃癌一线治疗的最佳选择。对于这两种少见类型胃癌的治疗，应该寻求以机制为导向的个体化治疗。

（周　娜）

参　考　文　献

［1］王雅坤，张小田. 产甲胎蛋白胃癌和胃肝样腺癌［J］. 中华肿瘤杂志，2017，39（11）：801-807.

［2］J LI，SK QIN，JM XU，et al. Randomized，double-blind，placebo-controlled phase Ⅲ trail of apatinib in patients with chemotherapy-refractory advanced or metastatic adenocarcinoma of the stomach of gastroesopha-geal junction［J］. J Clin Oncol，2016，34（13）：1448-1454.

［3］X WANG，RX ZHANG，N DU，et al. An open label，multicenter，noninterventional study of ap-atinib in advanced gastric cancer patients（AHEAD-G202）［J］. Ther Adv Med Oncol，2020，12：1758835920905424.

［4］Y ARAKAWA，M TAMURA，K AIBA，et al. Significant response to ramucirumab monotherapy in chemotherapy-resistant recurrent alpha-fetoprotein-producing gastric cancer：a case report［J］. Oncol lett，2017，14（3）：3039-3042.

病例15 老年肺鳞癌免疫联合抗血管生成靶向药治疗

病历摘要

患者，男，85岁。因"咳嗽、痰中带血5个月"于2017年7月16日就诊北京协和医院。既往史：糖尿病，前列腺增生，右侧股骨头置换术后。患者于2017年2月出现咳嗽，偶伴血丝痰。2017年7月受凉后发热，体温最高38℃，当地医院行胸部CT：右肺上叶结节影，右肺门多发肿大淋巴结。PET/CT：右肺上叶支气管周见不规则软组织肿块影，大小约5.8cm×4.1cm；左肺下叶见片状云絮影，局部代谢增高，余双肺野内散在分布多发絮状影，部分代谢增高；纵隔内气管前间隙、主肺动脉窗、隆突下、右肺门见增大淋巴结影。支气管镜：右主支气管外侧菜花样新生物，表覆白色分泌物，右上叶管口完全阻塞。新生物穿刺活检病理：右肺中分化鳞癌。组织基因检测：驱动基因阴性。2017年7月17日起先后予莫西沙星、美罗培南抗感染，体温恢复正常。7月19日曾咯出一暗红色组织，送检病理：(肺组织)大片坏死物中可见少许退变的异型细胞，符合鳞癌。免疫组化：ALK-D5F3(肺癌)(－)，CD7(＋)，p40(－)，TTF-1(－)。诊断：右肺中分化鳞癌(cT$_3$N$_2$M$_{1a}$，Ⅳ期)。2017年7月31日至8月24日外院行局部放疗，照射右肺门病灶，Dt 70Gy/20f(3.5Gy/f)，照射右肺病灶周围高危区域，Dt 50Gy/20f(2.5Gy/f)，2周后咯血缓解。2017年8月至2017年12月行4程单药吉西他滨1.6g静脉滴注d1、d8，每3周为1疗程(q3w)。2018年4月复查胸部CT未见明显异常，2018年8月复查CT见左肺下叶背段0.4cm左右结节影，2018年12月复查CT示左肺下叶背段结节影增大至1.0cm，评估为病情进展(PD)。2019年1月北京协和医院PET/CT：右肺上叶代谢增高结节，考虑肿瘤放疗后改变；双肺多发转移结节，肺门淋巴结转移；右肺索条淡片及微结节影，部分代谢增高，考虑放疗后改变；右侧胸腔积液。经全科查房考虑可行免疫治疗。2019年1月、2月2日行第1～2程帕博利珠单抗治疗，具体为：帕博利珠单抗200mg静脉滴注d1，q3w。偶有咳嗽，咯血好转，2程后PET/CT无变化，评估为病情稳定(SD)。此后规律(每3周为1疗程)应用帕博利珠单抗治疗，症状平稳。2019年7月干咳加重，2019年7月8日外院查癌胚抗原(CEA)85ng/ml，PET/CT示左下叶、右肺上叶中心有摄取，左下肺结节、肺门淋巴结摄取增高，右侧胸腔积液。2019年8月2日北京协和医院行介入下左肺内肿物穿刺术，病理：(肺部肿块)增生的纤维组织中见异型细胞巢，考虑鳞癌。病情评估为PD(图15-1)，门诊加用安罗替尼12mg口服qd d1～d14，q3w，并继续帕博利珠单抗治疗，这期间随诊症状及影像学平稳（图 15-2）。2020 年 9 月干咳加重，2020 年 9 月 27 日外院 PET/CT：右肺上叶支气管周围代谢增高肿块 5.2cm×3.5cm，右下肺静脉旁及隆突下多发淋巴结转移，左肺下叶转移（4cm×2.2cm 结节影，内见空洞，壁代谢增高）。2020 年 10 月就诊北京协和医院放疗科，计划规律放疗。

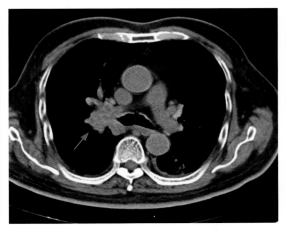 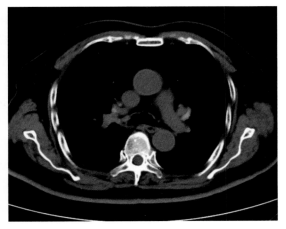

图 15-1　安罗替尼联合帕博利珠单抗用药前胸部 CT（2019 年 8 月）　　图 15-2　安罗替尼联合帕博利珠单抗用药 10 个月后胸部 CT（2020 年 6 月）

讨　论

本例患者男性，高龄（85 岁），基础疾病不多，体力评分良好，以咳嗽起病，诊断为肺鳞癌，肺内转移，属于晚期患者，因局部症状重，外院行右肺门的姑息放疗，考虑能够迅速控制症状，改善患者的通气状况。

肺鳞癌中心型居多，且易累及肺门和血管。与腺癌相比，其发病与吸烟更为相关。肿瘤的高度异质性及高突变负荷和解剖位置使得其治疗存在局限性，预后也更差。

过去传统一线化疗往往选择含铂双药或单药方案，而对于高龄老年人的化疗经验相对缺乏。既往研究中，大型 III 期研究入组 75 岁以上患者较少，疗效数据以回顾性研究和 Meta 分析为主。MILES-3 和 MILES-4 研究的合并分析显示，老年非小细胞肺癌（NSCLC）中鳞癌患者（＞70 岁，PS 0～1）一线吉西他滨单药的总生存期（OS）与吉西他滨联合铂类的方案相似（7.5 个月 vs 9.6 个月，HR 0.86，$P=0.14$），疾病进展时间（PFS）略延长（3.0 个月 vs 4.6 个月，HR 0.76，$P<0.01$），但单药毒副反应更低。基于上述 2 个研究，本例老年患者一线治疗选择单药吉西他滨，治疗后 PFS 达 16 个月，无明确并发症，远超过临床研究的 PFS。因此，从治疗反应上也印证了这一结论。

近年来，免疫治疗的突破，使得晚期肺鳞癌有了更多的治疗选择。对于 IV 期肺鳞癌，体力状况良好、驱动基因阴性以及程序性死亡［蛋白］配体 -1（PD-L1）未知或低表达的情况，

2020年国内外指南均推荐免疫治疗、含铂化疗或两者联合的一线治疗方案。对于一线化疗后PD的老年患者，指南推荐二线多西他赛或免疫治疗。Keynote-010研究显示，相比较多西他赛，PD-L1阳性患者可以从二线帕博利珠单抗单药治疗中获益。虽然没有预设亚组和分层因素，但回顾性分析KEYNOTE-010、KEYNOTE-024和KEYNOTE-042研究，证实帕博利珠单抗单药可改善晚期NSCLC老年患者（≥75岁）的OS，安全性也较为良好。并且老年患者使用免疫单药的PFS和OS获益与年龄相关，毒性谱相似。因此，该患者选择了二线免疫治疗单药，PFS达到了6个月，也超过了KEYNOTE010研究中位PFS 5.3个月的数据。

对于鳞癌二线进展后，体力状况好、治疗意愿强烈的患者，可以选择此前未用的单药治疗，如多西他赛、长春瑞滨或阿法替尼等。此外，ALTER 0303研究入组16名70岁以上的老年患者，结果显示，三线安罗替尼单药获得PFS和OS的双获益；同时小鼠模型研究指出，当联合程序性死亡［蛋白］-1（PD-1）/PD-L1阻断时，安罗替尼具有显著的协同治疗效果。基于以上研究，三线积极探索免疫治疗联合多靶点小分子抗血管治疗，很可能给该类患者带来更好的获益。因此，我们大胆启用了后线免疫联合多靶点小分子抗血管生成治疗，PFS 12个月和OS（目前未达到）都远远超过了三线单药的治疗（ALTER0303 PFS只有5.37个月，OS 9.63个月），且患者未发生任何毒副作用。

本例特色之处在于患者高龄，晚期肺癌，预后差，同时鳞癌对放化疗反应不敏感，但幸运的是患者治疗效果好，毒副反应轻微。免疫治疗跨二三线治疗，并采用了抗血管治疗联合免疫治疗的模式，从而逆转了单药免疫治疗的耐药。

（王颖轶）

参 考 文 献

［1］JUMEAU R，VILOTTE F，DURHAM A-D，et al. Current landscape of palliative radiotherapy for non-small-cell lung cancer［J］. Transl Lung Cancer Res，2019，8：S192-S201.

［2］GRIDELLI C，MORABITO A，CAVANNA L，et al. Cisplatin-based first-line treatment of elderly patients with advanced non-small-cell lung cancer：joint analysis of MILES-3 and MILES-4 phase Ⅲ trials［J］. Journal of Clinical Oncology：Official Journal Of The American Society Of Clinical Oncology，2018，36：2585-2592.

［3］NOSAKI K，SAKA H，HOSOMI Y，et al. Safety and efficacy of pembrolizumab monotherapy in elderly patients with PD-L1-positive advanced non-small-cell lung cancer：pooled analysis from the KEYNOTE-010，KEYNOTE-024，and KEYNOTE-042 studies［J］. Lung Cancer，2019，135：188-195.

［4］LICHTENSTEIN MRL，NIPP RD，MUZIKANSKY A，et al. Impact of age on outcomes with immunotherapy in patients with non-small cell lung cancer［J］. J Thorac Oncol，2019，14：547-552.

［5］HAN B，LI K，WANG Q，et al. Effect of anlotinib as a third-line or further treatment on overall survival of patients with advanced non-small cell lung cancer：the ALTER 0303 phase 3 randomized clinical trial［J］. JAMA Oncol，2018，4：1569-1575.

［6］YANG Y，LI L，JIANG Z，et al. Anlotinib optimizes anti-tumor innate immunity to potentiate the therapeutic effect of PD-1 blockade in lung cancer［J］. Cancer Immunol Immunother，2020，69：2523-2532.

病例16 小细胞肺癌扁桃体转移伴神经系统副肿瘤综合征

病历摘要

患者，男，69岁。因"进食后哽噎，伴四肢麻木疼痛感"于2013年12月3日就诊北京协和医院。既往长期大量吸烟饮酒史。2013年3月出现进食后哽噎感，大量饮酒后曾四肢末端麻木疼痛，外院诊断为"周围神经炎"。2013年10月出现发热、盗汗，伴咳嗽、咳少量白痰，抗生素治疗效果不佳。当地医院查右侧扁桃体Ⅱ～Ⅲ度肿大，鼻咽CT：右侧咽侧壁软组织肿块影。B超：双侧颈部及颌下多发肿大淋巴结，左侧1.1cm×0.4cm，右侧3.2cm×2.5cm×1.6cm。扁桃体活检病理：可见异型细胞团，考虑恶性肿瘤。2013年11月21日北京协和医院门诊查肿瘤标志物：神经元特异性烯醇化酶（NSE）65.2ng/ml，癌胚抗原（CEA）3.18ng/ml，鳞状细胞癌抗原（SCCAg）0.7ng/ml，组织多肽特异抗原（TPS）34.53U/L，病理会诊：（右扁桃体上极）符合小细胞癌，免疫组化：CgA（＋），Syn（＋），AE1/AE3（－），S100（－），HMB45（－），LCA（－），Ki-67指数约90%。这期间剧烈咳嗽后出现短暂呼吸困难，伴意识丧失，持续数秒，拍背后清醒，前后共发作10余次，同时出现下肢乏力加重、活动耐量减低。2013年12月3日查血清肿瘤标志物：糖类抗原19-9（CA19-9）178.4U/ml，糖类抗原242（CA242）＞150.0U/ml。颈部CT（图16-1）：口咽右侧壁实性占位伴右侧颈部多发淋巴结肿大；双侧鼻后孔区软组织密度灶。胸腹CT平扫：左侧胸腔大量积液影，左肺门占位；右肺中叶纵隔旁软组织密度灶；纵隔内多发肿大淋巴结；右侧胸腔、心包积液。诊断：原发左肺小细胞肺癌（广泛期），右侧扁桃体、右声带转移。2013年12月7日予第1程依托泊苷联合顺铂（EP）方案化疗，具体为：顺铂20mg 静脉滴注d1～d5，依托泊苷100mg 静脉滴注d1～d4，每3周为1疗程。2013年12月11日起行肺部病变局部放疗。此后窒息发作状况好转，扁桃体由Ⅲ度肿大缩小为Ⅱ度。2013年12月25日北京协和医院病理会诊：（右扁桃体上级）小细胞癌，考虑为来源于肺的转移癌；免疫组化：TTF-1（＋）。12月28日颈胸部CT平扫：口咽右侧壁软组织密度团块，较前明显缩小；右侧颈部多发淋巴结，较前减小；双侧鼻后孔区软组织密度灶，较前略减小。喉镜：右扁桃体明显变小。肌电图：上下肢周围神经源性损害（感觉纤维）；双下肢皮肤交感反应（SSR）异常，双上肢SSR未见异常；重复神经电刺激（RNS）未见异常。2014年1月2日行支气管镜：左主支气管外压性狭窄，黏膜充血；左肺上下叶支气管黏膜显著充血增生粗糙，触之易出血；左上叶外侧壁可见苍白新生物，支气管镜刷片：未见瘤细胞。左肺上叶支气管新生物坏死、炎性渗出物及少许柱状上皮黏膜显慢性炎，纤维组织增生，可见少许退变的异型细胞。2014年1月4日予第2程EP方案化疗，具体为：顺铂20mg 静脉滴注d1～d5，依托泊苷100mg 静脉滴注d1～d5，每3周为1疗程，化疗后出现2级骨髓抑制。2014年1月24日胸部CT：左侧胸腔积液较前减少，左肺较前复张。喉镜：右声带表面可见白斑样物，评估为部分缓解（PR）。2014年1月25日、2月15日、3月26日行第3～5程EP化疗，具体为：顺铂20mg 静脉滴注d1～d5，依托泊苷100mg 静脉滴注d1～d5，无特殊不适。2014年8月8日颈部CT平扫：右侧血管鞘周围多发淋巴结，部分较前缩小。2014年3月14日头增强MRI：双侧侧脑室旁及半卵圆中心内可见多发点状长T_1T_2信号。评估为维持PR。此后规律门诊随诊，颈胸部影像学评估无进展。2015年起出现双下肢近端肌肉无力，蹲起困难，间断面色潮红。这期间四肢麻木及肢端疼痛仍有反复，神经科随诊予营养神经药物治疗。2015年8月复查颈部CT结果如图16-2。2017年6月1日北京协和医院院行喉镜下声带肿物切除术，病理：（右侧声带）鳞状上皮重度不典型增生。2020年10月于北京协和医院门诊随诊，评估为病情平稳。

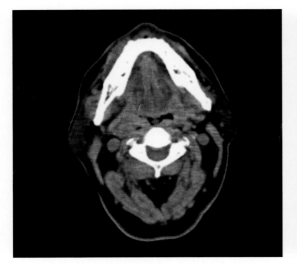

图16-1　化疗前颈部CT（2013年12月）

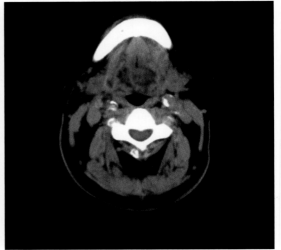

图16-2　EP方案化疗后颈部CT（2015年8月）

讨　　论

本病例特点为男性老年患者，以进食哽噎感、四肢远端感觉障碍和肌肉无力等"副肿瘤综合征"表现，伴吞咽困难和呼吸困难起病，同时合并抗Hu抗体（＋）。扁桃体组织活检病理细胞形态结合免疫组化［Syn、CgA、TTF-1均（＋）］，以及肺部占位影像学特点，确诊为小细胞肺癌扁桃体转移。

此病非常罕见，截至2020年10月国内外报道肺癌扁桃体转移共10例，同时伴副肿瘤综合征（神经系统）为全球首例，该病例已经报道并收录至国际期刊。

预后转归：按照2013年广泛期小细胞肺癌治疗指南，患者进行标准EP方案化疗，与放疗科共同会诊认为呼吸困难，局部需加用放疗，也正是因为局部治疗的加强，经6程化疗及局部放疗后，达到了CR效果，目前疾病进展时间（PFS）超过7年。很遗憾的是，本例外周神经症状缓解但未消失，考虑和低肿瘤负荷但高效价抗Hu抗体持续存在有关。

目前88%的抗Hu抗体阳性病例证实存在潜在的肿瘤，其中大多数是小细胞肺癌。推测其可以异位表达一种Hu抗原，通常在神经系统表达并引发强烈的免疫反应，导致一系列的神经病理性损伤，与累及小脑的副肿瘤神经病变（共济失调、边缘性脑炎、兰伯特－伊顿综合征及视索肌阵挛综合征等）相关。小细胞肺癌合并扁桃体转移的患者预后很差，一般PFS为6个月，总生存期（OS）不到9个月，有趣的是非小细胞肺癌合并抗Hu抗体阳性者预后往往更好，尤其是没有抗Hu抗体相关综合征且滴度较低的患者，国内外甚至有长期生存的个案报道。推测机体触发的免疫反应可能起到在肿瘤排斥反应和疾病控制中的重要作用，具体机制及临床应用尚待进一步研究。

（王颖轶）

病例17 肾衰竭患者乳腺癌辅助化疗

病历摘要

患者，女，38岁。因"发现右乳肿物3个月"于2018年10月就诊于北京协和医院。患者于2018年7月无意间发现右乳肿物，活动可，表面皮肤无异常。就诊外院，查肿瘤标志物：癌胚抗原（CEA）、糖类抗原125（CA125）、糖类抗原15-3（CA15-3）均正常；乳腺超声：右乳实性结节，乳腺超声影像报告和数据系统（BI-RADS）4级，右腋下、右锁骨上淋巴结肿大。右乳肿物穿刺：（细胞学）发现癌细胞。2018年8月22日行全麻下右侧全乳切除＋右腋窝前哨淋巴结活检＋右腋窝淋巴结清扫术，病理：（右乳）浸润性癌，非特殊型，Ⅲ级，肿瘤最大径3.5cm，可见大量脉管瘤栓，未见明确神经侵犯，肿瘤未累及乳头、皮肤及胸肌筋膜；周围乳腺呈萎缩伴导管扩张性改变。右腋窝前哨淋巴结转移性癌（4/7）；（右腋窝淋巴结清扫）0/29。病理分期为pT_2N_{2a}，ⅢA期。免疫组化：ER（－），PR（－），AR（－），Her-2（－），Ki-67指数60%，p53（＋＋＋），CK5/6（＋＋），E-cad（＋＋＋），EGFR（＋），TOP2A（＋＋＋）。既往史：2017年诊断为慢性肾功能不全（CKD 5期），2018年5月起规律血液透析，每周2次，伴肾性高血压和肾性贫血，行降压、间断输血等治疗，目前血肌酐（SCr）波动在600～1000μmol/L，每日尿量约500ml。个人史、婚育史、家族史无特殊。体格检查：生命体征平稳。右乳缺如，可见一长约12cm手术瘢痕，右前臂可见动静脉瘘，可闻及杂音。余心肺腹查体无殊，双下肢不肿。

入院后完善检查，血常规：白细胞（WBC）2.91×10^9/L，中性粒细胞计数（NEUT）1.94×10^9/L，血红蛋白（Hb）71g/L；SCr（E）629μmol/L；血清肿瘤标志物：CEA、CA125、CA15-3均正常。乳腺及腋窝淋巴结超声：右乳术后右腋窝片状低回声。子宫双附件超声：子宫多发肌瘤可能。颈部及锁骨上窝淋巴结超声、胸腹盆CT平扫均无特殊。行骨髓穿刺及活检，骨髓穿刺：增生活跃，各系基本正常。继续规律血液透析，间断输血，并予重组人促红素注射液3000U每周2次治疗肾性贫血；与肾内科协商，拟减量化疗，化疗在非透析日进行，化疗24小时后进行血液透析，频率增至每2周5次。2018年10月开始第1程EC方案化疗：表柔比星120mg静脉滴注d1（68mg/m²）、环磷酰胺750mg静脉滴注d1（420mg/m²）。2018年11月患者入院后急查血钾6.1mmol/L（距离末次透析2天），予葡萄糖酸钙静推、10%

葡萄糖注射液和胰岛素静脉滴注、呋塞米静脉利尿等降钾治疗，复查血钾5.3mmol/L→6.2mmol/L，因周末无法透析，遂行持续肾脏替代治疗（CRRT），复查血钾水平降至4.4mmol/L，继续化疗并规律透析。2018年12月继续行第2～4程EC方案化疗：表柔比星110mg静脉滴注d1（62mg/m^2）、环磷酰胺700mg静脉滴注d1（400mg/m^2）。第2程化疗后出现粒细胞减低性发热，予粒细胞集落刺激因子（G-CSF）后好转。第4程化疗前查Hb 68g/L，予输注红细胞。4程化疗后血象、血肌酐基本稳定（图17-1），评估病情为无病生存（DFS）。2018年12月至2019年2月行第1～4程紫杉醇270mg 静脉滴注d1（153mg/m^2）。1程化疗后

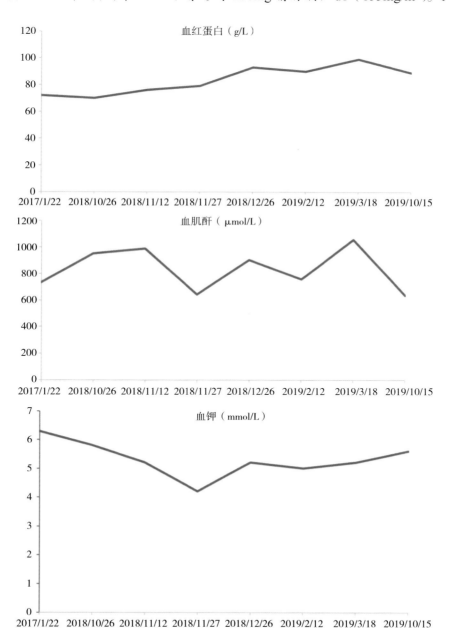

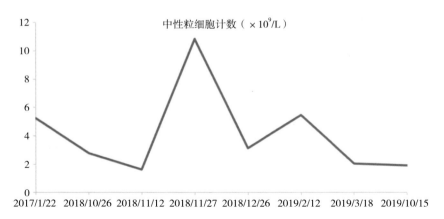

图 17-1　化疗期间患者肾功能、血常规变化

出现1级手足麻木，下肢骨持续性疼痛，疼痛数字评分法（NRS）4～5分，持续近一周后自行缓解。间断予G-CSF治疗，3程化疗后中性粒细胞计数最低至$0.25×10^9/L$，不伴发热，予G-CSF治疗。4程后评估为继续DFS。2019年3月起行放疗：调强放疗技术，照射右侧锁骨上区及右胸壁Dt 50Gy/25f，2Gy/f，5次/周。此后休疗，每6～12个月复查一次，病情一直稳定。2020年9月最后一次随诊，评估病情依旧为DFS。

讨　　论

本例为年轻乳腺癌患者，行乳腺癌改良根治术，术后病理是乳腺浸润性癌，非特殊型，Ⅲ级。按照免疫组化，分型是三阴性乳腺癌。按照美国癌症联合委员会（AJCC）8.0版分期标准，解剖学分期是$pT_2N_{2a}M_0$，ⅢA期；结合解剖学分期和分型特点，预后分期为ⅢC。总体而言，疾病术后复发风险高，需要进行含蒽环和紫杉类药物的辅助化疗。

特殊之处在于，本例患者肾功能极差，需要血液透析替代。患者2017年被诊断为慢性肾功能不全（CKD 5期），自2018年5月起规律血液透析（每周2次），血肌酐波动在600～1000μmol/L，每日尿量约500ml。患者来北京协和医院就诊时已经出现肾性贫血和肾性高血压等并发症。

患者肾功能不全时，应用肾排泄为主药物时，体内血药峰浓度增高，药物排泄延迟，从而引起毒性反应增加。多因素分析显示，去除年龄和合并症的影响，肌酐清除率（CCr）<50ml/min的患者进行化疗时，患者出现发热和中性粒细胞减少风险增加［风险比（OR）=3.60；P=0.05］；随着患者肌酐水平升高，患者出现3～4度骨髓毒性的可能性增加（OR=5.81；P=0.06）。指南推荐，肾功能不全肿瘤患者进行治疗时，应评估患者合并症情况和肾功能，了解药物及其代谢产物的代谢途径和对肾功能的影响，应尽量选择肾毒性小的药物并采取适当保护措施，尽量选择代谢受肾功能影响小的药物，应用经肾脏代谢药物时注意按患者GFR减量，充分水化，避免加重肾功能损害的其他危险因素和药物。肾功能不全进行透析

患者要进行化疗时，要了解药物及其代谢产物的代谢途径，经肾脏代谢药物及其代谢产物是否可经透析膜排出。

入院后发现白细胞计数、中性粒细胞计数和血红蛋白水平偏低，血肌酐水平显著升高（629μmol/L）。贫血与肾功能不全相关，但白细胞计数降低原因不明，经骨髓穿刺和活检排除了骨髓原发疾病。请肾内科会诊后，在血液透析支持下，行表柔比星联合环磷酰胺序贯紫杉类（AC→T）方案化疗。肾功能不全规律血液透析患者进行化疗时，需要注意所用药物是否经肾代谢，药物和血液透析的关系以及是否可以经透析膜排出。透析患者的肾已失去功能，需要降低剂量以避免过量暴露导致药物毒性增加；临床实践中根据药物说明书提供的减量方法，一般具体用药剂量可以按肾小球滤过率（GFR）15ml/min计算。为血液透析治疗的患者选择合适的化疗时机时，必须考虑经透析的药物清除。对于经血液透析清除比例较大的药物，化疗应当在透析后给药，以避免药物被清除而失去疗效。而对于不会被透析大量清除的药物，给药与透析时机无关。在透析患者中，关于管理细胞毒性化疗药物及联合用药方案的相关资料很少，并且主要由单个病例的病例报告组成。具体药物的剂量调整可以查阅相关文献，一些研究小组提出了正在血液透析患者中细胞毒药物剂量调整和给药时间的拟用指南。部分经透析清除可用于改善药物的耐受性。例如，对于顺铂等药物，在给药后的特定时间点开始透析，可清除尚未分布至作用部位但仍发挥副作用的药物。本例患者所用的表柔比星很少经肾排泄，经肾排泄比例约9%，关于表柔比星在透析患者中的应用，主要来源于个例报道。在透析患者中每周用表柔比星30mg/m^2，共16周，患者耐受可，目前认为表柔比星在透析患者中不需要调整剂量。而另一种药物环磷酰胺，70%～80%在肝由肝酶分解成代谢产物，占总剂量的30%～60%的药物以环磷酰胺原型或代谢产物形式由肾清除。环磷酰胺及其代谢产物在肾功能不全的患者药代动力学和和肾功能正常患者不同，在透析患者中，环磷酰胺中位清除较肾功能正常患者中度降低，因而其AUC较肾功能正常患者升高。因此，在透析患者中应用环磷酰胺，建议剂量减量25%。且环磷酰胺能经肾排泄，建议在透析后或非透析日给药。部分化疗药物的代谢途径、是否可经透析膜排出以及药物的的减量要求见表17-1。

表 17-1　肾功能不全进行血液透析患者的化疗药物剂量调整推荐

药物	主要清除途径	代谢产物	剂量调整是/否	用药时机	透析时给药剂量	推荐级别
氟尿嘧啶	呼吸	活性	否	透析后	标准剂量	C
卡培他滨	尿	活性	是	透析后	无记录	—
卡铂	尿	无记录	是	透析后	AUC*（25＋0）	B
多西他赛	粪便	无活性	是	透析前或后	65mg/m^2	C
表柔比星	粪便	活性	否	透析后	标准剂量	C
吉西他滨	尿	无活性	否	透析前6～12小时	标准剂量	B
长春瑞滨	粪便	活性	是	透析后	静脉：减量20%～33%	C

本例患者在充分血液透析、良好的支持治疗下，并适当调整剂量，虽然化疗过程中也出现了中性粒细胞减少伴发热，但基本顺利地完成了8程AC-T方案化疗，随诊2年没有疾病复发。

（应红艳）

参 考 文 献

［1］JANUS N，THARIAT J，BOULANGER H，et al. Proposal for dosage adjustment and timing of chemotherapy in hemodialyzed patients［J］. Ann Oncol，2010，21（7）：1395-1403.

［2］LICHTMAN SM，WILDIERS H，LAUNAY-VACHER V，et al. International Society of Geriatric Oncology（SIOG）recommendations for the adjustment of dosing in elderly cancer patients with renal insufficiency［J］. Eur J Cancer，2007，43（1）：14-34.

［3］H WEENEN JL，P G PENDERS，J G MCVIE，et al. Pharmacokinetics of 4'-epi-doxorubicin in man［J］. Invest New Drugs，1983，1（1）：59-64.

［4］STEFANIA G AR，ANNA M M，ANGELO S，et al. Safety of epirubicin adjuvant chemotherapy in a breast cancer patient with chronic renal failure undergoing hemodialytic treatment［J］. Tumori Jul-Aug，2006，92（4）：364-365.

［5］MILLY E，SJOERD R，JOS H B. Clinical pharmacokinetics of cyclophosphamide［J］. Clin Pharmacokinet，2005，44（11）：1135-1164.

［6］MARION H FB，REINHARD B，MATTHIAS S，et al. Cyclophosphamide pharmacokinetics and dose requirements in patients with renal insufficiency［J］. Kidney Int，2002，61（4）：1495-1501.

病例18 乳腺癌化疗后反复肉眼血尿

病历摘要

患者，女，39岁。因"体检发现左乳肿物3个月"于2019年6月就诊于北京协和医院。患者2019年3月体检发现左乳肿物，无红肿、乳头凹陷、溢液及局部皮肤改变。外院超声：左侧乳腺混合性占位（BI-RADS 4b级），左腋下多发淋巴结，右腋下、双锁骨上未见淋巴结肿大。乳腺钼靶：左乳腺体结构紊乱。行超声引导下左乳、左腋下肿物穿刺活检，病理示：（左乳）浸润性癌，（左腋下）可见少许增生的淋巴组织。2019年3月行左乳癌根治术＋前哨淋巴结活检术，术后病理：（左乳）浸润性导管癌3级（pT$_{1c}$N$_0$M$_0$，ⅠA），未见明确脉管癌栓，间质内浸润淋巴细胞约占10%，前哨淋巴结未见癌转移（0/6）；免疫组化：ER（＋，＜5%），PR（＋，1%），C-erbB-2（＋），Ki-67指数70%，p53（＋，90%）。21基因检测：乳腺癌复发风险评为31分（高风险）。2019年4月起于外院行第1～2程EC方案化疗，具体为：表柔比星140mg 静脉滴注d1（79mg/m^2），环磷酰胺1g静脉滴注d1（565mg/m^2），q3w。第1程化疗后第3天起逐渐出现肉眼血尿，无明显尿量减少、发热、肾区疼痛等，未重视，约2天后血尿自行好转。第2程化疗前尿液检查：潜血（BLD）（＋＋），蛋白（pro）（＋），红细胞（RBC）277/ul，异型RBC 50%；血肌酐（Cr）63μmol/L。第2程化疗后约第2天起逐渐出现肉眼血尿，无伴随症状，于当地医院行尿常规及沉渣检查：BLD（＋＋），pro（＋＋），RBC 6147.0/μl，异形红细胞0个。血肌酐水平逐渐升高，最高达231μmol/L；双肾超声：双肾弥漫性病变，肾静脉未见异常。肾盂输尿管CT重建未见异常。当地医院考虑"出血性膀胱炎"，予利尿、补液、前列地尔注射液治疗，约6天后血尿消失。2019年5月就诊于北京协和医院肾内科，追问病史，患者2016年起间断出现血尿、蛋白尿（BLD＋～＋＋＋，pro±～＋＋＋），2019年3月乳腺癌术前尿液检查：BLD（＋＋＋），pro（＋），血肌酐56μmol/L，考虑患者存在慢性肾小球肾炎基础，查血常规正常；尿常规及沉渣：pro TRACE，BLD 200/μl，RBC 1916.3/μl；24小时尿蛋白定量0.26g；肾功能：Cr 129μmol/L，尿素（Urea）10.22mmol/L；估算肾小球滤过率（eGFR）43ml/（min·1.73m^2）；免疫球蛋白、补体、抗核抗体（ANA）、抗dsDNA、抗中性粒细胞胞浆抗体（ANCA）、乙型肝炎表面抗原（HBsAg）、丙型肝炎病毒抗体（HCV-Ab）（－），泌尿系超声未见异常，病因考虑IgA肾病可能性大，当前无明显继发加重因素，血肌酐升高考虑药物相关急性肾损伤，肾脏原发病肾脏穿刺指征不强；且肾穿也可能无法指导患者进一步治疗，却有可能耽误化疗时机，故未行肾穿明确肾脏病病理。嘱患者多饮水及对症治疗，后复查血肌酐水平下降至90μmol/L，尿常规: pro（－），RBC 596/μl，异形红细胞90%。既往史: 2009年剖宫产。个人史、婚育月经史、家族史无特殊。体格检查: 生命体征平稳，心肺腹查体无殊，双下肢不肿。

入院后查胸腹盆CT未见明确肿瘤复发，病理会诊: 伴有髓样特征的乳腺浸润性癌，免疫组化: ER（约3%弱＋），PR（－），E-Cadherin（膜＋），CK5/6（＋），Her-2（0），Ki-67指数约80%，p53（＋）。2019年6月27日予紫杉醇单药300mg 静脉滴注d1（170mg/m^2）化疗，化疗后出现2级白细胞减低，无肉眼血尿；尿常规: BLD 200cells/μl，pro（±）；血肌酐70～90μmol/L（图18-1）；泌尿系超声未见异常。2019年7月12和8月2日分别行2程TE方案化疗，具体为: 紫杉醇300mg 静脉滴注d1（170mg/m^2），表柔比星130mg 静脉滴注d1（73mg/m^2），q3w，并加用阿米福汀保护肾脏以及碱化尿液治疗。化疗后出现2～3级骨髓抑制，对症治疗后好转。第1、2程TE方案化疗后第2～3日患者逐渐出现肉眼血尿，无腰痛、眼睑水肿等不适，外院查尿常规: RBC 30～200/HPF，pro（－）；第1程TE化疗后血肌酐正常，第2程TE化疗后血肌酐水平升高至92 μmol/L。外院予水化治疗3～4天后肉眼血尿消失，但北京协和医院查尿常规: BLD仍为200cells/μl。2019年8月23日行单药紫杉醇化疗，患者未出现肉眼血尿，肾功能正常，化疗后评估为无病生存（DFS），此后患者进入休疗期。这期间患者血肌酐水平、尿红细胞计数缓慢下降，至2020年2月，血肌酐降至60μmol/L左右，尿BLD、pro（－）。患者于当地医院定期随诊，每2～3个月复查胸水平腹盆CT、乳腺及腋窝淋巴结超声，至2020年11月病情评估仍为DFS。

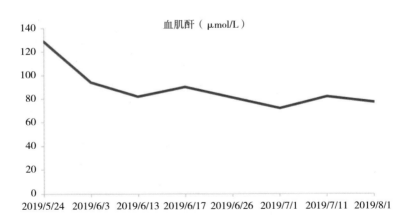

图18-1　辅助化疗期间血肌酐变化曲线图

讨　论

　　患者是一位年轻的乳腺癌患者，行左乳全切及前哨淋巴结清扫术，术后病理为乳腺浸润性导管癌Ⅲ级，术后病理分期 $pT_{1c}N_0M_0$、ⅠA期，未见明确脉管癌栓，前哨淋巴结未见癌转移（0/6）；免疫组化为 Luminal B 型（Her-2 阴性），21 基因检测提示乳腺癌复发风险为高风险。综观患者临床病理特点，ER 虽然阳性，但表达比例低（＜5%），分子分型更接近三阴性乳腺癌，从内分泌治疗中获益差，治疗应更偏向于参照三阴性乳腺癌的治疗方式，且患者 21 基因检测为高复发风险，故给予辅助化疗。

　　关于本例患者的肾脏疾病，可分为 2 个阶段：第一为化疗前阶段，患者诊断乳腺癌前 3 年发现尿潜血阳性，乳腺癌术前新发尿蛋白阳性，未予以诊断和治疗。第二为化疗期间，患者经过 2 程化疗后血肌酐水平明显升高，伴肉眼血尿，无其余引起肾损害的因素。结合患者临床过程，考虑患者基础有慢性肾小球肾炎，尿液检查以血尿为主，结合流行病学，考虑 IgA 肾病可能性较大，患者在肾内科住院期间查 24 小时尿蛋白 0.26g，提示慢性肾小球肾炎病情不重，肾脏原发病方面暂无特殊处理。病因方面进一步需除外继发因素，患者青年女性，需警惕结缔组织病及遗传性肾病，查 ANA 等免疫指标未见特殊，无家族史及听力、视力损害，未找到明确继发性因素。

　　患者化疗后出现急性肾损伤，病因方面：①肾前性因素。AC 为高致吐方案，化疗后发生严重恶心、呕吐、进食差，未予以补液治疗，可能导致肾前性灌注不足，恢复入量后，患者血肌酐水平下降，肾损害方面考虑肾前性因素为主。②肾性因素。环磷酰胺可以引起肾小管损伤，出现肉眼血尿和急性肾功能不全。③肾后性。患者化疗后出现肉眼血尿，可能造成后尿路梗阻，但病程中否认尿量减少，且泌尿系超声无异常，暂不支持肾后性因素导致肾功能不全。

　　不同抗肿瘤药物对肾的影响各不相同。环磷酰胺直接作用在远端肾小管，主要不良反应是出血性膀胱炎，也有急性肾功能不全的报道。另外，环磷酰胺可以增加抗利尿激素（ADH）活性，化疗导致的恶心反应刺激 ADH 分泌，导致低钠血症，多见于应用大剂量（如 30 ～ 50mg/kg 或 $6g/m^2$）环磷酰胺治疗时，标准剂量下少见。低钠血症一般为急性发生，停药后 24 小时缓解。在应用大剂量环磷酰胺患者中，会同时大量输液以预防出血性膀胱炎，因此这两种效应叠加，可能使患者在 24 小时内出现致死性低钠血症，治疗上宜补充等渗盐水。表柔比星主要在肝代谢，经胆汁排泄。对有肝转移和肝功能受损的患者，该药在血浆中的浓度维持时间较长，故应适当减少剂量。肾功能正常与否对本品的药代动力学特性影响不大。另外一种在乳腺癌辅助治疗中常用的药物是紫杉醇，和蒽环类药物类似，也是主要通过肝代谢，蒽环类和紫杉醇药物可用于某些肾功能不全的患者。

　　考虑患者 EC 治疗期间出现血尿及肾功能不全，改用紫杉醇化疗，患者耐受良好，未出现血尿及肌酐水平升高。在此基础上加用了蒽环类药物，患者再次出现肉眼血尿，血肌酐水平升高不明显，由化疗前 77 ～ 82μmol/L 升至 92μmol/L，水化治疗后好转，停用表柔比星。

之后肾功能正常。

　　既往文献未明确报道肿瘤患者应用蒽环类药物出现肾功能损害的病例，通过本例患者，学习到对于有基础肾脏病变（慢性肾小球肾炎、IgA肾病）的患者，蒽环类药物使用时也可能出现肾功能损害，化疗过程中应监测尿常规和肾功能，并进行预防，减少药物性肾损害。

（应红艳）

参 考 文 献

［1］CHEANG MC，MARTIN M，NIELSEN TO，et al. Defining breast cancer intrinsic subtypes by quantitative receptor expression［J］. Oncologist，2015，20（5）：474-482.

［2］FUJII T，KOGAWA T，DONG W，et al. Revisiting the definition of estrogen receptor positivity in Her-2 negative primary breast cancer［J］. Annals of Oncology，2017，28（10）：2420-2428.

［3］DERUNGS A. Drug-induced acute kidney injury. Ther Umsch，2015，72（11-12）：717-727.

［4］OKAMURA T，GARLAND EM，TAYLOR RJ，et al. The effect of cyclophosphamide administration on the kidney of the rat［J］. Toxicol Lett，1992，63（3）：261-276.

［5］（CDC）CfDCaP. NIOSH list of antineoplastic and tther hazardous drugs in healthcare settings，2016. Centers for Disease Control and Prevention（CDC）Atlanta，GA 2016. Available from URL：https：//www.cdc.gov/niosh/docs/2016-161/pdfs/2016-161.pdf?id＝10.26616/NIOSHPUB2016161.

［6］P E KINTZEL RTD. Anticancer drug renal toxicity and elimination：dosing guidelines for altered renal function［J］. Cancer Treat Rev，1995 Jan，21（1）：33-64.

［7］KRENS SD，LASSCHE G，JANSMAN FGA，et al. Dose recommendations for anticancer drugs in patients with renal or hepatic impairment［J］. The Lancet Oncology，2019，20（4）：e200-e207.

病例19　乳腺癌胃转移

病历摘要

　　患者，女，44岁。因"腹胀进行性加重1个月余"于2018年6月就诊北京协和医院。2018年5月患者无诱因出现腹胀、消瘦，双下肢水肿，无明显腹痛、恶心、呕吐、大便习惯改变。就诊外院，腹部CT：胃壁局部增厚；大量腹盆腔积液；子宫多发占位，考虑子宫肌瘤可能，请结合临床；腹膜增厚；腰椎、双侧髂骨、双侧耻骨上下支、双侧坐骨、骶尾骨及双侧股骨近段多发骨质破坏，考虑转移。躯干部PET/CT：子宫右角FDG摄取增高；腹盆腔大量积液；全身多发骨质密度减低，FDG不同程度摄取增高；胃及肠腔内积气，直肠壁增厚，FDG摄取增高。行腹腔穿刺置管引流，腹水常规：腹水为黄色浑浊，细胞总数1438×10⁶/L，白细胞（WBC）438×10⁶/L，李凡他试验（＋），总蛋白45.5g/L，乳酸脱氢酶（LD）196.4 U/L，白蛋白（Alb）26.7g/L，腺苷脱氨酶4.2U/L，抗酸杆菌（－）；血肿瘤标志物：甲胎蛋白（AFP）、糖类抗原19-9（CA19-9）、癌胚抗原（CEA）均正常，糖类抗原125（CA125）701U/ml。为进一步诊治收入院。既往史：体健，对增强CT造影剂过敏，表现为皮疹、胸闷。个人史、婚育史、家族史无特殊。体格检查：生命体征平稳，全身浅表淋巴结未及，心肺腹无殊。

　　入院后完善检查，血常规：血红蛋白（Hb）72g/L，其余正常；胃镜（图19-1）：慢性浅表性胃炎，胃底凹陷性病变，性质待定；活检病理：（胃底后壁）胃黏膜内可见散在癌细胞浸润，考虑为转移性，建议检查乳腺、肺等部位；免疫组化：AE1/AE3（＋），CD3（－），CD20（－），GATA3（＋），CgA（－），PAX-8（－），Syn（－），CK20（－），CDX-2（－），ER（＋），Mammaglobin（－），Her-2（＋＋），PR（散在弱阳性），TTF-1（＋），PP63（－）。乳腺超声：双乳增生；双乳实性结节（BI-RADS 3～4a级），左侧大小约0.5cm×0.3cm，右侧0.4cm×0.2cm；右乳低-无回声（BI-RADS 3级），大小约0.5cm×0.3cm。予腹腔穿刺置管引流，共引流出淡黄色腹水约4000ml，病理未找见癌细胞。血清肿瘤标志物：糖类抗原242（CA242）、鳞癌抗原（SCCAg）、AFP、CEA、CA19-9均正常，CA125 212.1U/ml，CA15-3 10.4U/ml。行乳腺肿物活检，病理：乳腺浸润性小叶癌，免疫组化：ERα（强阳，80%），PR（中阳，80%），AR（中阳，80%），Her-2（＋＋），Ki-67指数5%，p53（－），CD10（－），CgA（－），Syn（－），E-Cadherin（－），CK34βe（＋），CK14（－），CK5/6（－），EGFR（0），p63（－），TTF-1（＋）。Her-2（FISH检测）（－）。胸腹盆增强CT：胃壁局部增厚；大量腹盆

腔积液；腹膜增厚；腰椎、双侧髂骨、双侧耻骨上下支、双侧坐骨、骶尾骨及双侧股骨近段多发骨质破坏，考虑转移（图19-2）。诊断为乳腺癌胃转移，腹腔转移，骨转移，中度贫血。2018年6月起予第1程DC方案化疗，具体为：多西他赛40mg（29mg/m²）静脉滴注d1、d8，卡铂200mg（144mg/m²）静脉滴注 d1、d8，同时输注唑来膦酸治疗骨转移。1程化疗后出现2级粒细胞减少，予升白治疗后恢复。2018年8月予第2～4程DC方案化疗，具体为：多西他赛80mg（58mg/m²）静脉滴注d1，卡铂400mg 静脉滴注d1。化疗间期患者食欲、体力稍差，体重下降2kg。2程后复查CT评估为病情稳定（SD），仍需每3周左右行腹腔置管引流，引流腹水约4000ml。

因患者反复腹水控制不佳，考虑原发病控制不理想，2018年9月起更换治疗方案为内分泌治疗联合卡培他滨，具体为：阿那曲唑1mg 口服 qd，戈舍瑞林3.6mg 皮下注射 qm，卡培他滨1.0g 口服 qd8、1.5g qd16 d1～d14，q3w。2程后评估：CA125 57.2U/ml，CA15-3 11.3U/ml；胸腹盆CT平扫大致同前；全身骨显像：脊柱不均匀增高，多个椎体和双侧骶髂关节增高区，骨转移可能。仍需间断腹腔穿刺置管引流，2程治疗期间共引流腹水5600ml。

2018年11月至2019年5月予第1～6程吉西他滨联合紫杉醇方案化疗，具体为：吉西他滨1.2g 静脉滴注d1、d8（890mg/m²），紫杉醇210mg d1（156mg/m²）。化疗期间患者体力稍差，食欲尚可，体重增加2kg。间断出现粒细胞减少，升白治疗后恢复。2程、4程后评估为SD。化疗3程后腹腔穿刺共引流腹水约2000ml。之后不再需要腹穿。6程化疗后CA125水平持续下降，CEA、AFP、CA19-9、CA15-3均（−）（图19-3）；胸腹盆CT：大致同前；PET/CT：全身多发成骨及溶骨性骨改变，未见明显代谢异常，考虑骨转移治疗后改变；胃壁增厚，未见明显代谢异常。综合评估均为SD。遂于2019年6月起改行吉西他滨 1.2g d1、d8，q3w 化疗。4程评估为SD。结合患者意愿，2019年8月起改行戈舍瑞林联合氟维司群维持治疗，患者耐受可，体重及体力逐渐好转。此后患者每3个月左右复查，2020年1月、5月及8月评估病情均为SD，一般情况好，病情稳定。

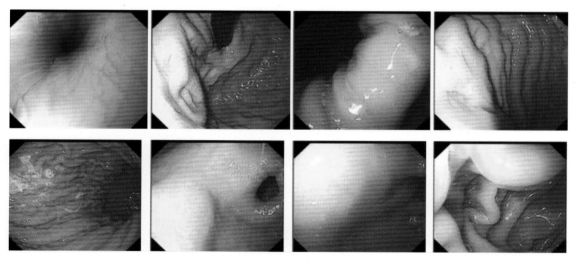

图19-1　胃镜所见

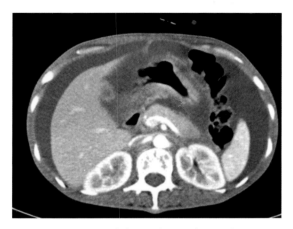

图 19-2　腹部CT（2018年6月）

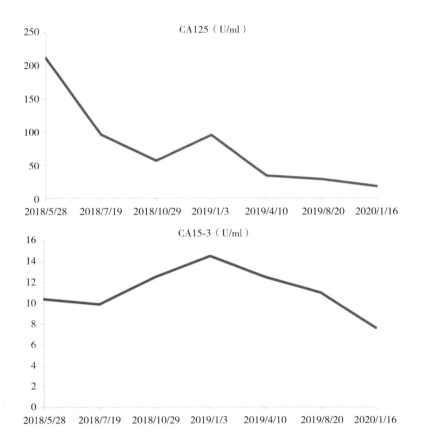

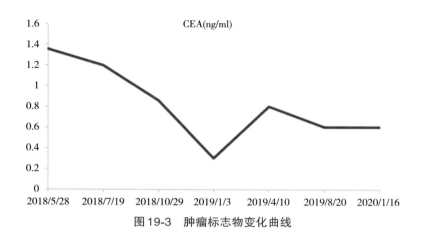

图 19-3　肿瘤标志物变化曲线

讨　论

　　本例是一例以腹腔积液和多发骨转移起病的晚期肿瘤患者。根据 PET/CT 和腹水 CA125，考虑恶性肿瘤，原发灶不明。根据胃镜和活检病理、免疫组化，考虑为转移性。乳腺结节活检病理为乳腺浸润性小叶癌。诊断考虑乳腺癌，胃转移，腹腔转移和骨转移。

　　转移至胃的恶性肿瘤甚为少见，肺癌、乳腺癌和黑色素瘤是胃转移癌最常见的三种原发肿瘤。乳腺癌是女性最常见的恶性肿瘤之一，发病率逐年上升。乳腺癌常见淋巴管转移和血行转移，常见转移部位是淋巴结、骨、肺、肝和脑，胃肠道转移极其罕见，发生率为 2% ～ 18%，临床诊断率更低。美国梅奥诊所回顾性分析 12 001 例转移性乳腺癌中仅 73 例出现胃肠道和/或腹腔转移，胃肠道转移的有 53 例，转移的消化道器官分别为食管 8%、胃 28%（15 例，占研究总人数 0.12%）、小肠 19%、结直肠 45%。出现转移的乳腺癌病理类型大部分为浸润性小叶癌，占 54%，这一特殊转移特点可能与小叶癌的 E-cadherin 表达缺失有关。文献报道，绝大多数原发性乳腺癌患者发生胃转移的平均时间间隔为 7 年。乳腺癌胃转移的症状和原发胃癌类似，最常见的影像表现为局限性或弥漫性胃壁增厚，引起继发皮革样变，且转移癌病灶位于黏膜下层，胃镜有可能触及不到，活检阳性率较低。病理方面，原发性胃癌和乳腺癌胃转移均为腺癌，区分需要借助免疫组化。GCDFP-15、Mammaglobin、GATA3 作为乳腺来源的相对特异性抗体，联合应用有助于判断肿瘤细胞来源。3 种抗体在乳腺癌中的表达敏感性和特异性文献报道差异较大（GCDFP-15 为 5% ～ 74% 和 9% ～ 100%；Mammaglobin 为 7% ～ 84% 和 85% ～ 100%；GATA3 为 32% ～ 100% 和 71% ～ 93%）。ER、PR 在胃原发性肿瘤中亦可表达，不推荐单独使用免疫组化标记判断肿瘤发生来源。

　　本例患者 PET/CT 未能提示肿瘤原发部位信息，CT 检查胃壁局部增厚；胃镜发现了胃底凹陷性病变，病理提示为胃黏膜内的散在癌细胞浸润，免疫组化：GATA3（＋），TTF-1

（＋），考虑为转移性，建议检查乳腺、肺等部位。之后乳腺肿物病理：乳腺浸润性小叶癌，免疫组化：ERα（强阳，80%），PR（中阳，80%），Her-2（＋＋），Ki-67指数5%。Her-2（FISH检测）（－），故患者为乳腺癌伴胃转移、腹腔转移、骨转移。

　　转移性乳腺癌以系统性治疗为主，本例患者的疾病分型为Luminal A型，治疗方案有化疗及内分泌治疗，考虑患者疾病负荷较重，首先选择化疗，给予多西他赛联合卡铂化疗，同时予唑来膦酸治疗骨转移，4程化疗后患者腹水控制不佳，仍需间断腹水引流。患者Luminal A型乳腺癌，病理为小叶癌，考虑对内分泌治疗敏感可能性大，2018年9月开始改为阿那曲唑联合戈舍瑞林及卡培他滨治疗，病情评估为SD，仍需反复引流腹水。之后又进行吉西他滨＋紫杉醇化疗，患者腹水控制可，2程后不需要再进行腹水引流，6程后GT方案化疗后改为单药吉西他滨维持治疗4程，2019年8月起改行醋酸戈舍瑞林缓释植入剂联合氟维司群维持治疗，目前患者疾病稳定。总生存期（OS）超过31个月

　　美国梅奥诊所调查显示，乳腺癌患者出现胃肠道转移，预后较差，确诊后中位生存期为28个月；系统性化疗和内分泌治疗可延长约1年的生存期；手术干预无确切预后效果，必要时可考虑姑息性手术以改善患者生活质量。晚期乳腺癌患者，如出现胃壁增厚，需警惕乳腺癌胃转移的发生。

（应红艳）

参 考 文 献

［1］MCLEMORE EC，POCKAJ BA，REYNOLDS C，et al. Breast cancer：presentation and intervention in women with gastrointestinal metastasis and carcinomatosis［J］. Ann Surg Oncol，2005，12（11）：886-894.

［2］X SASTRE-GARAU 1 MJ，B ASSELAIN，A VINCENT-SALOMON，et al. Infiltrating lobular carcinoma of the breast. Clinicopathologic analysis of 975 cases with reference to data on conservative therapy and metastatic patterns［J］. Cancer，1996，77（1）：113-120.

［3］ALLEN M GOWN RSF，PATRICIA L KANDALAFT. Markers of metastatic carcinoma of breast origin［J］. Histopathology，2016，68（1）：86-95.

病例20　乳腺癌BRCA2基因突变合并结肠癌

病历摘要

患者，女，37岁。因"乳腺癌术后3年，发现肝占位"于2016年8月就诊于北京协和医院肿瘤内科。2013年3月（产后13个月）哺乳期间发现左乳肿物，大小约8cm×6cm，无红肿热痛、乳头溢液，否认橘皮样外观，就诊外院，查体发现双侧腋窝淋巴结肿大，大者3cm×2cm；糖类抗原15-3（CA15-3）11.4U/ml，癌胚抗原（CEA）1.03ng/ml；乳腺及腋窝淋巴结超声：左乳上方可见片状低回声区，范围约7.9cm×7.8cm×3.2cm，其内可见弥漫分布点状强回声，内可见血流信号，RI＝0.34；左腋下可见多发低回声及偏心靶环状淋巴结，偏心靶环状2.3cm×1.5cm，皮质厚约0.6cm，右腋下可见偏心靶环状淋巴结，1.5cm×0.8cm，皮质厚约0.68cm。颈部及锁骨上淋巴结超声：双侧颈根部至锁骨上多发淋巴结，右侧最大1.1cm×0.5cm，左侧最大1.4cm×0.7cm。胸腹增强CT：双侧腋窝多发淋巴结影。全身骨显像未见异常。遂行左乳肿物粗针穿刺，病理：左乳腺浸润性导管癌，Ⅲ级，伴高级别导管内癌；免疫组化：CK5/6（－），EGFR（弱＋），ER（50%～70%），Her-2（＋＋），Ki-67指数25%～50%，PR（＜25%）；Her-2 FISH（－）；双侧腋下淋巴结针吸细胞学涂片：可见癌细胞。考虑乳腺癌局部晚期。既往史：4岁时诊断为双侧输尿管狭窄继发双侧肾结石、肾积水、右肾萎缩，并行全麻双侧输尿管结石取出术；2013年诊断肿瘤后复查肾功能正常，影像学示左肾结石，右肾萎缩、皮质不均匀变薄，右肾动脉纤细，右肾动脉分支过早，发出一纤细副肾动脉。家族史：外祖母患肺癌，姨妈患绒毛膜癌，父亲的外祖父、叔叔均患恶性肿瘤。2013年5月开始外院行新辅助内分泌治疗，方案为：醋酸戈舍瑞林缓释植入剂＋阿那曲唑。1周后就诊北京协和医院外科，改行3程TAC方案化疗，具体为：多西他赛120mg（75mg/m^2）、表柔比星100mg（65mg/m^2）、环磷酰胺800mg（500mg/m^2），化疗后左乳肿块较前明显缩小。2013年7月12日乳腺及腋窝淋巴结超声：左侧乳腺8～2点上象限腺体结构明显紊乱不均，回声减低，边界不清，大小不详，内可见弥漫分布多个点条状强回声，彩色多普勒血流成像CDFI：内见丰富血流信号；右侧乳腺未探及明确囊、实性占位，双腋下见数个低回声淋巴结，左侧较大者0.9cm×0.8cm，右侧较大者1.1cm×0.5cm，皮质增厚，皮髓结构可见，淋巴结内可见条状血流，较前缩小。2013年7月17日行双侧乳腺癌改良根治术，术后病理：左乳腺浸润性导管癌（低分化，最大径2.5cm），部分为浸润性微乳头状癌，脉管可见瘤栓，左侧腋窝淋巴结转移（18/18）；免疫组化：ERα（90%，中阳），ERβ（40%，弱阳），PR（－），Her-2（＋＋），

Ki-67指数10%；右乳腺低级别导管内癌，右腋窝淋巴结（3/17），Her-2 FISH（＋）。诊断考虑左乳腺浸润性导管癌（ypT$_2$N$_3$M$_0$，ⅢC期），右乳腺低级别导管内癌（ypT$_{is}$N$_1$M$_0$，ⅠB期）。

2013年8月至10月术后继续完成TAC方案3程辅助化疗，2程化疗后出现4度骨髓抑制，伴带状疱疹，对症治疗后缓解。2013年10月至2014年8月行曲妥珠单抗治疗。2013年10月11日开始放疗：右侧25次，左侧30次，总疗程5～6周，2013年10月开始托瑞米芬60mg 口服qd联合戈舍瑞林3.6mg 皮下注射q4w。之后患者规律随访，

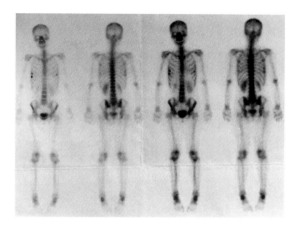

图20-1　全身骨显像显示新出现右第5～6前肋、左第5前肋异常（2014年8月）

2014年8月至9月，血清肿瘤标志物：CEA、CA15-3正常。腋下及颈部淋巴结超声、肝胆胰脾超声均未见异常；全身骨显像（图20-1）：新出现右第5～6前肋、左第5前肋异常，性质待定。胸部CT（图20-2）：左侧第5肋局限性骨质破坏，骨病变性质？骨转移？基因检测发现*BCRA2*基因疑似致病突变。骨密度检查：发现骨质疏松。内分泌科就诊建议：帕米膦酸二钠、碳酸钙D$_3$和维生素D$_3$治疗。妇科就诊建议：暂时不行卵巢切除手术。

定期复查，2015年3月血清肿瘤标志物：CEA、CA15-3正常；淋巴结超声、腹部超声未见异常。胸部CT平扫（图20-3）：大致同前。全身骨显像（图20-4）、肋骨CT＋三维重建：均大致同前。胸腰椎X线：未见异常。

2016年8月复查CA15-3 29.5U/ml，CEA（－）。双乳腺及腋窝淋巴结、颈部及锁骨上淋巴结、

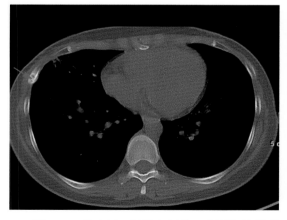

图20-2　胸部CT显示左侧第5肋局限性骨质破坏（2014年8月）

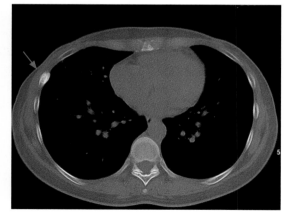

图20-3　胸部CT示左侧第5肋局限性骨质破坏，较2014年8月无明显变化（2015年3月）

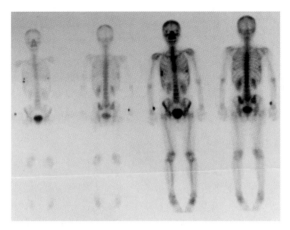

图20-4 全身骨显像示右第5~6前肋、左第5前肋异常（2015年5月），较2014年8月无明显变化

全身骨显像大致同前。头颅MRI（图20-5）：右侧颞枕顶叶交界区明显强化混杂信号占位伴大片水肿，均考虑为转移瘤可能性大。胸腹盆增强CT（图20-6）：肝V段多发占位伴延迟强化，结肠肝曲实性占位，较前略增大。PET/CT（图20-7）：右肺门及纵隔（4R、6、7区）见数个放射性摄取增高结节，大小0.5~2.1cm，SUVmax1.8~10.7；肝右叶近胆囊窝见一放射性摄取增高灶，大小3.3 cm×2.9 cm×3.9cm，SUVmax16.3；肝左叶近边缘见一点状放射性摄取增高灶，大小0.8cm×0.8cm×0.8cm，SUVmax3.6；结肠肝曲见一放射性摄取增高灶，大小3.3 cm×3.8cm×3.1cm，SUVmax12.8，与肝右叶胆囊窝放射性摄取增高灶分界不清；肝门区、胰头后方见数个放射性摄取增高结节影，大小0.6~1.0cm，SUVmax4.0~13.2。

2016年8月31日行肝脏穿刺，病理：（肝脏）肝组织中可见低分化腺癌浸润，结合免疫组化，考虑转移性乳腺癌可能性大。IHC：CDX-2（-），CK20（-），CK7（-），ER（90%中阳），PR（-），Her-2（++），Ki-67指数约60%。FISH检测：Her-2/CEP17=1.45；Her-2基因平均拷贝数为7.95，考虑为Her-2（+）。结肠镜（图20-8）：横结肠肝曲可见巨大隆起性肿物占据肠腔，呈菜花样，有接触出血。镜下大体考虑结肠癌可能性大，但两次活检病理均回报高级别上皮内瘤变。

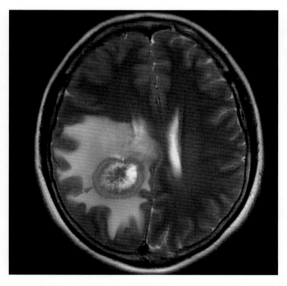

图20-5 头颅MRI显示右侧颞枕顶叶交界区转移瘤可能性大

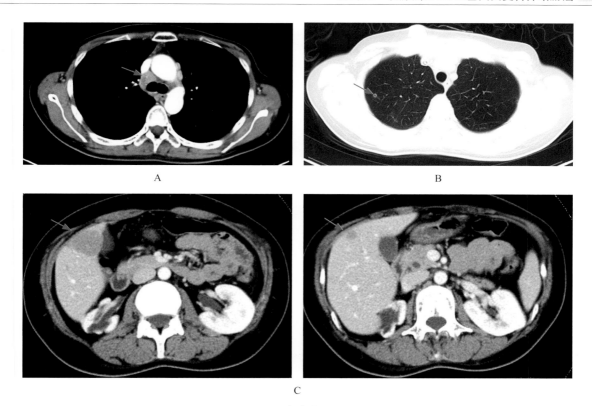

图20-6　胸腹盆增强CT

A. 纵隔淋巴结肿大；B. 右肺结节；C. 肝V段多发占位伴延迟强化。

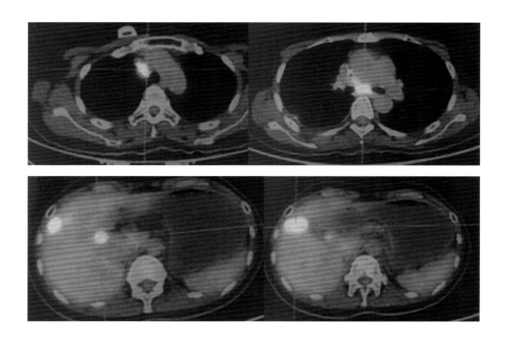

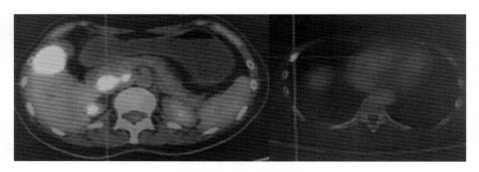

图20-7　躯干PET/CT

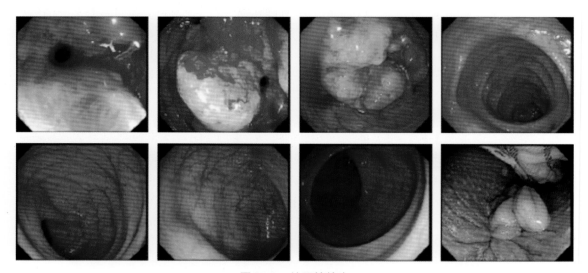

图20-8　结肠镜检查

2016年8月3日超声：右肾萎缩伴弥漫性病变，长约7.0cm，实质壁薄，皮髓质分界不清。左肾代偿性增大可能，长径12.1cm，皮髓质分界清，肾盂肾盏未见明显扩张。血肌酐基本正常（73μmol/L）。

2016年9月至2017年1月改行一线DX方案化疗6程，具体为：多西他赛115mg静脉滴注d1，卡培他滨1.5g口服bid d1～d14 q3w，同时加用拉帕替尼1000mg口服qd。颅内转移方面，2016年11月联合脑部放疗（共13次）。治疗后最佳疗效为部分缓解（PR）。

2017年3月全麻下行腹腔镜粘连松解、右半结肠切除术，术中见右半结肠一环周溃疡隆起型肿物，面积8cm×5cm。病理：（右半结肠）结肠中分化腺癌，部分为黏液腺癌，侵及肌层达脂肪组织，未累及浆膜，环周切缘、两断端及大网膜未见特殊；免疫组化；MSH-1（＋），CK20（＋），MSH-2（＋），CDX-2，MSH-6（＋），GCDFP-15（－），PSM-2（＋），GATA3（－），Mammaglobin（－），Villin（＋），组织基因检测；B-raf V600E未见突变。结肠中分化腺癌病理分期$ypT_3N_0M_0$、ⅡA期，pMMR。术后继续卡培他滨联合拉帕替尼治疗。

讨　论

这是一例年轻女性患者，病情相对复杂，存在多方面的问题：

1. 首先是诊断的问题

患者青年女性，哺乳期发现左侧乳腺占位，同期发现双侧腋窝淋巴结肿大，穿刺发现左侧乳腺及双侧腋窝淋巴结转移癌，影像检查未发现其余部位转移，诊断考虑左乳腺浸润性导管癌伴左侧腋窝淋巴结转移，但右侧腋窝淋巴结的原发病灶是哪里？有无右侧乳腺疾病可能？可以在治疗前行乳腺MRI检查，帮助了解右侧乳腺有无原发病灶；另外，右侧淋巴结转移灶的病理免疫组化特征结果也可帮助鉴别是否为左侧乳腺肿瘤来源。由于本例患者双侧腋窝淋巴进行细针穿刺，未行免疫组化检测，无法由病理结果帮助鉴别诊断。患者新辅助化疗后行双侧乳腺切除＋双侧腋窝淋巴结清扫手术，术后病理除左侧乳腺浸润癌外，还发现右侧乳腺导管原位癌的成分。结合基因检测发现患者存在*BRCA2*基因疑似致病突变，考虑患者可能为双侧原发乳腺癌可能。

妊娠相关乳腺癌（pregnancy-associated breast cancer，PABC）是指妊娠期和分娩以后发生的乳腺癌。女性分娩以后多长时间发生的乳腺癌算妊娠相关乳腺癌，目前文献中并不一致，长的可以是分娩后5年。研究发现，妊娠相关乳腺癌的病理分型和非妊娠相关患者无明显差别。妊娠期间发现的乳腺癌，按乳腺癌的分期和分型等进行匹配后，其总生存时间和普通患者无明显差别。分娩后患者，尤其是分娩后1年内发现乳腺癌患者，预后较普通患者乳腺癌差。一项研究表明，分娩后1年诊断的乳腺癌和对照组相比，5年DFS分别为53%和68%，5年OS分别为60%和84%。

2. 新辅助化疗的进行

新辅助治疗是术前的治疗，可以使乳腺肿瘤降期以利于手术完整切除，变不可手术切除的肿瘤为可手术切除肿瘤；如果患者肿瘤较大且有保乳意愿，可以提高保乳率。此外，根据新辅助治疗的疗效，指导术后辅助治疗方案的选择；目前认为，新辅助治疗获得病理完全缓解（pCR）与远期生存获益相关。2018年早期乳腺癌试验协作组（EBCTCG）对1983～2002年新辅助治疗对比辅助治疗长期结果进行荟萃分析发现，新辅助治疗患者局部复发率增加（21.4% vs 15.9%，$P = 0.0001$），考虑这一增高和新辅助患者更高的保乳率相关（64.8% vs 49.0%，$P < 0.0001$），但长期随访患者远处复发率（38.2% vs 38.0%，$P = 0.66$）、乳腺癌死亡率（34.4% vs 33.7%，$P = 0.31$）、全因死亡率（40.9% vs 41.2%，$P = 0.45$）均无明显差异。目前中国临床肿瘤学会（CSCO）指南建议满足以下条件之一者可选择术前新辅助治疗：①肿块较大（＞5cm）；②腋窝淋巴结转移；③Her-2阳性；④三阴性；⑤有保乳意愿，但肿瘤大小与乳房体积比例大难以保乳者。HR阳性Her-2阴性患者为术前内分泌治疗的适宜人群：需要术前治疗而又无法适应化疗的、暂时不可手术或无须手术的激素受体阳性患者，可考虑术前内分泌治疗；其余患者一般选择术前化疗。近年来，CREATX和KATHERINE研究显示，对于三阴性或Her-2阳性患者，新辅助化疗中未达到pCR，在术

后进行卡培他滨或T-DM1替代曲妥珠单抗进行治疗，能进一步降低术后复发。因此，目前建议患者在术前完成所有的新辅助化疗疗程，充分治疗后未达到pCR患者，进行术后加强治疗。

3. 内分泌治疗过程中注意骨质疏松

患者在随诊过程中骨扫描发现肋骨摄取异常，性质待定，胸部CT：左侧第5肋局限性骨质破坏，当时对骨病变的原因不清楚，考虑骨折和骨转移不除外，考虑当时在进行卵巢功能抑制剂（OFS）联合芳香化酶抑制剂（AI）的内分泌治疗，虽然已经加用维生素D和钙剂，仍然容易出现骨质丢失，进一步骨密度检查发现骨质疏松，MDT时放疗科医生认为骨病变刚好位于放疗分割线上，不除外是一个薄弱点，和放射科医生沟通并进一步阅片，考虑肋骨骨折可能性大，追问患者外伤病史，患者诉不除外存在孩子奔跑迎面冲撞可能，故加用磷酸盐。之后长期随诊，患者未再出现其余部位的骨转移，进一步证实当时的骨病变为骨折所致。

目前，骨改良药物有双膦酸盐和RANKL抗体地舒单抗。研究证明，两类骨改良药物均能增加骨密度，减少内分泌治疗相关的骨丢失，减少肿瘤骨转移引起的病理性骨折、脊髓压迫、需手术治疗或放射治疗的骨并发症等骨相关事件的发生。另外，EBCTCG荟萃研究（$n > 18\ 000$）显示，绝经后女性患者进行内分泌辅助治疗时加用磷酸盐能延长患者的DFS时间，降低乳腺癌特异的死亡率（$HR\ 0.82$，$95\%\ CI\ 0.73 \sim 0.93$，$P = 0.002$）。ABCSG-12研究显示，绝经前用OFS联合内分泌治疗患者，应用唑来膦酸也能提高患者的DFS时间。地舒单抗是否可以延长早期乳腺癌DFS时间，各项研究结果不一致（ABCSG-18和D-CARE）。

4. BRCA2基因突变的意义

抑癌基因BRCA1（17q21）和BRCA2（13q13）是染色体显性遗传，其编码的蛋白影响DNA同源修复功能。到年龄80岁时，BRCA1和BRCA2突变患者发生乳腺癌的总体风险分别为72%和69%。BRCA1和BRCA2基因突变在各民族中概率不同，亚洲人群突变概率较低，约为0.5%。有BRCA基因突变患者发生其他肿瘤的风险也增高，其中以卵巢癌的风险增高最明显。男性患者的前列腺癌和乳腺癌风险也提高，发生结肠癌的风险目前尚不十分确定。由于存在肿瘤的高风险，BRCA基因突变患者需要加强肿瘤的筛查，如BRCA突变患者建议行乳腺MRI筛查，以提高检查的敏感性。

回顾性和前瞻性观察性研究均显示，对于有遗传性乳腺癌风险的患者，降低风险性或预防性双侧乳房切除术（RRBSO）可将乳腺癌的发生率减少90%或以上，其中大多数研究针对BRCA1/2突变携带者。例如，一项大型前瞻性多中心国际研究纳入了2400余例有已知BRCA1/2突变的女性，结果显示，247例行乳房切除术的患者术后无人发生乳腺癌，而在1372例未行乳房切除术的女性中，98例（7%）发生乳腺癌。目前NCCN指南推荐BRCA1/2突变携带者接受预防性双侧乳房切除术。然而，考虑到能够有效筛查，是否实施此手术应根据患者意愿而定。

双附件切除能降低BRCA1/2突变携带者的卵巢癌风险，还能降低死亡率。至于在50岁以前实施双附件切除术是否也能降低乳腺癌风险，尤其是BRCA1突变携带者，目前尚有争议。2014年一篇Meta分析纳入3项关于*BRCA1/2*突变携带者行RRBSO的前瞻性研究，发现手术将卵巢癌发生率降低了80%（*RR* 0.19，95%CI 0.13～0.27），将全因死亡率降低了68%（*RR* 0.32，95%CI 0.27～0.38）。接受双附件切除女性仍然有发生腹膜癌的风险，目前把腹膜癌视为卵巢癌的一种表型。目前国外指南推荐对于*BRCA1/2*突变携带者，推荐在完成生育后，于35～40岁接受双附件切除，或者根据家族中卵巢癌的发病年龄个体化决定手术时机。对于*BRCA2*突变携带者，该手术可以延迟到40～45岁。建议和妇科肿瘤医生一起商量手术的必要性和手术时机。

*BRCA1*突变患者的乳腺癌类型80%为基底样型，*BRCA2*突变患者的乳腺癌病理类型无特殊。由于*BRCA*基因在DNA同源重组中的作用，PARP抑制剂和作用于DNA的铂类药物在*BRCA*突变患者中有更好的疗效。研究显示，PARP抑制剂能延长晚期*gBRCA*突变的HR阳性Her-2阴性患者的PFS，并提高患者的生活质量。含铂方案能延长晚期*gBRCA*突变三阴性乳腺癌（TNBC）患者的PFS。

5. 脑转移病变的处理

在脑转移癌的患者中，由乳腺癌引起的比例仅次于肺癌，占21%，其中Her-2阳性和TNBC患者脑转移发生率高。Her-2阳性晚期乳腺癌出现脑转移发生率为33%～55%，从诊断到出现脑转移的中位时间为30～36个月。在Her-2过表达晚期患者中，CLEOPATRA研究显示，化疗联合曲妥珠单抗和帕妥珠单抗的治疗，明显延长患者的生存时间，是目前Her-2过表达晚期乳腺癌患者一线治疗选择。在CLEOPATRA研究中，并未纳入活动期的脑转移患者。由于血脑屏障问题，抗体类药物在脑脊液中药物浓度低，对脑转移控制不利。小分子TKI包括拉帕替尼、奈拉替尼、吡咯替尼研究中都显示了对脑转移病变的控制。HERCLIMB研究显示，在多线治疗后的Her-2过表达患者中，图卡替尼对比安慰剂，明显延长了脑转移患者的PFS（9.9个月 vs 4.2个月，*P* < 0.00001）和OS，脑转移病灶的有效率也明显提高（47% vs 20%，*P* = 0.03），首先在Ⅲ期临床研究中证实了TKI类抗Her-2药物能有效控制Her-2阳性患者的脑转移病变。

（应红艳）

参 考 文 献

［1］LEE GE，MAYER EL，PARTRIDGE A. Prognosis of pregnancy-associated breast cancer［J］. Breast Cancer Res Treat，2017，163（3）：417-421.

［2］ASSELAIN B，BARLOW W，BARTLETT J，et al. Long-term outcomes for neoadjuvant versus adjuvant chemotherapy in early breast cancer：meta-analysis of individual patient data from ten randomised trials［J］. The Lancet Oncology，2018，19（1）：27-39.

［3］VON MINCKWITZ G，HUANG CS，MANO MS，et al. Trastuzumab emtansine for residual invasive Her-2 positive breast cancer［J］. N Engl J Med，2019，380（7）：617-628.

［4］EARLY BREAST CANCER TRIALISTS' COLLABORATIVE GROUP（EBCTCG）. Adjuvant bisphosphonate treatment in early breast cancer：meta-analyses of individual patient data from randomised trials［J］. Lancet（London，England），2015，386（10001）：1353-1361.

［5］GNANT M，MLINERITSCH B，LUSCHIN-EBENGREUTH G，et al. Adjuvant endocrine therapy plus zoledronic acid in premenopausal women with early-stage breast cancer：5-year follow-up of the ABCSG-12 bone-mineral density substudy［J］. The Lancet Oncology，2008，9（9）：840-849.

［6］COLEMAN R，FINKELSTEIN DM，BARRIOS C，et al. Adjuvant denosumab in early breast cancer（D-CARE）：an international，multicentre，randomised，controlled，phase 3 trial［J］. The Lancet Oncology，2020，21（1）：60-72.

［7］GNANT M，PFEILER G，STEGER GG，et al. Adjuvant denosumab in postmenopausal patients with hormone receptor-positive breast cancer（ABCSG-18）：disease-free survival results from a randomised，double-blind，placebo-controlled，phase 3 trial［J］. The Lancet Oncology，2019，20（3）：339-351.

［8］DOMCHEK SM，FRIEBEL TM，SINGER CF，et al. Association of risk-reducing surgery in BRCA1 or BRCA2 mutation carriers with cancer risk and mortality［J］. JAMA，2010，304（9）：967-975.

［9］CLAUDIA MARCHETTI，FRANCESCA DE FELICE，INNOCENZA PALAIA，et al. Risk-reducing salpingo-oophorectomy：a meta-analysis on impact on ovarian cancer risk and all cause mortality in BRCA 1 and BRCA 2 mutation carriers［J］. BMC Womens Health，2014，2014，14：150.

［10］NANCY U LIN，VIRGINIA BORGES，CAREY ANDERS，et al. Intracranial efficacy and survival with tucatinib plus trastuzumab and capecitabine for previously treated Her-2 positive breast cancer with brain metastases in the HER2CLIMB trial［J］. J Clin Oncol，2020，10；38（23）：2610-2619.

病例21 肛周佩吉特（Paget）病伴直肠癌

病历摘要

患者，男，62岁。因"肛周湿疹样皮损10余年，发现左侧腹股沟肿物3个月余，便血2周"于2015年3月就诊北京协和医院。

患者2005年发现左侧肛周皮肤湿疹样病变，伴瘙痒，病变范围约2cm，外院诊为"湿疹"，局部用药后未见明显缓解，病变范围逐渐增大。2014年12月发现左侧腹股沟黄豆大小结节，伴发热，体温最高38℃，按"淋巴结炎"治疗后未见明显好转，结节渐长至鹌鹑蛋大小。2015年2月就诊于外院，行肛周皮肤病理活检，诊断：佩吉特（Paget）病，局灶累及附属器，基底净，侧切缘不净。行左侧腹股沟淋巴结穿刺，细胞学涂片可见癌细胞；进一步行腹股沟淋巴结活检，病理诊断：局部见小灶退变的腺管样结构，免疫组化：血管内皮分化，未显示明确上皮分化，目前诊断癌证据不足。腹盆CT：直肠远端肠壁增厚，恶性病变可能性大，左侧腹股沟淋巴结肿大。盆腔平扫MR：肛门左侧皮肤病变，直肠乙状结肠交界处病变，需警惕恶性，左侧闭孔区、左侧腹股沟区多发转移淋巴结。进一步行结肠镜：直肠至乙状结肠可见一隆起型肿物（距肛门缘13～16cm），病变宽基底无活动性，表面黏膜充血、粗糙、糜烂，病变质脆触之易出血；结肠多发息肉。病理诊断：（直肠至乙状结肠）中分化腺癌，结肠黏膜腺管状腺瘤。行结肠镜检查后患者逐渐出现便中带血，自觉粪便变细，无腹痛、腹胀。既往史：2015年3月诊断为2型糖尿病，未规律治疗；无肿瘤家族史。体格检查：Karnofsky功能状态评分（KPS）90分，肛缘左侧大片湿疹样皮损约10cm×8cm（图21-1A），局部有糜烂、渗出；左侧腹股沟可触及5cm×2cm质硬淋巴结，触痛（＋）。直肠指诊：进指8cm，未触及肿块，退指有血染。

2015年3月转诊北京协和医院后，查癌胚抗原（CEA）18.33ng/ml（正常值：0～5ng/ml），糖类抗原19-9（CA19-9）、糖类抗原125（CA125）、糖类抗原242（CA242）、糖类抗原72-4（CA72-4）正常。全身骨显像：未见明显异常。会诊（外院活检病理）：（肛周皮肤）符合佩吉特病，累及皮肤附属器，底切缘净，两侧切缘可见病变；免疫组化：CDX-2（－），CK20（＋），CK7（＋），GCDFP-15（＋），HMB45（－），提示为顶浆分泌型；基因检测结果：APC 15号外显子p.T1493T（c.4479G＞A），ATM 17号外显子p.F858L（c.2572T＞C），EGFR 20号外显子p.Q787Q（c.2361G＞A），HRAS 2号外显子p.H27H（c.81T＞C），p53

4号外显子p.P72R（c.215G＞C），PDGFRA 12号外显子p.P567P（c.1701A＞G），SMAD4内含子c.955＋58C＞T。（结肠镜活检）：中分化腺癌；锯齿状腺瘤。（腹股沟淋巴结）脂肪纤维组织内可见少许异型腺管，组织有挤压，难以判断性质，不除外皮肤附属器或腺癌浸润。腹股沟淋巴结B超：左侧腹股沟多发淋巴结肿大，较大者5.8cm×2.5cm，形态欠规则，转移不除外。胸腹盆增强CT（图21-2A）：直肠壁局限性增厚，邻近脂肪间隙模糊，周围筋膜未见明显增厚，符合直肠癌改变；左侧盆腔内及左侧腹股沟多发肿大淋巴结，转移可能。

患者自2015年4月8日开始行FOLFOX方案化疗，自第1程化疗起患者肛周皮肤渗液逐渐消失，皮损范围持续缩小，便血消失。3程化疗后评估直肠占位较前明显退缩；左侧盆腔内及左侧腹股沟区多发肿大淋巴结较前缩小，评估为病情部分缓解（PR）。考虑化疗疗效好，暂缓放疗，7程化疗后评估前述病灶继续缩小（图21-1B，图21-2B），2015年8月25日于北京协和医院基本外科行直肠癌切除术，病理证实为高-中分化腺癌，病理分期为pT$_2$N$_{1a}$。2015年9月18日患者肛周佩吉特病较前加重（图21-1C），左侧腹股沟淋巴结有所增大（图21-2C），继续FOLFOX方案化疗后一度好转。遂于12程FOLFOX方案结束后序贯卡培他滨口服，但在第1程卡培他滨口服过程中患者再次出现左侧腹股沟淋巴结增大，伴局部皮肤红肿、皮温升高，此时肛周皮损未加重，重复腹股沟淋巴结活检，病理考虑为淋巴结转移性

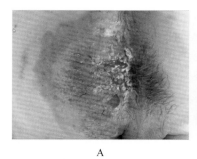 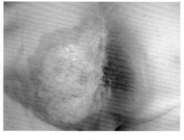 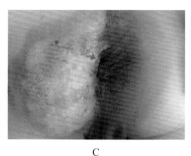

A   B   C

图21-1 肛周皮损治疗前后变化情况

A. 全身化疗前；B. 7程化疗后；C. 直肠癌术后1个月。

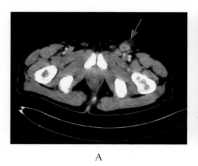 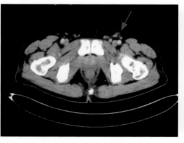 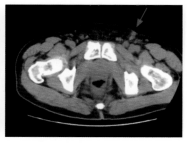

A   B   C

图21-2 腹股沟淋巴结治疗前后变化情况

A. 全身化疗前；B. 7程化疗后；C. 直肠癌术后1个月。

腺癌，免疫组化：CDX-2（－），CK20（－），CK7（＋），GCDFP-15（－），HMB45（－），S-100（－），Villin（－），AE1/AE3（＋），CEA（＋）；RAS基因检测为野生型。建议放疗科就诊，患者自行转诊外院接受西妥昔单抗＋FOLFIRI方案化疗1程，无效；更换为局部治疗（具体不详），效果不佳。于2016年7月15日去世，总生存时间为17个月。

讨　论

患者老年男性，慢性病程，临床表现为左侧肛周皮肤湿疹样病变、左侧腹股沟淋巴结肿大、直乙交界处占位，活检病理明确诊断为肛周皮肤佩吉特病（perianal Paget disease，pPD）、直乙交界处腺癌。

佩吉特病又称湿疹样癌，是一种不常见的发生于皮肤内的腺癌，可分为乳腺佩吉特病和乳腺外佩吉特病两大类。pPD发病率很低，在肛门疾病中低于1%，在所有佩吉特病中低于6.5%。好发于60～70岁，平均发病年龄为63岁。男女均可发病，好发于绝经后的白种人。常见累及区域为女性外阴、会阴部、肛周、阴囊、阴茎或耻骨区域。淋巴结转移常累及腹股沟、直肠周围、腹膜后、髂骨、主动脉周围淋巴结。远处转移则主要累及肝、骨、肺和肾上腺。虽然pPD发病率很低，但pPD伴发结直肠癌的发生率却较高（40%～60%），且两者的发病顺序可先可后，长者间隔可达10～15年，亦可同时出现。结合该患者的肛周皮肤和结肠镜病理，肛周佩吉特病与肠癌并非同一起源。另外，虽然活检标本未见明确瘤细胞，但该患者影像学高度怀疑腹股沟淋巴结转移。考虑到直乙交界处癌位置较高，极少转移至腹股沟淋巴结，而pPD若出现转移常可累及腹股沟淋巴结。因此，从来源来说，考虑腹股沟淋巴结由pPD转移而来的可能性大。

按照pPD的分期和治疗原则，应为Ⅲ期，需行腹股沟淋巴结清扫和腹会阴联合切除/局部扩大切除（表21-1）。而根据目前检查结果，该患者的直肠癌亦可行手术切除。若先行手术，因切除范围广、功能性损坏大及永久性肠造口等因素，对患者术后的某些正常功能如排便功能、排尿功能、性功能等影响较大，会严重影响患者术后的生活和生存质量。因此，经多学科团队讨论后，建议先暂缓手术，先行新辅助放化疗；若肿瘤有缩小，再考虑手术治疗。

表21-1　肛周pPD的分期与治疗

分期	定义	治疗方案
Ⅰ	Paget细胞存在于肛周表皮及附件无原发癌	局部扩大切除
ⅡA	表皮佩吉特病并发附件癌	局部扩大切除
ⅡB	表皮佩吉特病并发肛管直肠腺癌	腹会阴联合切除
Ⅲ	佩吉特病合并癌转移至区域淋巴结	腹股沟淋巴结清扫和腹会阴联合切除/局部扩大切除
Ⅳ	佩吉特病合并癌广泛远处转移	化疗、放疗、局部姑息治疗

据文献报道，化放疗和/或全身化疗如氟尿嘧啶（5-FU）、奥沙利铂＋5-FU可用于侵袭性pPD，但国内外均为个例报道，样本量较小，有待进一步研究证实。而FOLFOX方案为局部晚期及转移性直肠癌的标准化疗方案。因此，为兼顾二者的治疗，可选择奥沙利铂联合5-FU方案。需要注意的是，pPD虽恶性度较低，进展缓慢，一旦出现转移，对放化疗的效果较差。美国克利夫兰医学中心、Sloan-Kettering癌症中心和梅奥诊所提出pPD的5年总生存率大约为60%。

本文介绍了一例罕见的肛周佩吉特病伴发高位直肠癌、腹股沟淋巴结转移的病例。遗憾的是，由于光镜下形态及免疫组化结果的不典型，无法经病理明确腹股沟淋巴结转移来源，但结合临床特点和治疗疗效，高度怀疑腹股沟淋巴结转移是来自肛周佩吉特病。另外，患者术后不到1个月肛周佩吉特病复发，证实pPD伴发直肠癌诊断，即患者同时存在两种疾病，而不是因果关系。综上可知，晚期佩吉特病的治疗非常棘手，目前有效治疗药物缺乏。早期诊断，综合治疗，可能会改善患者预后。对晚期佩吉特病，尚需在治疗过程中积累更多的经验。

（王　湘）

参 考 文 献

［1］沈璟，张勤. 肛周Paget病伴腺癌1例并文献复习［J］. 中国普通外科杂志，2014，23（4）：527-529.

［2］SAHAI A，KODNER I. Premalignant Neoplasms and Squamous Cell Carcinoma of the Anal Margin［J］. Clinics in Colon & Rectal Surgery，2006.

［3］LEONARD D，BEDDY D，DOZOIS E. Neoplasms of Anal Canal and Perianal Skin［J］. Clinics in Colon and Rectal Surgery，2011，24（1）：54-63.

［4］BECK D E，FAZIO V W. Perianal Paget's disease［J］. Diseases of the Colon & Rectum，1987，30（4）：263-266.

［5］OSTER M W，MAGUN A，HERTER F P，et al. Colorectal carcinoma 15 years after the diagnosis of perianal Paget disease.［J］. Journal of Surgical Oncology，2010，12（4）：379-384.

［6］BROWN R S，MCCORMACK M，LANKESTER K J，et al. Spontaneous apparent clinical resolution with histologic persistence of a case of extramammary Paget's disease：response to topical 5-fluorouracil［J］. Cutis，2000，65（6）：331.

［7］蔡元坤，程明荣，喻德洪，中国31例肛周Paget病的临床特点［J］. 结直肠肛门外科，2008，14（3）：166-169.

病例22 胰腺导管内乳头状黏液瘤癌变

病历摘要

患者，女，53岁。因"发现胰腺占位6个月"于2012年10月20日就诊于北京协和医院。患者2011年无明显诱因出现中上腹胀痛，进食后为著，反复发作。2012年5月再次出现中上腹持续性胀痛，伴恶心、呕吐胃内容物，外院诊断为"急性胰腺炎"，予禁食水、补液、抗感染等支持治疗后好转，CT提示胰腺萎缩，胰管明显扩张，导管内乳头状黏液肿瘤（intraductal papillary mucinous neoplasm，IPMN）不除外。2012年7月超声胃镜：胰头部胰管直径约0.48cm，胰尾部胰管呈囊性扩张，胰头颈交界处胰管内可见一低回声占位，大小约1.3cm×1.2cm，诊断胰管全程扩张，IPMN不除外。2012年9月查糖类抗原19-9（CA19-9）88.9U/ml，糖类抗原242（CA242）38.3U/ml。2012年9月6日行剖腹探查＋全胰十二指肠切除＋胆囊切除、脾切除术，术中见胰颈体部胰管明显扩张，扩张胰管近端胰头内及胰颈部可分别触及一枚肿物，直径约2cm及1cm，整个胰腺质地硬，实质萎缩；探查全胰多发结节。术后病理：（胰头穿刺）找到极少许可疑瘤细胞；胰腺导管中-低分化腺癌，广泛侵犯胰体；胆总管、胃及小肠断端未见癌；淋巴结未见转移性癌。既往史：2型糖尿病。个人史、婚育史、家族史无特殊。查体无明显异常。诊断：胰腺导管中-低分化腺癌［美国癌症联合会（AJCC）8.0版分期为$pT_{1c}N_0M_0$，IA期］。

入院后完善检查：血常规、肝肾全、血癌胚抗原（CEA），CA19-9均正常。2012年10月至2013年3月行第1～6程吉西他滨单药化疗，具体为：吉西他滨1.6g静脉滴注d1、d8、d15，每4周为1程。此后定期复查血CA19-9正常，CEA 10ng/ml左右，增强CT未见明显异常（图22-1）。

2015年9月开始患者出现右腹痛，视觉模拟评分（visual analogue scale，VAS）3～5分，向后背放射，每次持续数分钟至

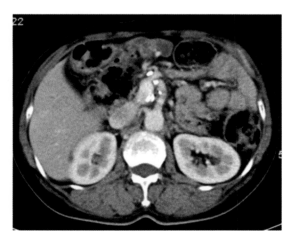

图22-1 CT示肝无病灶（2015年7月7日）

数小时。2015年11月查CA19-9 41.5U/ml，CEA 11.10ng/ml。胸腹盆增强CT（图22-2）：新见肝右叶占位性病变，恶性不除外；新见肝右叶下缘旁腹膜增厚伴软组织结节，考虑转移可能。肝区动态MRI（图22-3）：肝右后叶下段类椭圆形异常信号占位，考虑恶性病变可能；肝右叶下缘腹膜增厚，并结节影，结肠肝曲肠壁稍增厚，考虑转移瘤并结肠肝区受累不除外。PET/CT：肝右后代谢异常增高的肿物（5.6cm×3.9cm，平均SUV为5.5，最高SUV 7.8），考虑转移，病变累及相邻的肝-结肠间隙，并可能累及结肠肝曲肠壁（SUV为3.1～5.1）；中上腹肠系膜散在小结节，部分代谢增高，不除外转移可能。2016年1月行CT引导下肝穿刺活检术，涂片：真菌。病理：致密纤维组织中灶性急、慢性炎细胞浸润，部分有脓肿形成。考虑肝占位为感染所致，予以厄他培南抗感染，患者腹痛减轻。2016年2月及4月复查肝动态MRI（图22-4）示肝内肿物缩小。2016年6月再次行肝占位穿刺，病理：纤维组织显著增生，伴淋巴细胞、浆细胞及嗜酸性粒细胞浸润。此后患者定期复查，2016年12月增强

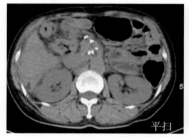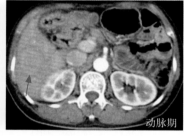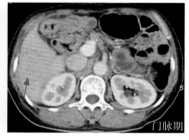

图22-2　胸腹盆增强CT（2015年11月18日）

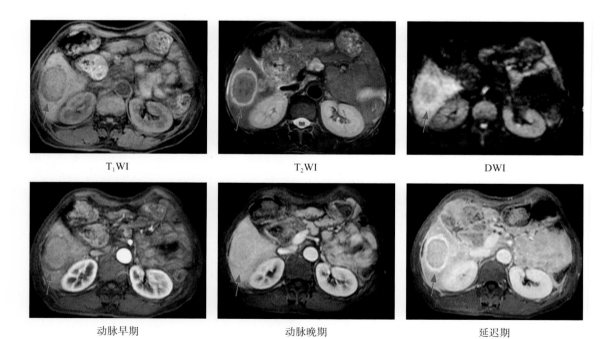

图22-3　肝动态MRI（2015年12月16日）

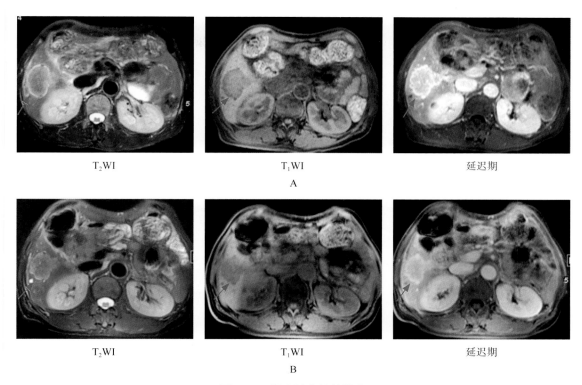

T₂WI   T₁WI   延迟期

A

T₂WI   T₁WI   延迟期

B

图22-4 肝内肿物持续缩小

A. 2016年2月26日肝动态MRI；B. 2016年4月19日肝动态MRI。

CT示肝内病灶进一步缩小（图22-5），但2017年5月复查CT（图22-6）示肝内病灶再次增大。2017年7月患者出现午后发热，体温最高37.5℃，伴夜间盗汗，可自行退热，每周出现约3次，未诊治。2017年8月发热较前加重，体温最高40℃，夜间明显，日间可下降至38℃，持续发热，伴有右侧腰背部、右侧腹部季肋区疼痛，VAS 7～8分，深吸气、改变体位时

加重，增强CT（图22-7）示肝病灶范围增大，以远肝内胆管扩张。2017年9月肝区动态MRI（图22-8）：肝右后叶下段病变明显增大（85mm×75mm）；肝右叶肝内胆管扩张，较前明显；新见门静脉右支显示不清。考虑胆系感染，予以亚胺培南抗感染后好转。后患者间断发热，最高体温37～38℃，抗感染效果不佳。定期复查肝区动态MRI（图22-9），肝内占位大小变化不显著，血CEA 10.19～20.76ng/ml，CA19-9 94.7～176.0U/ml。肝外科建议患者手术，患者对手术顾虑大。2019年11月起患者发热频率增加，至

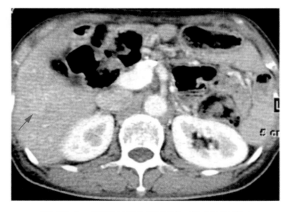

图22-5 增强CT（2016年12月30日）

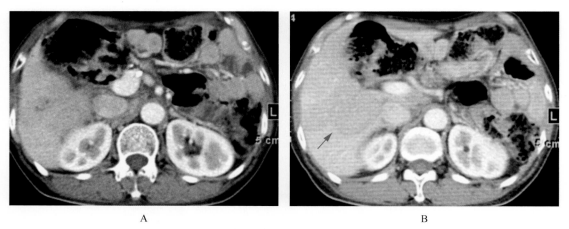

图22-6　增强CT（2017年5月26日）
A．肝内原病灶缩小，不明显；B．病灶旁新见病灶。

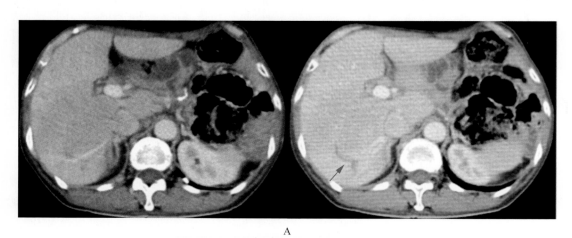

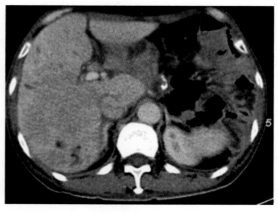

图22-7　增强CT

A．2017年8月8日增强CT示肝内病灶范围增大，以远肝内胆管扩张；B．2017年9月25日增强CT示肝内病灶范围进一步增大，以远肝内胆管扩张较前明显。

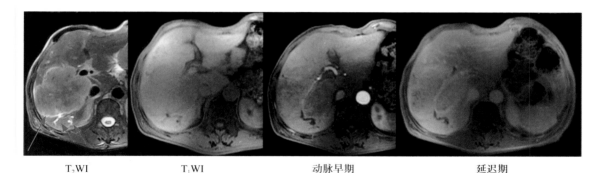

T₂WI　　　　　T₁WI　　　　　动脉早期　　　　　延迟期

图22-8　肝区动态MRI（2017年9月26日）

肝右后叶下段病变明显增大（85mm×75mm）（长箭头）；肝右叶肝内胆管扩张，较前明显（短箭头）。

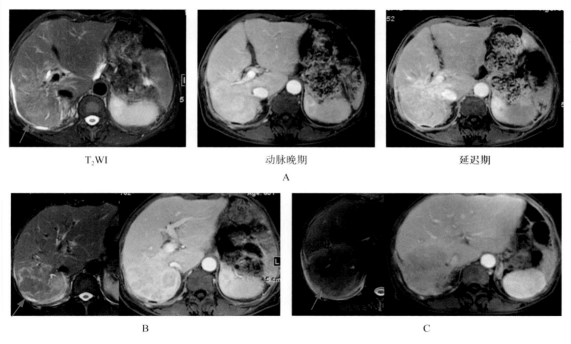

T₂WI　　　　　　　动脉晚期　　　　　　　延迟期

A

B　　　　　　　　　　　　　　　　　C

图22-9　肝区动态MRI

A．2018年9月30日；B．2019年4月24日；C．2019年11月22日。

2020年3月起持续发热，贫血，血红蛋白值最低57g/L，血小板、白细胞计数无下降。血培养：肺炎克雷伯菌。予抗感染治疗后体温下降至正常。

2020年4月28日患者突发意识不清，无发热、肢体抽搐、恶心、呕吐、尿便失禁等。胸部CT：右肺下叶感染，腹盆腔积液，肝右后叶病灶轮廓较前不规则，累及邻近膈肌及右肺下叶。静脉输注葡萄糖及抗感染治疗后患者意识有好转，此后当地医院支持对症治疗，患者无发热，2020年6月复查血清肿瘤标志物：CA19-9 1279.0U/ml，CEA 21.6ng/ml，CA242＞150ng/ml。2020年7月死亡。

讨　论

本例患者术前影像学检查及术中检查发现胰管扩张，术中见胰腺内多发病灶，疑诊IPMN癌变。IPMN是有恶变潜能的导管内上皮肿瘤，其在肉眼下可见（一般＞10mm），由产生黏蛋白的柱状细胞构成。IPMN可累及主胰管（main duct，MD）和/或分支胰管（branch duct，BD），本例患者主要累及主胰管。BD-IPMN患者发生恶性肿瘤的风险较低（10年时约为20%），而MD-IPMN患者的风险较高（约为70%）。患者术后病理检查未提及IPMN病理改变，可能与患者病变广泛有关。Kang等的回顾性研究发现，浸润性癌变比例超过50%患者预后较小于50%患者差，与胰腺导管腺癌患者相似。因此，本例患者2012年术后辅助治疗方案与胰腺导管腺癌患者相同，采用吉西他滨单药化疗。CONKO-001研究结果显示，胰腺癌术后吉西他滨单药化疗6个月较术后观察患者，无病生存期（13.4个月 vs 6.7个月），5年（20.7% vs 10.4%）及10年生存率（12.2% vs 7.7%）显著提高。此后的随机对照临床研究结果也支持单药替吉奥、吉西他滨联合卡培他滨以及mFOLFIRINOX方案用于胰腺癌辅助治疗。

胰腺癌术后复发率高。因此，本例患者2015年的影像学检查发现肝占位，首先考虑转移癌，但2次穿刺病理均未见转移癌，且2016年抗感染治疗后肝占位有缩小，此后虽肝占位再次增大，但始终未予抗肿瘤治疗，病情进展缓慢，不符合胰腺癌肝转移临床表现。尽管患者2016年第一次肝占位穿刺病理检查见脓肿，且治疗后肿物有缩小，但此后多次复查CT/MRI，肝肿物未见低密度液化坏死脓腔，2017年肿物再次增大后抗生素治疗肿物无缩小，不支持肝脓肿诊断。结合患者肝占位穿刺病理及影像学表现，应考虑炎性肌纤维母细胞瘤可能。

炎性肌纤维母细胞瘤（inflammatory myofibroblastic tumor，IMT）是由分化的肌纤维母细胞性梭形细胞组成，常伴大量浆细胞和/或淋巴细胞的一种间叶性肿瘤，病因不明，几乎在全身任何组织和器官都可发生，肺最多见。原发于肝的IMT罕见，多见于肝右叶。文献中报道的典型临床表现是发热、腹痛、乏力和体重减轻，更罕见的情况是贫血，有时还会出现肝酶水平升高，与本例患者临床表现相符。增强CT/MRI中肿瘤的强化方式可表现为全瘤均匀或不均匀强化，周边环状强化（本例），分隔强化，无强化。

肝IMT可以手术切除，这样可以进行病理检查，明确诊断，仅有少数病例在肝切除后出现局部复发或转移。也有文献报告病情自发缓解的病例。其他治疗包括类固醇激素、放疗和化疗，也有使用ALK酪氨酸激酶抑制剂（如克唑替尼）治疗伴ALK基因重排的IMT的病例报告。

本例患者反复发热原因以肿瘤压迫导致周围胆管扩张，继发胆系感染可能性大。患者2020年3月及4月影像学检查未见到短期内新增病灶，主要为炎症及渗出表现，因此考虑患者死亡原因与长期反复胆系感染，后加重出现感染性休克有关，而非肿瘤复发进展。

因此，在恶性肿瘤的诊治过程中，对于临床或影像学表现不典型的患者，应注意鉴别诊断，必要时穿刺活检，获得病理诊断，指导治疗方案的制定。

（程月鹍）

病例23　以盆腔肿物起病的胆囊癌

病历摘要

患者，女，60岁。因"上腹隐痛6个月、脐部肿物伴阴道出血1个月"于2016年3月就诊于北京协和医院。2015年8月患者出现上腹隐痛、脐部触及直径2cm结节，随后出现脐部流脓。2016年2月出现阴道出血、脐部出血。CT：胆囊结石，胆囊底周围软组织占位，2.2cm×3.6cm，与肝分界欠清；脾门多发软组织占位；脐部软组织占位；肠系膜上多发肿大淋巴结，腹腔积液（图23-1）；左侧盆腔囊实性占位（图23-2），考虑左附件来源，恶性可能。血肿瘤标志物：糖类抗原19-9（CA19-9）927U/ml，糖类抗原242（CA242）＞150U/ml，糖类抗原125（CA125）164.2U/ml，癌胚抗原（CEA）、甲胎蛋白（AFP）、糖类抗原15-3（CA15-3）（－）。PET/CT：子宫左旁见异常放射性摄取增高结节，6cm×6.7cm×8.2cm，SUV最高27.4，宫颈、子宫体放射性摄取增高，大小分别为2.9cm×3.6cm、3.5cm×2.8cm，SUV最高分别为13.3、8.5，考虑恶性病变。肝表面、胆囊窝、脾表面、右侧膈下、腹膜上、肠系膜上、肠道表面、部分肠管代谢增高灶，腹主动脉旁、肠系膜上、双侧髂血管旁、双侧腹股沟多发代谢增高淋巴结、脐部代谢增高结节，均考虑为恶性病变转移可能。腹盆腔积液。既往史：胆囊结石（充满型）20年，高脂血症15年。

2016年3月行宫颈赘生物活检，病理：（宫颈赘生物）鳞状上皮黏膜下见恶性肿瘤浸润，免疫组化：AE1/AE3（＋），CA125（＋），CK7（＋），p53（＋），PAX8（－），WT-1（－），符合低分化癌，女性生殖道来源可能大。胃镜和结肠镜均未见明显异常。腹水细胞学2次均未找到瘤细胞。考虑卵巢癌Ⅳ期可能性大，2016年3月至4月给予紫杉醇联合卡铂（TC）方案化疗2程。2016年5月10日行剖腹探查＋肿瘤细胞减灭术（全子宫、双附件＋大网膜＋横膈肿物＋胆囊＋脾＋右半结肠＋脐部切除术和盆腹腔淋巴结清扫）。病理：胆囊腺鳞癌，浸透胆囊全层并侵犯肝组织；子宫下段、双卵巢、肚脐、直肠前壁、膈肌、网膜组织、结肠和脾脏均见癌浸润，淋巴结转移癌（5/43）。免疫组化：CDX2（－），CK17（＋），CK20（－），CK7（＋），ER（－），GATA3（－），MUC1（＋），MUC5AC（＋），PAX-8（－），PR（－），WT-1（－），p40（部分＋）。诊断为：胆囊腺鳞癌$T_4N_2M_1$，ⅣB期。

2016年6月至2016年11月行奥沙利铂联合吉西他滨（GEMOX）方案化疗5程。2程和5

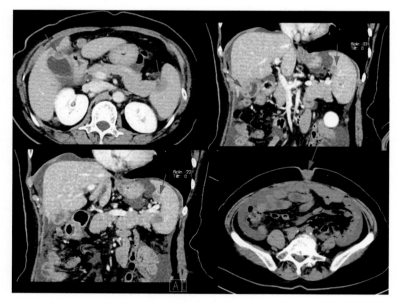

图23-1　CT（2016年2月15日）

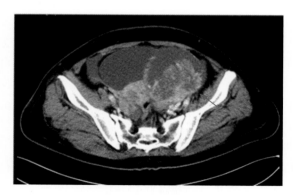

图23-2　左附件囊实性占位

程后评估为病情稳定，休疗。2017年1月肝门淋巴结、右侧腹股沟及盆腔淋巴结转移。2017年3月至2017年4月行奥沙利铂联合替吉奥（SOX）方案，2程后评估为病情进展。2017年4月至2017年8月行吉西他滨联合顺铂（GP）方案6程，4程后评估为病情稳定，6程后病情进展。2017年11月行仑伐替尼治疗，2018年3月出现梗阻性黄疸，病情进展死亡，总生存期2年。

讨　　论

本例诊断难点是患者起病以脐部肿物出血、阴道出血为主要表现，影像学提示病灶主要位于盆腔，腹盆腔表面广泛受累，胃肠镜检查排除胃癌和肠癌，经阴道活检为低分化癌，一度诊断妇科肿瘤并给予新辅助化疗，手术最终确诊为胆囊腺鳞癌。

　　胆囊癌（gall bladder cancer，GBC）是一种胆道系统肿瘤（biliary tract cancer，BTC），胆囊癌的发病与慢性胆囊疾病和胆石症相关，女性更常见，是男性患者的 2～6 倍。胆道系统肿瘤全球发病率和死亡率不断上升，其中胆囊癌的发病率呈上升趋势。根治性手术切除可能是胆道系统肿瘤目前唯一有效的治疗方法，但仅约 10% 的患者可以施行根治性切除术，经手术切除的患者 5 年生存率为 8%～40%。2010 年《新英格兰医学杂志》发表 UK ABC-02 研究的结果，奠定了吉西他滨联合顺铂作为 BTC 一线化疗的地位。

　　胆囊癌大多数（接近 90%）是腺癌。本例患者为腺鳞癌，既有腺癌成分又有鳞癌成分，这种病理类型比较罕见。由于胆囊解剖位置的特殊性和早期胆囊癌症状非特异性，该病在诊断时通常已处于进展期，出现血管、淋巴或神经侵袭。随着肿瘤生长，常常会扩散至胆囊外，侵犯邻近器官，特别是肝。本例患者以肚脐转移、盆腔转移为首发症状，比较罕见。查阅文献，胆囊癌的播散有几种途径：直接侵犯、淋巴转移、血行转移和腹膜播散转移。浆膜侵犯的患者较大可能性发生腹膜转移，容易在切口部位及腹腔镜穿刺部位种植。在尸检中，60% 的胆囊癌患者存在腹腔种植转移，这反映出胆囊癌出现跨浆膜种植的概率较高。脐周转移又称 Sister Mary Joseph 结节，较少见。既往报告 250 例胆囊癌术后患者中仅有 1 例出现肚脐转移。肚脐转移有几种转移途径，最常见的途径是通过浆膜下淋巴管逆行，上可达腋淋巴结、主动脉弓旁淋巴结，下可至腹股沟淋巴结；还可通过内乳静脉、脐尿管、附脐静脉等转移。各种肿瘤发生肚脐转移的概率为 1%～3%，主要为腹腔肿瘤，52% 脐部转移癌来源于为胃肠道，28% 为生殖系统，还可以来源于肺癌、乳腺癌、淋巴瘤、黑色素瘤等。最常发生肚脐转移的肿瘤依次为胃、结肠、直肠、胰腺、胆管，女性更易发生肚脐转移。肚脐转移癌的病理类型多数为腺癌，可达 75%。胆囊癌卵巢转移也较为少见，可表现为盆腔包块，既往回顾性研究报道胆管癌卵巢转移发生率大概为 6%。

　　患者确诊后一线吉西他滨联合奥沙利铂方案化疗，无进展生存时间达到 8 个月，接受二线和三线化疗，以及四线多靶点药物仑伐替尼治疗后总生存期达到 2 年，超过了晚期胆囊癌中位 8～10 个月的生存期。胆囊癌尚缺乏标准的二线及二线以上治疗方案，目前在基因检测为基础的精准治疗的指导下，正在开展化疗、靶向联合免疫治疗胆道系统肿瘤的多项临床研究，期待未来有更多的研究结果能够改变其治疗的困境。

（管　梅）

参 考 文 献

[1] GUPTA M，RASTOGI N，LAL P. Carcinoma of the gallbladder with unusual umbilical metastasis [J]. Lancet Oncol，2003，4（5）：319-320.

[2] AL-MASHAT F，SIBIANYAM. Sister Mary Joseph's nodule of the umbilicus：is it always of gastric origin? A review of eight cases at different sites of origin [J]. Indian J Cancer，2010，47（1）：65-69.

[3] ALBORES-SAAVEDRA J. Atlas of Tumor Pathology（Second Series）. Armed Forces Institute of Pathology [M]. Washington，1986.

病例24　胆管癌多线治疗

病历摘要

患者，女，63岁。因"腹痛、腹胀、皮肤巩膜黄染2周"于2016年1月就诊于北京协和医院基本外科，查肝功能：谷丙转氨酶322U/L，总胆红素223.9μmol/L，直接胆红素183.0μmol/L。血清肿瘤标志物：糖类抗原19-9（CA19-9）39.8U/ml。磁共振胰胆管造影（MRCP）及增强CT：胆总管胰内段占位。2016年2月29日行胰十二指肠切除术。病理：胆总管中低分化腺癌，浸透胆总管壁达周围胰腺组织，断端均未见特殊；淋巴结未见转移（胰周0/2，小肠0/1，胃大弯0/4，胃小弯0/2）；免疫组化：CDX-2（＋），MLH-1（＋），MSH-2（＋），MSH-6（＋），MUC1（－），MUC2（－），MUC5AC（＋），MUC6（＋），p504（－），PMS-2（＋）。病理分期：$pT_3N_0M_0$，ⅡA期。术后未行辅助治疗。

2017年6月行PET/CT：右腹壁转移，肝转移，肝门区和左锁骨上淋巴结转移。左锁骨上淋巴结穿刺活检，病理：高－中分化腺癌，结合病史来源于胆管。查体：卡氏体力评分（KPS）80分，体表面积$1.63m^2$，左侧锁骨上可及1.5cm淋巴结，活动度差。右下腹部可及直径约8cm包块。2017年7月至2018年2月奥沙利铂联合吉西他滨（GEMOX）方案化疗8程，2程后评估为部分缓解（PR），转移灶长径之和缩小37.5%，4程后继续PR，8程后改为卡培他滨维持治疗5个月。2018年4月25日至6月15日同步放化疗，腹壁转移灶区域放疗Dt 55Gy/25f，腹壁转移灶区补量Dt 10Gy/5f。

2018年9月PET/CT：腹壁转移灶缩小；新见左锁骨上区、肝被膜下、腹膜后、腹主动脉旁、大网膜上、盆壁腹膜淋巴结转移。2018年10月至2018年12月GEMOX方案化疗3程，3程后评估为病情进展（PD）。组织基因检测：TP53、CDK6、FCGR2A基因突变，未见EGFR、RAS、ROS-1、Her-2和ALK等基因突变，微卫星稳定型（MSS），肿瘤突变负荷（TMB）4.0Muts/Mb。患者一般情况恶化，腹腔感染、梗阻性黄疸、消化道出血，未能再进行抗肿瘤治疗，总生存期38个月。

讨　　论

胆总管癌属于肝外胆管细胞癌（extrahepatic cholangiocarcinoma，ECC），手术切除后转移风险很高，常见转移部位包括腹盆腔淋巴结、手术切口和大网膜，一旦出现复发转移预后极差。本例患者中年女性，确诊为胆总管癌，以梗阻性黄疸起病，行胰胆管根治性切除手术，术后分期ⅡA期，很遗憾术后未行辅助化疗。本例患者术后15个月发生多发转移，一线化疗GEMOX方案最佳疗效达到PR，序贯卡培他滨同步局部放疗，中位无进展生存期（PFS）接近14个月，明显优于ABC-02研究的吉西他滨联合顺铂（GP）方案的中位PFS8个月。胆管癌的二线标准治疗尚未明确，本例患者再次挑战GEMOX方案无效表明胆管癌二线应该探索新的治疗方案。

胆道系统肿瘤是发生于胆道系统上皮细胞的恶性肿瘤，组织学主要为腺癌。根据起源部位的不同分为肝内胆管癌、肝门周围胆管癌、肝外胆管癌和胆囊癌。胆管癌在所有恶性肿瘤中占比不到1%，在消化道恶性肿瘤中占3%，属于罕见肿瘤。目前手术切除是唯一根治性的治疗方法，但仅10%的患者可以施行根治性切除，术后5年生存率为8%～40%。由于胆管癌根治性手术后局部复发及远处转移发生率居高不下，因而有必要进行术后辅助治疗。一项荟萃分析研究纳入从1960年至2010年20项研究的6712名胆管癌患者，总体辅助治疗对比单纯手术对患者总生存率的改善不显著，各组分析发现术后辅助化疗、辅助放化疗获益，只有单纯辅助放疗不获益。切缘阳性和淋巴结阳性的患者从辅助治疗中获益最多，该研究支持胆管癌患者术后辅助治疗。2019年发表的更大规模的胆管癌辅助化疗荟萃分析，涉及35项临床研究，纳入42917例患者，与单纯手术治疗相比，术后辅助化疗或放化疗均可显著提高患者的总体生存率（$HR = 0.74$；$P < 0.001$），也建议胆管癌患者术后辅助治疗。2017年美国临床肿瘤学会（ASCO）报告的英国3期BILCAP研究比较胆管癌根治性术后卡培他滨辅助化疗和单纯的观察，采用卡培他滨1250mg/m^{2}每日2次，连续口服14天休息7天，重复8周期，纳入447例患者，84例肝内胆管癌（19%）、128例肝门部胆管癌（28%）、156例肝外胆管癌（35%）、79例胆囊癌（18%）。38%患者R1切除，54%患者淋巴结转移。虽然在倾向性治疗的患者集（447例患者）与对照组相比，卡培他滨组的生存期没有获得显著性差异，但在协定治疗的患者集（430例患者）中，卡培他滨辅助化疗组与对照组的总生存期有显著差异（53个月 vs 36个月，$HR = 0.75$，$P = 0.028$），化疗组中位无复发生存期（RFS）为25.9个月，观察组为17.4个月。卡培他滨安全可耐受，最常见的不良反应为手足红疹。因此，卡培他滨成为胆管癌辅助化疗的标准方案。随着对肿瘤发生过程的分子机制认识的不断加深，以IDH突变、FGFR2融合为代表的靶向治疗在2019年以来取得了显著进展，2020年4月美国食品药品监督管理局（FDA）批准Pemigatinib治疗既往接受过治疗的携带FGFR2融合或重排的胆管癌。微卫星高度不稳定（MSI-H）患者推荐使用免疫检查点抑制剂治疗，针对BRAF、NTRK、Her-2等靶点的靶向治疗也在积极进行中，当前国内免疫治疗联合靶向、化疗也曙光初现，鼓励更多的晚期胆管癌患者进行肿瘤分子病理检测，参加新药临床研究，将来为患者提供更多更好的治疗方案。

（管　梅）

参 考 文 献

［1］JARNAGIN WR，SHOUP M．Surgical management of cholangiocarcinoma［J］．Semin Liver Dis，2004，24：189-199.

［2］PATEL T．Worldwide trends in mortality from biliary tract malignancies［J］．BMC Cancer，2002，2：10.

［3］HORGAN AM，AMIR E，WALTER T，et al．Adjuvant therapy in the treatment of biliary tract cancer：a systematic review and meta-analysis［J］．J Clin Oncol，2012，30（16）：1934-1940.

［4］PRIMROSE JN，FOX RP，PALMER DH，et al．Capecitabine compared with observation in resected biliary tract cancer（BILCAP）：a randomised，controlled，multicentre，phase 3 study［J］．Lancet Oncol，2019，20（5）：663-673.

病例25 先天性胆管囊肿癌变

病历摘要

患者，女，47岁。因"胆管癌术后1年余，肝转移7个月"于2018年3月就诊于北京协和医院。2008年患者出现腹部胀痛，以右上腹为主，伴右肩背痛。2016年12月腹痛频率较前增加，每次持续1～2小时。2016年12月腹部增强CT＋三维重建：先天性胆管囊肿（Ⅳa型）；部分胆管壁增厚伴强化，胆囊管壁略厚（图25-1）。2017年1月6日行胆囊切除、胆管囊肿切除及肝十二指肠韧带淋巴结清扫。术后病理：（肝外胆管囊肿）中分化腺癌，浸透囊肿壁达周围纤维脂肪组织，距肝门处断端小于1mm；淋巴结显慢性炎（0/4）。术后PET/CT：未见异常。2017年2月行28次术区局部放疗。2017年9月血清肿瘤标志物水平升高（具体不详）；PET/CT：肝右叶转移。2017年11月9日行肝肿瘤射频消融术。术后肿瘤标志物水平下降；肝MRI呈现消融术后改变。2018年3月肝转移进展。既往史：先天性胆管囊肿。查体：体表面积1.59m^2，美国东部肿瘤协作组（ECOG）活动状态评分0分，心肺腹查体无殊。诊断：先天性胆管囊肿癌变、胆管癌（pT$_2$N$_0$M$_0$，ⅠB期，R1切除）伴肝转移。2018年4月至2018年5月一线化疗给予吉西他滨联合奥沙利铂方案2程，出现2级中性粒细胞和血小板减少，疾病进展时间（PFS）2个月。2018年5月至2018年10月二线化疗给予吉西他滨联合替吉奥方案，2程和4程后评估病情稳定，改为替吉奥维持治疗2程，出现2级胃肠道反应停

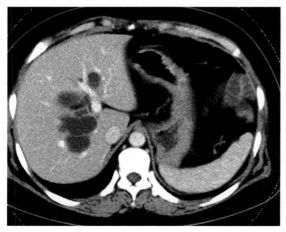
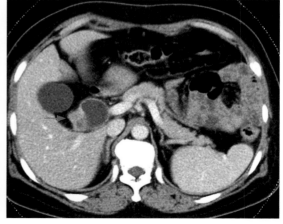

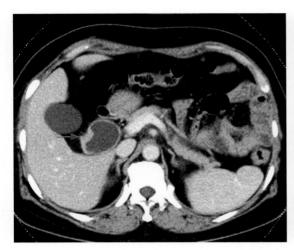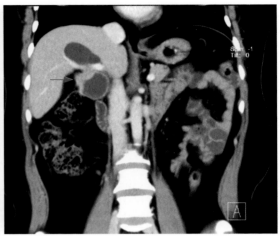

图25-1　CT图像（2016年12月21日）

药，PFS5个月。2018年11月至2019年1月三线给予阿帕替尼口服治疗，最佳疗效为疾病稳定，PFS2个月。2019年1月至2019年3月四线给予安罗替尼口服治疗，PFS2个月。2019年4月至2019年7月五线给予紫杉醇联合顺铂化疗3程，评估为病情进展，PFS2个月。

患者肝外胆管癌术后放疗、介入治疗后、首次化疗后，出现4次高热，胆系感染主要是细菌感染，常见的菌群有大肠埃希菌、肠球菌和厌氧菌，给予三代头孢类或者碳青霉烯抗生素和甲硝唑抗感染4～14天后感染控制。2次化疗后均给予患者预防性升白细胞治疗，此后患者胆道感染次数明显减少。

讨　　论

本例胆管癌患者有先天性胆管囊肿病史，胆管囊肿是肝内胆管癌的高危因素。由于胆管囊肿，影像上对肝内病灶的良恶性鉴别会产生干扰，造成诊断和治疗的延误。

胆道系统肿瘤（BTC）是预后很差的肿瘤，与BTC相关的基因改变及晚期BTC靶向药物治疗的研究越来越受到关注。研究发现，不同部位的BTC基因突变情况有所不同，IDH1/2、BAP1和FGFR在肝内胆管癌中更常见。而KRAS和TP53突变在肝外胆管癌和胆囊癌中更为常见。BTC的危险因素很多，包括胆石症、慢性病毒和寄生虫感染、原发性硬化性胆管炎和纤维多囊性肝病（如胆管囊肿）等。国外文献报告，原发性硬化性胆管炎和纤维多囊性肝病是主要危险因素，对于未经治疗的胆管囊肿患者，胆管细胞癌的总体发病率高达15%～28%，发病中位年龄32岁。胆管囊肿是发生于胆道系统任意位置的单个或多发囊性扩张，分为5型（图25-2）。其中Ⅰ型和ⅣA型是最常见的，也是恶性肿瘤风险较高的。大多数胆管囊肿患者在10岁前出现临床表现，典型表现包括腹痛、黄疸和可触及肿块三联征，多数患者只有三联征中的1～2项表现，成年人常见临床表现是疼痛、发热、恶心、呕吐和黄疸。存在梗阻性结石、狭窄或恶性肿瘤时，肝血清学检查结果通常呈胆汁淤积性增多（碱性

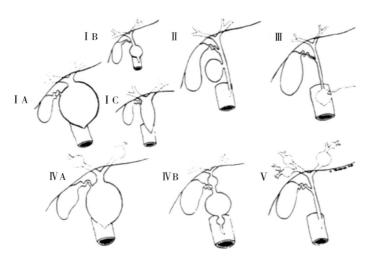

ⅠA型：胆总管、部分或全部肝总管、左右肝管的肝外部分出现囊性扩张。胆囊管和胆囊从扩张的胆总管发出。

ⅠB型：肝外胆管局灶节段性扩张（常为胆总管远端）。

ⅠC型：全部肝外胆管平滑地梭形（与囊性不同）扩张。扩张通常从胰胆管汇合部延伸到左右肝管的肝外部分。

Ⅱ型：是肝外胆管的真性憩室，其可能起自肝外胆管的任意部位。

Ⅲ型：胆总管囊肿。

ⅣA型：肝内和肝外胆管均囊性扩张。ⅣA型是第2常见的胆管囊肿，常伴有明显的胆管直径变化和/或肝门部胆道狭窄。

ⅣB型：肝外胆管多发囊肿但无肝内胆管囊肿。

Ⅴ型：特征为肝内胆管一处或多处囊性扩张，无肝外胆管病变。肝内胆管多发囊性扩张称为Caroli病。

图25-2 Todani胆管囊肿分类

资料来源：SAVADER SJ，BENENATI JF，VENBRUX AC，et al.Choledochal cysts: classification and cholangiographic appearance［J］.Am J Roentgenol，1991，156（2）：327-331.

磷酸酶、γ-谷氨酰转肽酶和胆红素相对转氨酶发生不成比例的升高）。腹部超声、内镜下逆行性胰胆管造影（ERCP）或磁共振胰胆管造影（MRCP）证实囊肿与胆道系统相通，可确诊胆管囊肿。国内最大宗的研究来自北京大学第一医院回顾性分析，回顾34年间（1965年10月～1999年6月）收治成年人胆管囊肿128例，合并癌变者24例（19%），男：女为1∶3.8，中位年龄37.6岁，16例胆管囊肿癌变者有完整数据，其中9例姑息切除者1例术后生存1.7年，其余8例均在数个月内死亡。7例根治性切除术后的患者，1例失访，3例已分别健康存活12年、7年和6.5年。3例死亡，其中1例是术后2年死于卵巢癌，另2例也分别存活了3年和5年。本例患者45岁发现胆管囊肿出现癌变，比文献报告的中位年龄晚一些，手术切除病理证实在胆管囊肿的基础上发生肝外胆管癌变，R1切除，术后局部放疗。10个月后肝转移，局部射频消融，后续全身系统治疗，总生存期超过30个月。由于胆管囊肿有明显的胆管直径变化，常常会伴有严重并发症，如胆管狭窄、结石形成、胆管炎、囊肿破裂和继发性胆汁性肝硬化等。本例患者治疗过程中反复出现胆道感染，保持胆道通畅，化疗后及时给予预防性升高白细胞的治疗，可能会降低患者感染的风险。

（管　梅）

参 考 文 献

［1］乔歧禄，赵建勋，杨尹默，等. 成人胆管囊肿癌变24例报告［J］. 中华肝胆外科杂志，2000，12（6）：413-415.

［2］KHAN SA，THOMAS HC，DAVIDSON BR，et al. Cholangiocarcinoma［J］. Lancet，2005，366：1303.

［3］SCOTT J，SHOUSHA S，THOMAS HC，et al. Bile duct carcinoma：a late complication of congenital hepatic fibrosis. Case report and review of literature［J］. Am J Gastroenterol 1980，73：113.

［4］LIPSETT PA，PITT HA，COLOMBANI PM，et al. Choledochal cyst disease. A changing pattern of presentation［J］. Ann Surg，1994，220：644.

［5］SØREIDE K，SØREIDE JA. Bile duct cyst as precursor to biliary tract cancer［J］. Ann Surg Oncol，2007，14：1200.

［6］SAVADER SJ，BENENATI JF，VENBRUX AC，et al. Choledochal cysts：classification and cholangiographic appearance［J］. Am J Roentgenol，1991，156（2）：327-331.

病例26 卵黄囊瘤肝转移

病历摘要

患者，男，53岁。因"间断发热1年余，发现肝占位3个月"于2019年9月就诊于北京协和医院。患者2018年起无诱因出现间断低热，体温最高37.8℃，每次持续约1周，每3～4个月发作一次，口服非甾体抗炎药可好转。2019年6月再次低热伴背部疼痛，无腹痛、黄疸，无恶心、呕吐等，1个月内明显消瘦，于当地医院查腹部CT发现右肝占位。血清肿瘤标志物：甲胎蛋白（AFP）7443ng/ml，糖类抗原125（CA125）39.55U/L，神经元特异性烯醇化酶（NSE）105.8ng/ml。超声造影：肝右叶多发占位，分别为11.8cm×10.1cm、4.2cm×3.1cm，考虑肝癌可能性大。腹部增强CT：肝右叶多发少血供肿物，较大约10cm×8.2cm；予以穿刺活检，病理：肝细胞肝癌可能。2019年9月就诊于北京协和医院，查血清肿瘤标志物：AFP 19 883.0ng/ml，CA125 103.9U/L，癌胚抗原（CEA）、CA19-9正常。腹部超声：肝实性占位伴坏死（15.5cm×15.2cm），胆囊壁增厚性改变。胸部CT平扫：左肺上叶舌段、右肺中叶少许索条影。腹部增强CT（图26-1）：肝右叶肿物影（16.3cm×13.0cm），恶性病变可能性大，未见明确肿大淋巴结。既往史：发现乙型肝炎3个月（小三阳，外周血未检测到HBV-DNA），未规律诊治。个人史：吸烟30年，7支/天；饮白酒30年，100ml/d。家族史：父亲因胆囊癌去世。体格检查：美国东部肿瘤协作组（ECOG）评分0分，全身浅表淋巴结未及肿大，双肺呼吸音清，未闻及干湿啰音，心律齐，各瓣膜区未闻及病理性杂音，腹软，肝脾肋下未及，双下肢不肿。

入院后完善术前评估：血常规、肝肾功能、凝血功能等均正常，肝功能Child-Pugh评分：A级。2019年9月20日行右半肝＋胆囊切除术，术中见右肝后叶质韧肿物，直径约15cm，与膈肌、肾周脂肪囊等周围组织粘连，下腔静脉与肿物粘连。术后病理（图26-2）：（右半肝）结合免疫组化，病变符合卵黄囊瘤；切缘未见肿瘤。免疫组化：SALL4（＋），AE1/AE3（＋），GPC-3（＋），Hepatocyte（－），Ki-67指数60%，TTF-1（部分＋），CD34（－），AFP（散在＋），CD10（＋），CD30（Ki-1）（－），Ber-EP4（－），CK20（－），CK7（胆管＋），CK8（＋），EMA（－），PLAP（－）。

患者术后恢复可，未再发热。术后1个月复测血清肿瘤标志物：AFP 68.2ng/ml，CA125 41.6U/ml。胸腹盆增强CT（图26-3）：右半肝切除、胆囊切除术后改变，邻近包裹性积液，肝门区及胃体大弯侧略增大淋巴结影，短径最大约10mm，纵隔及右心膈角区多发小淋巴结影。并完善阴囊超声、头MRI未见异常。

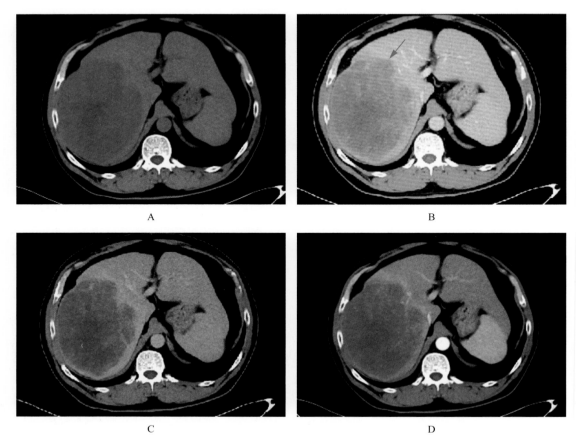

图26-1　腹部增强CT
A. 平扫期；B. 动脉期；C. 门脉期；D. 延迟期。

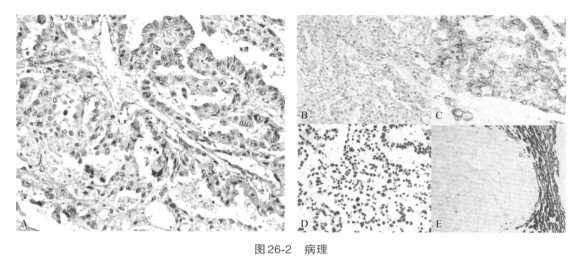

图26-2　病理
A. HE染色；B～E. 免疫组化［B. AFP（＋），C. Glypican（＋），D. SALL（4＋），E. Hepatocyte（－）］。

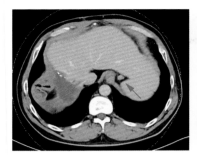
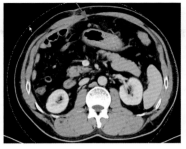
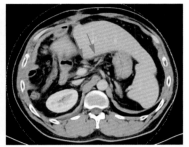

图26-3 化疗前胸腹盆增强CT

术后行4程EP方案化疗，具体为：依托泊苷100mg/m² 静脉滴注d1 ～ d3，顺铂20mg/m² 静脉滴注d1 ～ d3，q3w，化疗期间发生1级恶心、呕吐，4级中性粒细胞减少。2程后复测血AFP水平即降至正常（4.1ng/ml）。腹腔淋巴结在第2程化疗后即见明显缩小，此后规律复测血AFP均在正常范围，复查胸腹盆CT（图26-4）未见复发进展，持续完全缓解至今。

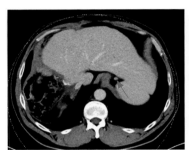
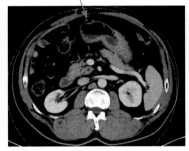
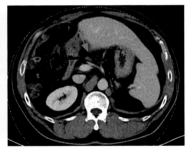

图26-4 化疗后胸腹盆增强CT

讨　论

本例患者具有慢性乙型肝炎病毒感染史和酗酒史，肝细胞肝癌（HCC）似乎是可能性最大的诊断。术前经皮肝穿刺活检的组织学病理诊断为HCC，故该诊断更显得十分明确。然而，手术病理显示肿瘤呈现出网状和微囊样生长模式，符合卵黄囊瘤的特殊形态，免疫组化中AFP、glypican 3和SALL4等生殖细胞标志物呈阳性，而肝细胞标志物呈阴性，故术后更正诊断为卵黄囊瘤。胸腹盆CT和阴囊超声等检查除外了其他部位的卵黄囊瘤，使得原发性肝卵黄囊瘤的诊断得以确立。该患者接受了4个周期的辅助化疗后长期无病生存。

性腺外生殖细胞肿瘤是一种少见的肿瘤，主要发生在中线结构周围。肝原发性卵黄囊瘤极为罕见。第一例是Hart于1975年报告的18个月大的儿童。Wong等人回顾了前7例成年人病例，认为女性、囊性肝病变、年轻和AFP水平高（3000ng/ml以上）是卵黄囊瘤的特征。

然而，明确诊断依赖于特征性的组织学发现和免疫组化。临床实践中最有用的卵黄囊瘤标志物是AFP、Glypican-3和SALL4。同时，ZBTB16由于其敏感性和特异性，最近被认为是可能的免疫组化标志物。

性腺外生殖细胞肿瘤的确切病因尚不清楚。有研究表明，性腺外生殖细胞肿瘤是一个独特的肿瘤，其生物学和行为与性腺内的生殖细胞肿瘤不同。性腺外生殖细胞瘤具有恶性行为，通常对化疗反应良好。如能早期发现，通过化疗、手术等治疗手段，可以使一些病例获得很好的疗效。肝卵黄囊瘤的放射学表现是非特异的，这使得组织病理学的诊断至关重要。鉴别诊断需要除外肝细胞肝癌，特别是合并乙肝病毒感染的患者。

甲胎蛋白正常情况下在妊娠期由胎儿肝和卵黄囊产生。甲胎蛋白水平升高的疾病的常见鉴别诊断包括肝细胞肝癌、生殖细胞肿瘤、消化道癌肝样分化（如肝样胃癌）等，病理是诊断和鉴别诊断的金标准。肝占位且合并基础乙肝病毒感染，血AFP水平显著升高＞500ng/ml，符合肝细胞肝癌的临床诊断，但典型肝细胞肝癌在增强CT扫描动脉期表现为富血管性，当影像呈现为少血供肿物，进行超声或CT引导下经皮穿刺活检有助于鉴别诊断，但正如本例，穿刺活检病理可能受限于有限取材或穿刺到坏死部位的影响，并未得出正确的病理结论，肝占位切除术后大病理仍是确诊的关键。本例是原发于肝的罕见类型肿瘤，也是生殖细胞肿瘤罕见的原发部位，值得大家在临床诊疗过程中加以警惕。

（李孝远）

参 考 文 献

［1］WR H．Primary endodermal sinus（yolk sac）tumor of the liver．First reported case［J］．Cancer，1975，35（5）：1453-1458．

［2］NA W，H DC，RE B，et al．Primary yolk sac tumour of the liver in adulthood［J］．Journal of Clinical Pathology，1998，51（12）：939-940．

［3］A R，I C，M M，et al．Extragonadal germ cell tumors：not just a matter of location．A review about clinical，molecular and pathological features［J］．Cancer Medicine，2019，8（16）：6832-6840．

［4］JS W，W S，RA O，et al．Successful treatment of a primary endodermal sinus tumor of the liver［J］．Cancer，1992，70（9）：2260-2262．

病例27 颅内生殖细胞瘤

病历摘要

患者，女，22岁。因"多饮多尿9年，鞍区占位伽马刀治疗后2年半"于2013年4月就诊于北京协和医院。患者2004年（13岁）无明显诱因出现多饮多尿，每日饮水量4000～5000ml，尿量4000～8000ml，夜尿2～3次，伴食欲差、消瘦，未诊治。2009年（18岁）因身高矮、性发育延迟（无乳房发育、无月经初潮）就诊于外院，体格检查：外阴幼女型，性激素：睾酮（T）0.43nmol/L，雌二醇（E2）128.2pmol/L，促黄体生成素（LH）＜0.07mIU/ml，催乳素（PRL）56.71ug/L，卵泡刺激素（FSH）＜0.3IU/L，黄体酮（P）＜0.48nmol/L，予雌激素、孕激素行人工周期治疗6个月，停药后仍无正常月经来潮。遂于外院查染色体为46 XX；鞍区增强MRI见鞍区占位，强化明显，病灶呈实性。此后患者逐渐出现右眼视力下降，伴恶心、怕冷、乏力、情绪易波动，无头痛、呕吐，无肢体活动不利等。2010年（19岁）复查脑MRI示病灶明显扩大，脑脊液甲胎蛋白（AFP）0.01ng/ml，遂于外院行伽马刀治疗，右眼视力未改善，此后规律口服醋酸去氨加压素、泼尼松、左甲状腺素片、雌二醇片/雌二醇地屈孕酮片，体重渐增加，乳房逐渐发育。2011年（20岁）开始就诊于北京协和医院，查β绒毛膜促性腺激素（βHCG）、AFP、癌胚抗原（CEA）正常范围，脑脊液βHCG 6mIU/ml，AFP、CEA正常。鞍区MRI（图27-1）：垂体大小约13.3mm×5.5mm×8.7mm，腺垂体小，高度约4mm，形态欠均匀，增强后强化不均匀。2013年（22岁）复查鞍区MRI（图27-2）：垂体大小约15.6mm×10.6mm×10mm，上缘膨隆，下缘平坦，垂体信号尚均，垂体柄前后径约3.1mm，居中，增强后垂体强化低，视交叉和海绵窦未见明显异常，垂体后叶短T_1信号未见显示，考虑垂体体积较前增大。2013年4月8日于北京协和医院神经外科行经鼻蝶入路神经内镜下鞍区占位切除术，术中于垂体后方见白色鱼肉样肿瘤组织，予仔细刮除，术中切除肿瘤约12mm×8mm×6mm。术后病理：（鞍区）符合垂体生殖细胞瘤，免疫组化：AE1/AE3（少许＋），CD117（＋），PLAP（＋），CD30（Ki-1）（－），CgA（－），S-100（－），Syn（－），p53（－），Ki-67指数15%。特殊染色：PAS染色（＋）。既往史、个人史、家族史无特殊。体格检查：身高155cm，体重36.5kg，体表面积（BSA）1.33m²，卡氏功能状态评分（KPS）100，美国东部肿瘤协作组（ECOG）评分0分，发育欠佳，双乳Ⅴ期，乳头内陷，乳晕色浅，阴毛Ⅱ期，腋毛仅1～2根，浅表淋巴结未及，双肺清，心律齐，腹软，双下肢不肿。

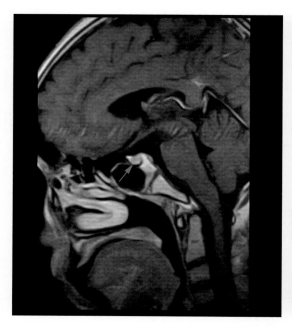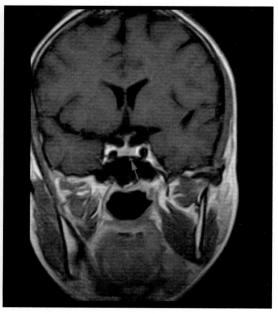

图27-1 鞍区MRI（2011年11月7日）

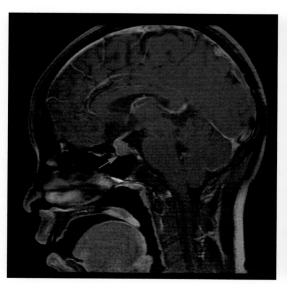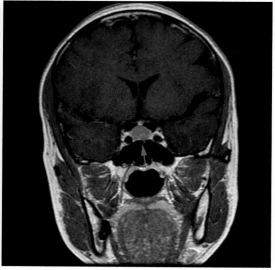

图27-2 术前鞍区MRI（2013年3月11日）

入院后完善检查，血尿便常规、生化、凝血等大致正常。血清肿瘤标志物：βHCG、AFP等均正常。血总皮质醇0.60μg/dl，甲状腺功能：游离三碘甲状腺原氨酸（FT$_3$）、游离甲状腺素（FT$_4$）正常，促甲状腺激素（TSH）0.044μIU/ml。性激素：T＜0.087nmol/L，余大致正常。复查腰穿，脑脊液压力140mmH$_2$O，脑脊液常规：细胞总数1606×10^6/L，白细胞6×10^6/L，单核细胞2×10^6/L，多核细胞4×10^6/L。脑脊液生化：脑脊液蛋白0.24g/L，脑脊液氯

119mmol/L，脑脊液葡萄糖3.4mmol/L。脑脊液细胞学未见明显异常。脑脊液肿瘤标志物：AFP ＜ 0.605ng/ml，脑脊液βHCG 3mIU/ml。胸腹盆CT未见明显异常。垂体增强MRI：垂体及垂体柄强化不均。放疗科会诊：因既往行伽玛刀治疗，视神经、视交叉治疗剂量不详，鞍区放疗可能会导致视神经损伤，风险大，故未做。仅给予4程EP方案化疗，具体为：依托泊苷 100mg/m² 静脉滴注d1 ～ d5，顺铂 20mg/m² 静脉滴注d1 ～ d5，q3w，耐受佳，规律复查血、脑脊液βHCG、AFP均在正常范围，垂体MRI较术后无明显变化。此后规律复查，未见病情复发进展，持续缓解至2020年底已达7年多。患者长期在北京协和医院内分泌科定期随诊指导激素替代治疗，替代良好，顺利成家并生育。

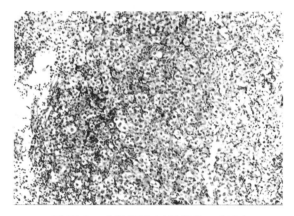

图27-3　术后病理（HE染色 × 200）

讨　论

颅内生殖细胞瘤（germ cell tumor，GCT）是罕见的脑肿瘤，发病高峰在10 ～ 20岁，诊断时的中位年龄为10 ～ 14岁，亚太裔人群的颅内GCT风险是白种人的2 ～ 3倍，通常发生于松果体区或鞍上区，故在亚洲包括我国，对病变累及松果体区或鞍上区的青少年，需考虑GCT的可能。该类疾病临床表现取决于脑受累的部位，诊断延迟常见，特别是内分泌病相关症状（生长延迟、尿崩症等）容易被忽视，常延迟诊断12个月以上。鞍上GCT最常表现为下丘脑/垂体功能障碍，包括尿崩症、青春期发育延迟或性早熟、单纯性生长激素缺乏症或其他方面的垂体功能减退（中枢性甲状腺功能减退、肾上腺皮质功能减退），也可引起眼科异常，如视交叉或视神经受压导致的视力下降，或视野缺损（典型的是双颞侧偏盲）。组织学检查有助于确诊颅内GCT并查明其组织学亚型，与其他良性和恶性病变相鉴别，包括松果体原始神经外胚层肿瘤、颅咽管瘤、朗格汉斯细胞组织细胞增生症（鞍上区）、低级别胶质瘤等。北京协和医院多学科团队在国内较早地开展颅内GCT的多学科诊疗，神经外科在2010年就开展了神经内镜组织活检技术，为明确病理诊断，规范化以至创新探索治疗提供了基础。

放疗对单纯颅内生殖细胞瘤组织类型高度敏感，通常进行全脑室照射21～24Gy，并对肿瘤进行额外加量放疗，总剂量为40～45Gy。但放疗的副作用包括晚期认知功能障碍和内分泌并发症，使得患者生活质量下降，增加了家庭和社会负担。单纯颅内生殖细胞瘤对化疗同样高度敏感，目前国际儿童肿瘤协作组（COG）正在开展前瞻性新辅助化疗后行肿瘤和全脑室的缩野放疗研究，北京协和医院肿瘤内科在国内也较早开始探索对局限性颅内生殖细胞瘤患者行新辅助化疗的研究，以降低放疗剂量，尽力减少放疗晚期毒性。本例患者既往行鞍区伽玛刀治疗后复发，也是顾虑到再次放疗的可能风险，仅进行单纯化疗，经长期随访，未见肿瘤复发进展，维持了令人满意的生活质量，并在激素替代治疗下，恢复正常生活。

多学科协作有助于颅内生殖细胞肿瘤的最优诊疗。北京协和医院始终以患者为中心，在临床诊疗过程中强调正确诊断，精准治疗，以人为本，较早探索在颅内生殖细胞肿瘤患者中新辅助化疗序贯减量放疗的尝试，取得了令人满意的效果。我们也期待着 COG 的前瞻性研究为该领域的治疗模式提供更多的指导。

（李孝远）

病例28 腮腺唾液腺导管腺癌多线治疗

病历摘要

患者，男，79岁。因"发现左腮腺区肿物3个月余"于2017年7月就诊于北京协和医院。2017年4月患者无意中发现左侧腮腺区无痛性肿物，直径约2cm，不突出于皮肤表面，活动度可，否认红肿、张口受限、面部感觉异常等。外院行局部超声示左侧腮腺内低回声包块。颈部增强CT：左侧腮腺深叶肿物，直径约2.3cm，边界模糊，内见斑点状钙化，不除外恶性肿瘤；甲状腺右叶多发结节；颈部未见肿大淋巴结。左腮腺肿物穿刺活检，病理可见肿瘤细胞。2017年6月全麻下行左腮腺肿物切除术＋面神经解剖术＋腮腺浅叶、深叶切除术，术中见肿物大小约6.0cm×5.0cm×3.0cm，位于腮腺深叶，面神经深面，与面神经总干关系密切，与胸锁乳突肌及二腹肌后腹粘连；术后病理示（左腮腺肿物）恶性上皮性肿瘤，符合腺癌，考虑为唾液腺导管癌。免疫组化：CK5/6（部分＋），CK7（＋），CK8（＋），CK-H（＋），p63（－），p40（－），p16（＋），p53（＋），Ki-67指数40%，Vimentin（－），Calretinin（－），CD117（－），GCDFP-15（＋）。2017年7月PET/CT示左侧腮腺区肿瘤术后，SUVmax/SUVmean 4.3/2.5；双肺多发大小不等结节，SUVmax/SUVmean 7.6/5.0，考虑肺转移；双侧颈部（Ⅰ～Ⅴ区）多发小淋巴结，未见异常代谢增高。北京协和医院病理会诊：（左腮腺肿物）符合唾液腺导管腺癌，中分化；免疫组化：AE1/AE3（＋），Calretinin（－），CD117（－），GCDFP-15（＋），CK7（＋），CK5/6（－），CK20（－），Ki-67指数50%，Vimentin（－），p63（－），p40（－）。体格检查：左颈部见约10cm手术瘢痕，愈合良好，无压痛。心肺腹无异常。上视双侧额纹对称，眼裂双侧对称，口角略向右侧偏斜，鼓腮右侧漏气，示齿右侧欠完全，双侧面部感觉无明显异常。

入院后行肿瘤基线评估：胸腹盆增强CT示双肺多发小结节；右肺中叶斑片索条影；右肺上叶下舌段、双肺下叶索条影；甲状腺右叶囊状低密度影，增强可见强化。考虑诊断为左侧腮腺导管腺癌（中分化，$pT_3N_0M_1$，ⅣC期）明确，伴双肺多发转移癌。完善脏器功能评估排除化疗禁忌，行紫杉醇＋顺铂（TP）方案化疗6程，具体为：紫杉醇175mg/m² 静脉滴注d1，顺铂75mg/m² 静脉滴注d1，每3周为1疗程。第2程化疗后评估疗效为部分缓解（PR）；第4程、第6程化疗后疗效评估为PR。休疗3个月后出现病情进展（PD），无进展生存期（PFS）为7个月。首次化疗后21个月，患者因肿瘤进展死亡，总生存期（OS）为21个月。

讨 论

唾液腺肿瘤很罕见，可起源于大唾液腺（腮腺、下颌下腺及舌下腺），也可起源于遍布口腔及上呼吸消化道包括口腔（尤其是腭部）、鼻窦、喉及咽部黏膜下层的小唾液腺。

唾液腺导管癌是一种少见的原发性恶性肿瘤，通常发生于腮腺，发生远处转移率高，5年生存率仅为20%～30%。腮腺导管腺癌最常见的远处转移部位是肺、肝和骨，但对转移瘤的治疗大多是姑息性的。总体来看，腮腺转移瘤的自然病程存在差异，生物学行为极为多样，其中导管腺癌属于高级别病理类型，侵袭性更强，疾病进展快，预后相对差，治疗似乎应更为积极。

腮腺癌治疗的相关信息主要基于回顾性病例系列研究。研究最多的化疗方案是CAP方案（环磷酰胺、多柔比星和顺铂）。据报道，该方案的客观缓解率（ORR）为40%～50%，缓解持续时间为3～7个月，但毒性反应大。TP方案（紫杉醇联合铂类）治疗转移性唾液腺癌整体毒性反应低于CAP方案，据报道，该方案的客观缓解率为14%，缓解持续时间为5～12个月；疾病稳定率为50%，中位持续时间为8.5个月；临床获益（PR/SD）的患者中位生存时间为13.5个月。虽然缺乏对照性研究的数据支持，但似乎目前临床中使用含紫杉醇方案治疗转移性腮腺导管腺癌更为普遍。

近年来，唾液腺导管腺癌有很多新的研究与治疗进展出现。由于唾液腺导管腺癌组织学表现类似于乳腺粉刺癌，其临床特点似乎与乳腺导管腺癌类似，治疗策略也不同于其他唾液腺癌，近年的研究进展主要集中在以下几个方面：

1. 靶向治疗

相比其他的病理类型，约83%的唾液腺导管癌过表达人表皮生长因子受体2（Her-2）或由荧光原位杂交（FISH）检测到基因扩增。唾液腺导管癌患者应接受Her-2检测，如有条件，检测阳性的患者应该接受抗Her-2单克隆抗体曲妥珠单抗的治疗。针对曲妥珠单抗的一项Ⅱ期临床试验显示，2例之前进展的唾液腺导管癌患者病情分别稳定了6.5个月和10个月。还有关于唾液腺导管癌患者对含曲妥珠单抗化疗方案出现持久缓解的其他病例报告。

拉帕替尼是一种口服抑制剂，具有抗EGFR和Her-2的双重活性。一项拉帕替尼Ⅱ期试验纳入40例具有EGFR和/或Her-2过表达的转移或复发性唾液腺肿瘤患者，47%的患者肿瘤稳定期延长，持续至少6个月。

2. 激素治疗

唾液腺导管癌是一种独特的临床病理类型，其中70%～89%表达雄激素受体。一项前瞻性Ⅱ期试验中，患者接受联合雄激素阻断治疗，客观缓解率为41.7%，中位进展生存期为9个月，中位总生存期为30.5个月。当然，尚需更多前瞻性研究来确定抗雄激素治疗对此类患者的作用。

　　2019年开始，欧洲肿瘤内科学会（ESMO）针对唾液腺恶性肿瘤建立了欧洲肿瘤内科学会靶向治疗可行性评分（ESCAT）分类体系，根据分子病理特征制定相应的治疗策略，近期数据显示，可以把客观有效率从约50%提高到约75%。相信随着对腮腺导管腺癌分子病理学变化认识的增加，未来可识别更多潜在的治疗靶点，从而进一步提高疗效。

（贾　宁）

病例29 腮腺腺样囊性癌多线治疗

病 历 摘 要

患者，男，46岁。因"左下颌角肿物进行性增大7年，左头面部疼痛2年"于2010年就诊于北京协和医院。患者2003年发现左耳垂下肿物，约3cm×1.5cm，有触痛，皮温略高。外院曾疑诊"淋巴炎"，予抗炎治疗无效，肿物进行性增大。2008年起开始出现左侧头面部神经性痛，每次持续约2小时左右，多发生于夜间，并出现后背部疼痛不适。2009年头面部疼痛加重，同时出现头晕，无意识丧失、耳鸣及听力下降等。既往史、个人史、家族史及婚育史无特殊。2010年4月就诊于北京协和医院口腔科，颈部CT平扫：左侧腮腺密度增高，结节样变，腮腺占位可能。2010年4月27日行左腮腺肿物并腮腺切除术，术中发现腺体几乎整体变硬，面神经各分支均进入肿物，肿物边缘扩大约2cm切除。术后病理提示左腮腺腺样囊性癌，（腮腺及腮腺深叶）涎腺囊腺性囊性癌；淋巴结显慢性炎（腮腺0/3，上颈突0/1）。术后左额纹消失，左眼闭合不全，左鼻唇沟消失，口角右歪，伸舌居中，左耳听力下降。2010年5月12日至7月1日行左腮腺局部放疗1程（30f）。

2010年12月患者出现背部疼痛，进行性加重。血清肿瘤标志物：（-）。胸腹盆增强CT：两肺多发小结节影，转移可能；第5～7胸椎椎体骨质破坏，转移可能。胸椎MRI：第5～7胸椎椎体及附件异常信号，考虑骨转移可能。骨扫描：第5～7胸椎异常放射性增高区。2011年1月18日至2月18日行胸椎放疗1程（20f）（具体不详），放疗后背部疼痛缓解。2011年3月3日至5月7日行1～4程CAP方案化疗，具体为：环磷酰胺0.8g静脉滴注d1，表柔比星100mg静脉滴注d1，顺铂40mg静脉滴注d1～d2，q21d，4程后评估为病情稳定（SD），同时予帕米磷酸二钠治疗骨转移。2013年6月复查骨盆CT平扫＋冠状重建：右侧髂骨内类圆形高密度影。骨盆MRI：右髂骨异常信号，考虑转移瘤可能。2013年6月28日至7月5日行局部放疗1程（6MV-X线，第4腰椎椎体、右髂骨转移区36Gy/12f）。2014年5月复查颈部CT增强＋冠状重建、全身骨显像、胸腹盆增强CT提示病情稳定。2015年11月复查全身骨显像：原第5～7胸椎病变较前活性增高；原左第2前肋病变已不明显；新出现左侧颞骨、左侧骶髂关节、右侧肱骨中段异常所见，不除外骨转移。2016年10月患者出现后背及右上腹部阵发性胀痛及左前胸部不适。2016年11月15日胸增强CT：双肺多发转移性结节灶，最大者约2.6cm×1.8cm，大致同前；第5～7胸椎椎体及部分椎弓根转移可能；余大致同前。胸椎常规MRI：第4～9胸椎椎体及附件异常改变，考虑转移。2016年11月起予唑来膦酸规律治疗6次、左肺立体定向放疗（SBRT）治疗。2017年5月复查，血清肿瘤标志物：癌胚抗原（CEA）5.63ng/ml。肝区动态MRI：肝右叶片状异常信号，最大截面约2.4cm×1.7cm，考虑转移不除外；多发胸椎及附件异常信号，符合骨转移癌；双肺下叶结节影。肝脏超声造影：左右肝管交界区肝实质低回声，约2.6cm×2.1cm。考虑病情进展（PD）。2018年3月复查血清肿瘤标志物：CEA 7.53ng/ml。胸腹盆增强CT：双肺及胸膜多发结节灶，较前增多、增大，考虑转移；胸椎多发骨质密度增高，考虑骨质破坏，较前范围增大。2018年5月开始行阿帕替尼500mg 口服 qd治疗。患者服药期间出现左侧外耳道出血及血压升高，因担心药物不良反应未规律服药。2018年11月再次评估病情为缓慢进展。2018年11月30日起改用安罗替尼10mg 口服 qd d1～d14，q3w，2程后自行停药。2019年3月复查CEA 13.6ng/ml。胸腹盆CT：双肺多发转移性结节灶，较前增多、增大。全身骨显像：全身多发骨转移病情较前略有进展。考虑疾病进展。2019年3月19日至6月18日再次行第1～4程NP方案化疗，具体为：长春瑞滨80mg po d1、100mg po d8，顺铂40mg 静脉滴注 d1～d3，q3w。评估为病情稳定，此后休疗。2020年3月复查CEA 25ng/ml。全身骨显像：脊柱多个椎体、右侧肱骨、左骶髂关节多发骨转移大致同前。2020年3月至4月北京协和医院行胸椎放疗后，超声示大量胸腔积液，行左侧胸腔积液引流后症状缓解。胸腔积液肿瘤细胞基因检测：PTEN突变，肿瘤突变负荷低（TMB-L）。2020年11月进行随访，患者依旧生存。

讨　论

本例患者主要表现为逐渐增大的左腮腺肿物，于10年前明确诊断为腮腺腺样囊性癌并行手术治疗及术后局部放疗。然而，术后半年内即发现肺及胸椎转移，此后陆续出现其他部位的骨质破坏、肝转移以及胸膜转移。治疗方面，先后采取了放疗、系统化疗（CAP、NP方案）、靶向治疗（阿帕替尼、安罗替尼）以及"等待观察（watch-and-wait）"的策略，均取得了一段时间的稳定，病情呈现出缓慢进展趋势。

唾液腺肿瘤是一组少见的实体肿瘤，仅占头颈部肿瘤的6%～8%。虽然腮腺是唾液腺肿瘤最常见的部位，但腮腺病变中仅有1/4的患者为恶性，其余3/4均为良性，因此临床中的腮腺恶性肿瘤实为罕见。

腺样囊腺癌（adenoid cystic carcinoma，ACC）与黏液表皮癌各占腮腺恶性肿瘤的一半。据统计，每年发病率为每百万分之3～4.5例，约占所有头颈部肿瘤的1%。ACC最好发的部位包括小唾液腺以及大唾液腺（如腮腺、下颌下腺及舌下腺）；此外，还可累及泪腺、耵聍腺、鼻腔、鼻旁窦、气管支气管树。ACC可发生于各个年龄段，在中老年人中更加多见，50～70岁为最常见的发病年龄，女性发病率略高于男性。该病无明确的高危因素，吸烟并不增加该病的发病率。

ACC于1853年由法国科学家Robin首次描述。大体上多为不对称、分叶状、侵袭性生长的肿瘤。组织形态上，ACC多由具有少量或中等量细胞质的非管腔、基底样、嗜血性细胞组成，而管腔的立方形嗜酸细胞少见。目前，ACC的微观结构模式可分为实性型、腺性型及管状型三种类型。有研究显示，实性型ACC发生颈部淋巴结及远处转移的风险更高。此外，神经周围或神经内侵犯也被一些研究认为是预后不良的因素。近年来，应用先进的分子生物学技术，ACC被发现为体细胞突变率较低的一种肿瘤，PIK3CA、TP53、PTEN、SMARCA2、KDM6A及CREBBP是潜在的驱动基因突变。此外，染色体t（6；9）染色体易位产生MYB-NFIB基因融合所导致的MYB原癌基因过表达也是ACC的致病原理。在本例患者中，北京协和医院院的基因检测报告提示TMB-L、PTEN突变，同样印证了该病的分子机制。

与其他恶性肿瘤相比，ACC在临床上多表现为持续不断的、缓慢的生长模式，发病时局部淋巴结转移并不多见。但在原发肿瘤切除后，局部或远处转移的情况却不鲜见，最常见的转移部位为肺、骨及肝。本例患者即在原发手术及辅助放疗的8月后出现了骨转移继而逐渐出现肺转移及可疑的肝转移。这也提示医生，由于其独特的神经周围或神经侵犯及血型播散，"早期"的ACC病变可能已经隐匿地超出了手术范围。

对于进展期或转移性ACC，由于肿瘤罕见以及相对生长缓慢，使得组织大型临床研究以及观察肿瘤疗效十分困难。目前对于化疗的具体形式（单药 vs 联合化疗）及最佳药物选择仍具争议，但一项法国的文献回顾推荐顺铂或以其为基础的联合化疗。本例患者在病程曾应用2轮以顺铂为基础的联合化疗，均取得了较长时间的病情稳定。而在靶向治疗方面，由于c-kit、EGFR及VEGFR被发现在ACC过表达，近年来，一些小型的临床研究及病例报告分析了相应的抑制剂，如伊马替尼、吉非替尼、西妥昔单抗、舒尼替尼在晚期ACC中的疗效。然而，这些药物取得肿瘤缓解的概率较低（0～8%），但大多数研究显示，可以获得较高的疾病控制。本例患者曾在病程中两次应用抗VEGFR的多靶点酪氨酸激酶抑制剂。最后，值得一提的是，由于ACC的整体预后较好，应仔细评估系统治疗可能带来的获益或风险，有时对于无症状的、但无法治愈的晚期ACC患者进行观察也是允许的。在有症状的或病情快速进展的患者中可应用化疗。本例患者2020年11月随访时依旧生存。

（周　娜）

参 考 文 献

［1］COCA-PELAZ A，RODRIGO JP，BRADLEY PJ，et al. Adenoid cystic carcinoma of the head and neck-an update［J］. Oral Oncol，2015，51（7）：652-661.

［2］DILLON PM，CHAKRABORTY S，MOSKALUK CA，et al. Adenoid cystic carcinoma：a review of recent advances，molecular targets，and clincial trials［J］. Head Neck，2016，38（4）：620-627.

病例30　颅底小细胞癌

病历摘要

患者，女，32岁。因"嗅觉减退4个月"于2016年10月就诊于北京协和医院。2016年5月患者无诱因出现嗅觉减退，否认幻嗅。2016年7月出现右额颞部持续性疼痛，非过电样疼痛或搏动性疼痛，向左侧放射，疼痛数字评分（NRS）5～6分，伴后枕部胀痛，与体位变化有关，偶伴恶心、呕吐，呈非喷射性，呕吐物为胃内容物，否认视物模糊、运动感觉异常，症状进行性加重。外院头颅CT平扫：前颅底占位。头增强MRI：前颅底占位，右侧累及筛窦，形态不规则，占位内信号不均，强化明显，可及大面积水肿带并压迫周围组织，中线移位。头颅PET/CT：右侧额底见团块状放射性摄取增高灶并累及右侧筛窦，病灶内部见多发片状低密度区，颅内实性部分最大径线为3.1cm×4.3cm，整体SUVmax为7.2，SUVmean 5.6，右侧脑室受压变形中线结构左移，考虑嗅神经母细胞瘤可能。予甘露醇脱水降颅压，头痛进行性加重，NRS 8～9分，后出现发作性意识丧失，共3次，每次持续数秒可自行缓解，伴双眼上翻、牙关紧闭、四肢抽搐、尿失禁，予左乙拉西坦片500mg每日2次口服。2016年8月行冠切双额入路病变切除术＋颅底重建术，术中见：病变位于前颅底，脑外，红色，质地韧，基底位于嗅沟，血运丰富，大小约5.6cm×3.5cm×2.7cm，可及肿瘤向下方侵犯右侧额窦、筛窦，予病变全部切除，过程顺利。术后病理北京协和医院会诊：（前颅底、鼻窦）符合小细胞癌，免疫组化：AE1/AE3（＋），CAM5.2（＋），CgA（＋），CD56（NK-1）（＋），NSE（＋），Ki-67指数50%，HMB45（－），S-100（－），PGP9.5（＋），TTF-1（部分＋）。术后复查头颅增强MRI：术区边缘不规则线状强化，右额术区局部线状强化，符合术后改变。术后头痛缓解，余症状未反复；继续口服左乙拉西坦。2016年10月21日PET/CT：右筛窦及蝶窦内见软组织密度影，轻度放射性摄取，SUVmax为3.7，鼻咽部后壁局部放射性摄取稍增高，SUVmax为3.4（炎性改变可能），双颈部代谢增高淋巴结（Ⅱa区），SUVmax 2.4。体格检查：浅表淋巴结未触及；神经系统查体：双侧嗅觉缺失，余未见明显异常。

入院后诊断为（前颅底、鼻窦）小细胞癌，分期$cT_4N_xM_0$，ⅣA期。开始依托泊苷联合顺铂（EP）方案化疗，具体为：依托泊苷$100mg/m^2$静脉滴注d1～d3，顺铂$25mg/m^2$d1～d3，每3周为1疗程。2程后病情评估为无病生存（DFS）。遂于北京协和医院放疗科行放疗，具体为6M-X Ray照射CTV（复发瘤区周围高危区域及双侧颈部淋巴结区），54Gy/30f，同步予GTVnx（复发瘤区）及GTVnd（淋巴结转移灶）加量至66Gy/30f，5次/周。放疗后病情评估为无病生存（DFS）。遂予第3～4程EP方案化疗。4程后病情评估为DFS，此后休疗。门诊定期随诊至2020年4月，未见复发，DFS大于4.5年。

讨　论

小细胞癌是一种独特的临床病理类型，好发于肺部，但也可起源于多个肺外部位。肺外小细胞癌（extrapulmonary small cell carcinoma，ESCC）极为罕见，据报道，其最常见于膀胱、前列腺、食管、胃、结肠和直肠、胆囊、喉、唾液腺、宫颈和皮肤。此外，小细胞癌偶尔会表现为原发灶不能确定的转移性病变，即原发灶未明的小细胞癌。一项研究发现，患者的原发部位可包括女性生殖道（26%）、胃肠道（23%）、泌尿生殖道（19%）、头颈部（16%）、原发部位不明（13%）和其他部位（4.3%）。ESCC具有侵袭性的自然病程，以早期、广泛性转移为特征。虽然积极治疗可治愈某些局部区域性病变患者，但大部分患者会复发，总体预后差，5年生存率低于15%。不同的研究显示，局限性病变患者的中位生存期为1.4～3.5年。对于有局部区域性病变的患者，初始治疗可大致仿照起源于相同肺外部位的其他类型肿瘤的初始治疗策略。这通常包括外科手术和/或放疗及化疗。尽管进行了积极的局部区域（外科手术＋放疗）治疗，但肿瘤复发仍比较常见，因此通常推荐进行辅助性全身化疗。目前还没有相关的随机临床试验或前瞻性临床研究，此策略是依据病例报告和从小细胞肺癌（small cell lung carcinoma，SCLC）的治疗经验推断而来。大多数患者即使接受了辅助治疗也仍会出现肿瘤转移，并且预后很差。化疗方案多借鉴SCLC的治疗方案，通常采用铂类联合依托泊苷（EP）。

由于ESCC十分罕见，目前尚无针对性随机对照研究数据指导治疗策略。接受EP方案化疗患者常可获得客观缓解，但大多仅为部分缓解且持续时间短。与SCLC不同的是，当用于已接受过治疗的ESCC患者时，拓扑替康仅表现出轻度的疗效。ESCC的治疗策略多借鉴SCLC。在SCLC中，与二联方案相比，采用维持化疗、三药或四药联合方案及交替或序贯应用非交叉耐药方案无显著益处。近年化学免疫治疗作为诱导治疗，之后采用免疫治疗进行维持治疗，显著改善了广泛期SCLC的生存。一项随机试验中，卡铂和依托泊苷联合阿特珠单抗治疗显著降低了患者的死亡风险（HR 0.70）及疾病进展风险（HR 0.77）。Ⅲ期随机试验CASPIAN结果显示，接受度伐利尤单抗联合铂类和依托泊苷方案治疗的患者总生存期更长（13.0个月 vs 10.3个月；HR 0.73）。基于SCLC的研究数据，有理由相信铂类和依托泊苷基础上加用抗程序性死亡［蛋白］配体-1（PD-L1）抗体有可能改善ESCC患者的生存。

（贾　宁）

病例31　多发性内分泌腺瘤病 I 型多学科综合治疗

病历摘要

患者，女，37岁。因"反复上腹痛20余年，血钙水平升高、嗜睡2个月"于2019年11月18日就诊于北京协和医院。患者于1995年开始出现反复上腹部疼痛，空腹时明显，伴反酸、胃灼热、呕吐，呕吐物为胃内容物。2008年8月23日因十二指肠球后狭窄伴不全梗阻行远端胃大部切除术，胃空肠吻合，空肠侧侧吻合术（病理不详）。术后多次胃镜示吻合口溃疡。2011年于外院查胃泌素（GAS）115.60pg/ml（正常值：25.5～83.6pg/ml）；腹部增强CT：胰腺体尾部动脉期可见两个强化结节，大小分别为6mm×5.4mm和8mm×8mm，尾部可见一强化结节，大小为5mm×6.8mm，考虑胃泌素瘤可能性大。2012年2月9日于外院行胰体尾脾脏切除术＋胆囊切除术，病理：胰体尾神经内分泌瘤G2，免疫组化：CAM5.2（＋），CD56（＋），Ins（－），β-Cat（浆＋），VIM（－），VIP（部分＋），GCG（小灶＋），β-Tub（＋），CgA（＋）Som（±），GAS（－），Ki-67指数约15%，NSE（＋），PP（－），p53（少＋），p16（－），结合形态学倾向高分化内分泌肿瘤。长期口服奥美拉唑20mg qd治疗，停用或服药不规律后反酸、呕吐症状加重。胃泌素波动于100～200pg/ml，期间多次查腹部CT，较前无明显改变。

2019年8月29日患者出现反应迟钝、嗜睡，2019年10月2日突发昏迷、呼之不应、尿失禁、双上肢抽搐。高钙血症方面：血钙2.9～3.17mmol/L，甲状旁腺素（PTH）575.4～585.9pg/ml，24小时尿钙21.9mmol，鲑鱼降钙素及唑来膦酸治疗后血钙逐渐降至2.59mmol/L。垂体方面：甲状腺功能（－）；性激素六项：促黄体生成素（LH）0.33IU/L（↓），促卵泡激素（FSH）1.84IU/L，泌乳素（PRL）105.95ng/ml（↑）（正常值：3.31～26.72ng/ml），雌二醇（E2）46pg/ml，睾酮（T）0.85nmol/L，人绒毛膜促性腺激素（HCG）0.23ng/ml（↓）；血浆促肾上腺皮质激素（ACTH）（8AM）9.51pg/ml（正常值：7.2～63.6pg/ml），同步血总皮质醇（F）（8AM）404.9nmol/L（正常值：240～680nmol/L），生长激素（GH）1.38ng/ml（正常值：0～5.2ng/ml）；头MRI：垂体双侧部稍饱满并信号异常，多灶垂体微腺瘤不除外；无泌乳，无停经及月经紊乱，给予口服溴隐亭1.25mg bid（10月17日～10月31日）→1.25mg qn（11月1日～11月10日），服药期间复查PRL为22.83ng/ml（10月28日）；低血糖方面：持续葡萄糖静脉滴注，监测末梢血糖2.47～7.00 mmol/L，静脉血糖2.47mmol/L时，同步胰岛素112.4mU/L，C肽6.17μg/L；GAS 109～406pg/ml（正常值：28～106pg/ml）；^{18}F-FDG PET/CT：

①胰腺神经内分泌癌术后改变，术区未见明显肿瘤复发征象；②纵隔内气管前、腔静脉后间隙、腔静脉前方、肝门区腹膜后、左肾旁多发高代谢结节、肿块影，考虑淋巴结转移；③肝多发低密度影，代谢增高，考虑多发转移瘤；④左侧甲状腺中后方及双侧甲状腺下极下方多发结节影，代谢增高，考虑甲状旁腺瘤可能。2019年10月16日行右前上纵隔肿物粗针活检术，病理：符合胸腺瘤，结合免疫组化倾向B2型胸腺瘤。免疫组化：CK19（上皮细胞＋＋），EMA（上皮细胞＋），CD20（－），CD5（T细胞＋＋），CD99（淋巴细胞＋＋），CD1a（淋巴细胞＋＋），TdT（淋巴细胞＋＋），Ki-67指数60%，淋巴细胞和上皮细胞），CD3（淋巴细胞＋＋），CK（pan）（上皮细胞＋＋）。2019年10月24日行肝肿物活检，病理：肿瘤细胞呈巢状排列，间质见肿瘤细胞弥漫浸润，符合神经内分泌肿瘤（G2）转移；免疫组化：Ki-67指数8%，CKPAN（＋＋），CD56（＋＋＋），CgA（＋），Syn（＋＋＋），CDX2（－），CK18（＋＋），CK19（－），Glypican3（－）。2019年11月1日给予长效奥曲肽30mg肌内注射，低血糖发作频次较前增加。遂就诊于北京协和医院。既往史：乙肝大三阳病史12余年。家族史：祖母患胰腺肿瘤（具体不详），已故。父亲患胃病，有反酸、胃灼热不适（具体不详）；1兄患胃病，有腹胀不适；父亲及1兄查血钙均未见异常。体格检查：未见明显异常。

患者入院后查血常规、肝肾功能正常。甲旁亢方面：总Ca^{2+} 2.24mmol/L（正常值：2.13～2.70 mmol/L），PTH 790.4pg/ml（正常值：12～65pg/ml）；游离Ca^{2+} 1.28mmol/L，同步PTH 696.3pg/ml；甲状旁腺超声示双侧甲状旁腺区多发低回声，甲状旁腺来源可能性大。胰腺神经内分泌肿瘤方面：血糖1.8mmol/L，同步胰岛素95.5μIU/ml（正常值：5.2～17.2μIU/ml），C肽4.02ng/ml（正常值：0.8～4.2ng/ml），胰岛素原＞5000pg/ml；胃泌素＜10.0pg/ml。垂体前叶功能：性激素六项：FSH 1.40IU/L，LH＜0.2IU/L，E2 31pg/ml，P 0.40ng/ml，T＜0.1ng/ml，PRL 108.0ng/ml；甲状腺功能（游离三碘甲状腺原氨酸、游离甲状腺素、促甲状腺激素）、血总F（8AM）、血浆ACTH（8AM）正常；GH、胰岛素样生长因子1（IGF1）均正常。基因检测：MEN1基因胚系致病突变。胸增强CT：左侧甲状腺强化密度不均匀；纵隔主动脉弓前及上腔静脉后多发肿大淋巴结，纵隔主动脉弓前可见肿大淋巴结，淋巴结转移可能。腹盆腔增强CT：肝脏多发异常强化密度病变，结合病史，考虑肝多发转移瘤；左肾后方紧邻腹膜多发伴强化结节，考虑转移；肝门区、腹膜后多发肿大淋巴结，考虑转移。诊断考虑：多发性内分泌腺瘤病1型（胰腺多发神经内分泌瘤2级、胰岛素瘤及胃泌素瘤可能；甲状旁腺多发腺瘤/增生、原发性甲状旁腺功能亢进；泌乳素微腺瘤；B2型胸腺瘤）。2019年11月12日起口服依维莫司10mg qd治疗至今，同时口服埃索美拉唑20mg qd，患者无反酸、呕吐。治疗2周后患者低血糖发作情况无改善，需葡萄糖注射液（10%）持续静脉滴注维持血糖。2019年11月28日患者行经肝动脉栓塞及肝转移瘤微波消融术，术后血糖较前明显恢复，12月12日患者再次行肝转移瘤微波消融术，此后患者夜间规律加餐情况下无低血糖发生。2019年12月24日基本外科行甲状旁腺全切、甲状旁腺自体移植术。术后随诊血PTH水平降至正常范围，血钙1.90～2.20mmol/L。胸腺瘤经胸外科会诊后暂未行手术治疗。

2020年9月随诊时，患者每4小时进餐一次，无低血糖发作。复查胸腹部增强CT（2020年5月，9月），与2019年11月对比，纵隔主动脉弓前及上腔静脉后团块影，较前增大、向上延伸；肝多发转移瘤，部分病灶较前范围缩小，密度减低（图31-1）。

（注：因为是在不同医院检测的数值，用的试剂盒不同，某些指标检测值的单位不一致。）

2019 年 11 月　　　　　　　2020 年 5 月　　　　　　　2020 年 9 月

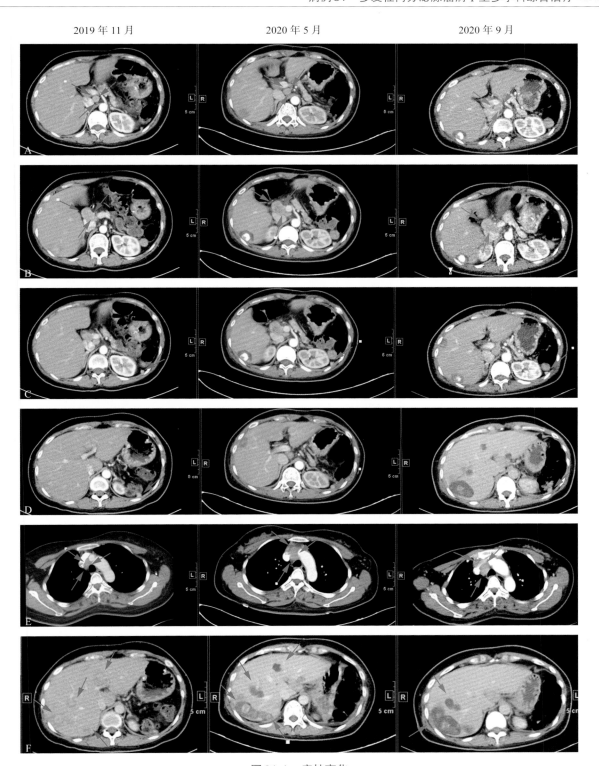

图 31-1　病灶变化

A．腹膜后淋巴结；B．肝门淋巴结；C、D．肾后软组织结节；E．前纵隔肿瘤；F．肝内多发转移灶。

讨　论

多发性内分泌腺瘤病（multiple endocrine neoplasia，MEN）是指患者同时或先后出现2个或以上内分泌腺体的增生或肿瘤，其中以Ⅰ型与Ⅱ型最为常见。2012年美国内分泌学会提出MEN1诊断标准：①发生2个及以上MEN1相关内分泌肿瘤；②MEN1患者的一级亲属发生1个MEN1相关肿瘤；③无症状或还未发现MEN1相关肿瘤的生化、影像学异常，但已明确MEN1基因突变。本例患者青年女性，临床发现患有甲状旁腺增生、甲状旁腺功能亢进、胰腺神经内分泌肿瘤、垂体泌乳素瘤，同时有MEN1基因胚系致病突变，因此MEN1的临床诊断成立。

患者胰腺神经内分泌瘤（pancreatic neuroendocrine tumors，pNETs）诊断明确，手术切除胰腺2个病灶，病理分级为NET G2，术后10年出现肝转移，转移灶穿刺病理符合NET G2。患者病程初期有消化性溃疡，无腹泻，血胃泌素水平轻度升高，服用质子泵抑制剂（PPI）有效。诊断考虑胃泌素瘤（Zollinger-Ellison综合征）可能。20%～30%的胃泌素瘤与MEN1相关，大约40%的MEN1患者存在胃泌素瘤或无症状的血清胃泌素浓度升高。事实上，接受质子泵抑制剂治疗的患者也可出现血清胃泌素浓度升高，由于患者病史较长，时间久远，临床资料获取不全面，因此推测可能存在胃泌素瘤。

但患者入院诊治时主要表现为低血糖症，发作低血糖时同步测血胰岛素水平升高，高胰岛素性低血糖症诊断明确。由于MEN1相关功能性pNETs中胰岛素瘤也很常见，可单发或多发，因此考虑胰岛素瘤诊断可能。需要鉴别的是患者曾行胃大部切除术，术后胃肠道结构改变，导致食物迅速吸收，刺激胰岛素分泌，长期刺激可导致胰岛β细胞增生，也可导致低血糖，但不会出现肝转移。本例患者肝转移灶经动脉栓塞和射频消融等局部治疗后，低血糖症状好转，支持胰岛素瘤诊断。

功能性晚期pNETs治疗需要兼具症状控制与肿瘤控制，生长抑素类似物（somatostatin analogues，SSA）是控制功能性NETs症状的常用药物，如胃泌素瘤、类癌综合征，但胰岛素瘤中约50%肿瘤表达生长抑素受体，且SSA可能抑制胰高血糖素分泌，导致一些患者出现低血糖症状加重，如本例患者曾使用长效奥曲肽治疗，低血糖发作反而加重。随机对照Ⅲ期临床研究RADIANT3证实，依维莫司对晚期pNETs有抗肿瘤增殖作用，且可能降低血胃泌素水平；亦有病例报告显示，依维莫司可用于晚期胰岛素瘤症状控制。本例患者使用依维莫司治疗后虽低血糖症状控制不佳，但定期复查肝外转移灶稳定。

MEN1患者中胸腺类癌发病率增加，在针对MEN1患者的回顾性病例系列研究中发生率为2.6%～5%，男性多发。胸腺类癌是MEN1患者前纵隔肿块的最常见病因，通常为无功能性，且往往具有侵袭性。但本例患者穿刺病理为胸腺瘤，由于肿瘤与大血管关系密切，未行手术切除。尽管患者目前无症状，但复查胸部增强CT提示纵隔肿瘤有增大。根据RADIANT-4研究结果，依维莫司可以用来治疗晚期无功能胸部NETs，但对胸腺瘤无效，如肿瘤进展，为避免引起压迫症状，须予以治疗，局部晚期胸腺瘤可采用放疗或化疗的方法。

（程月鹃）

病例32 长效奥曲肽治疗多发性内分泌腺瘤病 I 型

病历摘要

患者，女，34岁。因"反复胃穿孔修补术后5年，间断腹泻1年"于2016年11月15日就诊于北京协和医院。患者2011年11月夜间突发上腹部剧烈绞痛，于当地医院诊断为胃穿孔，行胃穿孔修补术。术后恢复良好，偶有上腹部不适，以夜间、餐后疼痛为主，可自行缓解。2012年2月复查胃镜示慢性浅表性胃炎，服用奥美拉唑3个月后自行停药。2015年11月无诱因出现间断腹泻，每2～3天排一次不成形稀水样便，无反酸、胃灼热，未诊治。2016年1月夜间无诱因再发上腹部剧烈绞痛，当地医院腹平片、腹部CT示空腔脏器穿孔，腹部超声示胆囊多发息肉、胰头低回声（大小约14mm），血钙2.54～2.82 mmol/L（正常值：2.03～2.54 mmol/L），行胃穿孔修补术＋胆囊切除术。2016年5月患者腹泻加重，每日排6～7次稀水样便，伴恶心、呕吐胃内容物、胸骨后灼烧感，当地医院查血钙2.79mmol/L（正常值：2.03～2.54 mmol/L），血磷0.81mmol/L（正常值：0.90～1.34mmol/L），甲状旁腺素（PTH）487.8pg/ml（正常值：16～65pg/ml），胃泌素（GAS）2819.4pg/ml（正常值：25.0～83.6pg/ml）；甲状腺超声：甲状腺左侧叶低回声结节，TI-RADS分级3级。行甲状腺左叶切除术，术后病理：（左叶）结节性甲状腺肿，（左侧）甲状旁腺增生。既往史：孕期体检时发现血钙正常高限（具体不详）。家族史：姑姑患有甲状腺疾病（具体不详）。体格检查：血压110/61mmHg，心率80次/分，体重指数17.5kg/m^2，颈前、上腹见手术瘢痕，甲状腺无肿大，心肺腹无特殊。

入院后完善检查：血常规、肝肾功能、凝血功能大致正常；尿常规正常；便潜血阳性。甲状旁腺功能亢进检查：PTH 485.0pg/ml（正常值：12～65pg/ml），碱性磷酸酶（ALP）88U/L（正常值：35～100U/L），血钙2.57mmol/L（正常值：2.13～2.70mmol/L），血磷0.92mmol/L（正常值：0.81～1.45mmol/L），游离钙1.34mmol/L；24小时尿钙5.56mmol，24小时尿磷15.81mmol；β胶联降解产物（β-CTX）0.614ng/ml（正常值：0.21～0.44ng/ml），25羟维生素D3（T-25OHD）3.9ng/ml（正常值：8.0～50.0ng/ml），降钙素17.78pg/ml（正常值：＜10pg/ml）。甲状旁腺超声：甲状腺右叶中部后方低回声，甲状旁腺来源可能性大。甲状旁腺显像：相当于甲状腺右叶中下极水平异常所见，前纵隔内主动脉弓左旁异常所见，为异常功能亢进的甲状旁腺组织可能性大。胸腰椎正侧位、骨盆正位、头颅正侧位X线：胸腰椎、骨盆、头颅多发骨质疏松；胸椎侧弯。全身骨显像未见异常。消化系统检查：血胃泌素874.0 pg/ml（＜100pg/ml）。胰腺增强CT＋灌

注：胰腺多发占位（图32-1）。腹部胰腺增强MRI：胰腺多发占位，肝多发异常信号，结合强化特点考虑胰腺神经内分泌瘤肝转移不除外。生长抑素受体显像：胰头右侧缘生长抑素受体高表达病灶；甲状腺右叶、前纵隔主动脉弓左旁生长抑素受体轻度表达病灶，胃壁局部及胃窦旁生长抑素受体轻度表达灶，炎性病变可能。垂体功能：性激素、促肾上腺皮质激素、甲状腺功能、生长激素及胰岛素样生长因子-1正常。垂体增强MRI：垂体内异常强化灶，考虑垂体微腺瘤可能。肾上腺CT平扫：左侧肾上腺内侧肢结节样增粗。胃镜：慢性浅表性胃炎，十二指肠球部缝线反应、十二指肠球后、降部多发糜烂。基因及家族筛查：患者MEN-1基因8号外显子存在部分杂合性缺失。母亲血钙2.88mmol/L，游离钙1.44mmol/L，PTH 221pg/ml；父亲血钙2.51mmol/L，PTH 21pg/ml；弟弟血钙正常。超声内镜胰腺病灶穿刺：胰头门静脉旁、胰头颈、肾静脉前3处明确病灶，脾门区、钩突部2处可疑病灶。病理回报：（胰腺肿物）神经内分泌肿瘤（G1），免疫组化：AACT（－），Vimentin（－），β-catenin（＋），AAT（－），AE1/AE3（＋），CD10（＋），CD56（NK-1）（＋），CgA（＋），Ki-67指数2%，PGP9.5（－），Syn（＋）。诊断：多发内分泌腺瘤病Ⅰ型（MEN1）：胰腺神经内分泌肿瘤（G1）肝转移，胃泌素瘤可能；原发性甲状旁腺功能亢进症，甲状旁腺增生，高钙血症，骨质疏松；垂体无功能微腺瘤。

治疗：口服奥美拉唑20mg 每日2次，2017年6月开始长效奥曲肽20mg肌内注射，每28天1次至今。患者反酸、胃灼热症状缓解，监测胃泌素水平由820.0pg/ml（2017年6月）下降至529.0pg/ml（2018年3月）后升高至5673.0pg/ml（2020年8月），血钙水平偶高于正常，血PTH波动于284.4～537.1pg/ml，骨密度降低。外科建议甲状旁腺及异位甲状旁腺切除术。因患者对手术顾虑较大，拒绝手术治疗。定期复查腹部增强MRI，胰腺多发肿瘤及肝转移灶缓慢增大（图32-2）。

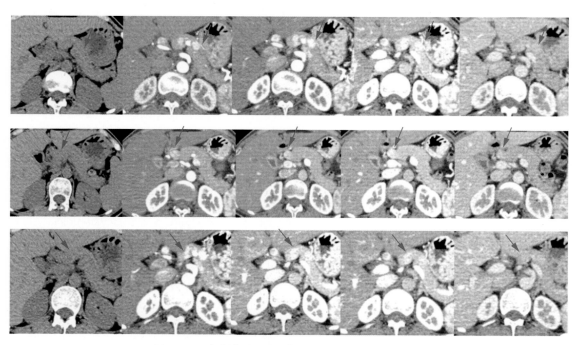

图32-1　胰腺增强CT＋灌注（2016年11月28日）
胰头偏腹侧、胰颈部、胰体起始部3处占位，动脉增强早期呈稍高强化，随后强化快速减低，门脉期及延迟起呈等强化。

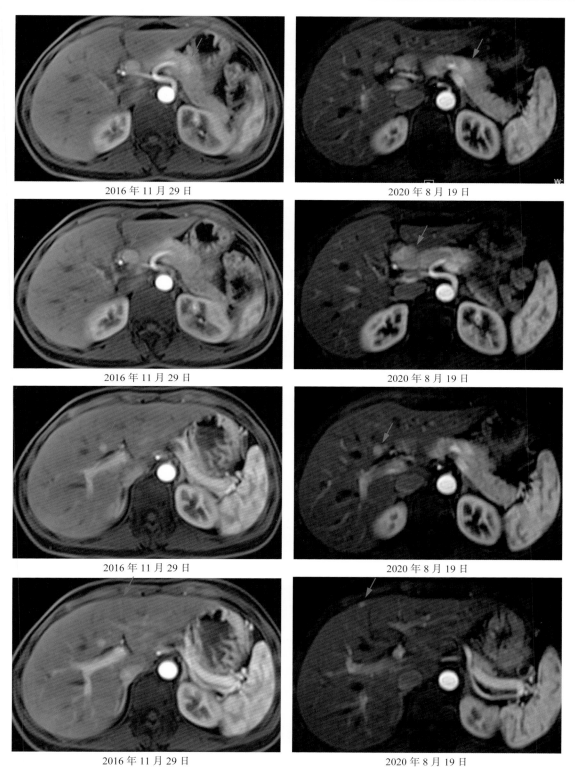

2016 年 11 月 29 日　　　　　　　　　2020 年 8 月 19 日

2016 年 11 月 29 日　　　　　　　　　2020 年 8 月 19 日

2016 年 11 月 29 日　　　　　　　　　2020 年 8 月 19 日

2016 年 11 月 29 日　　　　　　　　　2020 年 8 月 19 日

图 32-2　2016 年 11 月（开始长效奥曲肽治疗）与 2020 年 8 月（末次复查）胰腺肿瘤与肝转移病灶变化

讨　论

多发性内分泌腺瘤病（MEN）是指患者同时或先后出现2个或以上内分泌腺体的增生或肿瘤，其中以Ⅰ型与Ⅱ型最为常见。2012年美国内分泌学会提出多发性内分泌腺瘤病Ⅰ型（type 1，MEN1）诊断标准：①发生2个及以上MEN1相关内分泌肿瘤；②MEN1患者的一级亲属发生1个MEN1相关肿瘤；③无症状或还未发现MEN1相关肿瘤的生化、影像学异常，但已明确MEN1基因突变。本例患者青年女性，慢性病程，临床发现患有甲状旁腺增生、甲状旁腺功能亢进、胰腺神经内分泌肿瘤、垂体无功能腺瘤，所以MEN1的临床诊断成立。

MEN1为一种常染色体显性遗传综合征，其致病基因位于染色体11q13，MEN1基因编码的menin蛋白可以与转录因子JunD结合并抑制其活化的转录，具有抑制肿瘤生成的作用。自1997年MEN1基因被确定以来，至今已发现约614种不同的MEN1基因突变，其中大部分突变为错义突变或无义突变。若突变导致提前出现终止密码，menin蛋白长度变短，则蛋白不能转移到细胞核而丧失功能。

MEN1可见于所有年龄的患者，目前报道最小年龄患者为5岁，最大为81岁。文献报道MEN1的患病率约为2/100 000。其最常见的临床表现为原发性甲状旁腺功能亢进，发生率超过90%，常累及多个腺体，相较于非MEN1患者具有发病年龄早（20～25岁 vs 55岁）、易发生骨质疏松、男女发病率相等（1:1 vs 1:3）的特点。胃肠胰神经内分泌肿瘤则占MEN1中的第二位（50%），是影响患者预后的重要因素，其中无功能神经内分泌肿瘤恶性程度最高。30%～40%患者患有垂体肿瘤。

本例患者确诊时有多发<2cm胰腺神经内分泌瘤（pancreatic neuroendocrine tumors，pNETs），根据患者症状及血胃泌素水平，考虑胃泌素瘤可能大。MEN1患者出现临床症状最常见的原因是Zollinger-Ellison（胃泌素瘤）综合征。大约40%的MEN1患者存在Zollinger-Ellison综合征或无症状的血清胃泌素浓度升高。因患者胰腺肿瘤多发，有多发肝转移，且MEN1相关神经内分泌瘤常为多发，手术很难完全切除，目前暂无确切证据表明手术可降低MEN1相关pNETs疾病的死亡率，因此患者接受药物治疗。质子泵抑制剂与生长抑素类似物均可以控制胃泌素瘤的症状，生长抑素类似物亦有控制肿瘤增殖的作用。本例患者使用长效奥曲肽治疗已达4年，症状控制良好，但肿瘤仍有缓慢增长。如肿瘤明显进展，可考虑更换其他药物治疗，如分子靶向药物或化疗。

MEN1相关甲状旁腺肿瘤、垂体肿瘤治疗首选外科手术切除。虽然手术方式与单纯的甲状旁腺肿瘤及垂体肿瘤大致相同，但治疗效果却远不如单发的内分泌肿瘤，术后复发率高。MEN1患者行次全甲状旁腺切除术后10年内20%～60%患者出现高钙血症，同样术式其他患者的高钙血症的发生率仅为4%。

由于50%～70%MEN1患者是死于肿瘤进展或相关后遗症。因此，早期明确MEN1的诊断、积极手术干预并定期随访监测尤为重要。

（程月鹃）

参 考 文 献

［1］李小英. 多发性内分腺瘤病［J］. 中国实用内科杂志，2006，26：1763-1766.

［2］朱燕，张化冰，卢琳，等. 多发性内分泌腺瘤病1型患者的肾上腺表现［J］. 中华医学杂志，2010，90：2689-2692.

［3］CHANDRASEKHARAPPA SC，Guru SC，Manickam Pet，et al. Positional cloning of the gene for multiple endocrine neoplasia-type 1［J］. Science，1997，276（5311）：404-407.

［4］AGARWAL SK，SC GURU，C HEPPNER，et al. Menin interacts with the AP1 transcription factor JunD and represses JunD-activated transcription［J］. Cell，1999，96（1）：143-152.

［5］BRANDI ML，Gagel RF，Angeli A，et al. Guidelines for diagnosis and therapy of MEN type 1 and type 2［J］. J Clin Endocrinol Metab，2001，86（12）：5658-5671.

［6］THAKKER RV，NEWEY PJ，WALLS GV，et al. Clinical practice guidelines for multiple endocrine neoplasia type 1（MEN1）［J］. J Clin Endocrinol Metab，2012，97（9）：2990-3011.

［7］GOUDET P，ARNAUD MURAT，CHRISTINE BINQUET，et al. Risk factors and causes of death in MEN1 disease. A GTE（Groupe d'Etude des Tumeurs Endocrines）cohort study among 758 patients［J］. World J Surg，2010，34（2）：249-255.

［8］DEAN PG，JA VAN HEERDEN，DR FARLEY，et al. Are patients with multiple endocrine neoplasia type Ⅰ prone to premature death?［J］. World J Surg，2000，24（11）：1437-1441.

病例33　胰腺神经内分泌癌转化治疗

病历摘要

　　患者，女，29岁。因"上腹痛4个月"于2016年11月20日就诊于北京协和医院。患者于2016年6月无明显诱因出现腹痛，上腹部为著，为阵发性胀痛，伴大便干燥，需用通便药，每天可解1次成形便，无恶心、呕吐、腹泻等。2016年6月21日胃镜：非萎缩性胃炎。10月10日结肠镜未见异常。10月16日腹部超声：胰腺实质占位，考虑胰腺癌。10月17日腹盆增强CT＋胰腺薄扫：胰头、胰颈、胰体部后侧见不规则形肿块影，最大截面约8.7cm×4.3cm，胰腺来源可能大，考虑胰腺实性假乳头状瘤不除外；腹腔干动脉、脾动脉、肝总动脉受推压改变；门静脉、脾静脉向前受推压改变，管腔局部明显狭窄；肝门区局部受肿瘤压迫改变；左肾多发错构瘤；脾大。10月27日行超声引导下腹膜后肿物穿刺活检，病理（腹膜后肿物）：穿刺少许皮肤及胰腺组织，纤维组织内可见片状异型细胞浸润，可见小灶坏死，免疫组化表达不满意，形态上倾向于神经内分泌癌。免疫组化：AE1/AE3（－），CD10（－），CD56（NK-1）（＋），CgA（－），Ki-67指数40%，PGP9.5（±），Syn（＋），β-catenin（膜＋）。既往史、个人史、婚育史无特殊。家族史：父亲因心脏黏液瘤行手术。体格检查：身高167cm，体重50kg，体表面积1.58m²，美国东部肿瘤协作组（ECOG）评分0分，全身浅表淋巴结未及肿大，心肺（－），腹软，上腹部压痛，无反跳痛，上腹触及一肿块，双下肢无水肿。

　　入院后完善检查，血清肿瘤标志物：糖类抗原125（CA125）35.6U/ml，神经特异性烯醇酶（NSE）63.4ng/ml，胃泌素释放肽前体（ProGRP）1748.1pg/ml，癌胚抗原（CEA）、糖类抗原19-9（CA19-9）正常。胸部增强CT、全身骨显像未见转移。腹盆增强CT（图33-1）：腹膜后占位，较10月17日CT明显增大。2016年11月24日、12月16日、2017年1月9日、2月3日行第1～4程EP方案化疗，具体为：依托泊苷140mg静脉滴注d1～d3，顺铂35mg静脉滴注d1～d3化疗，过程顺利。2程后复查胸腹盆CT（图33-2）：腹膜后占位明显缩小，评估病情为部分缓解（PR）。3程后复查血清肿瘤标志物：CA19-9 11.8U/ml，CEA 0.97ng/ml，CA125 13.0U/ml，ProGRP 33.4pg/ml。4程后复查CT（图33-3）：胰头、胰颈、胰体部后方腹膜后占位，大小较前变化不明显，内伴爆米花样钙化密度区，较前增多；腹腔干动脉、肝总动脉受推压改变，较前变化不明显；门静脉、脾静脉向前受推压，管腔轻度狭窄，大致同前；肝门区局部受肿瘤压迫改变同前。于北京协和医院疑难病会诊中心会诊，考虑近期2程化疗后肿瘤无明显变化，目前肿瘤缩小，已具手术时机。2017年4月5日于全麻下行剖腹探查＋胰十二指肠切除术，术后病理：（腹腔干根部软组织）少许纤维组织及神经束，未见肿瘤；（胰十二指肠）胰腺组织中可见一纤维化结节，伴广泛玻璃样变性、灶性钙化及骨化，周边可见多灶淋巴细胞浸润及散在多核巨细胞反应，未见肿瘤残留，结合化疗病史，病变符合AJCC/CAP（American Joint Committee on Cancer/College of American Pathologists）0级（完全反应）；胰腺断端、胆总管断端、门静脉沟及小肠断端均未见肿瘤；淋巴结显慢性炎（小肠周0/2，胰周0/16，第十六组0/6）；慢性胆囊炎。2019年3月15日（图33-4）、2019年10月31日复查胸腹盆增强CT：术后改变，左肾多发错构瘤。目前患者仍在规律随访中，末次随访时间为2020年10月，评估为无病生存（DFS）。

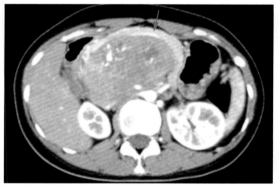

图33-1 腹盆增强CT（2016年11月23日）
可见胰头、颈、体部巨大肿块影。

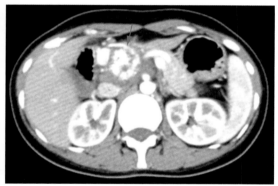

图33-2 胸腹盆CT（2017年1月6日）
胰头、颈、体部肿块较前明显缩小。

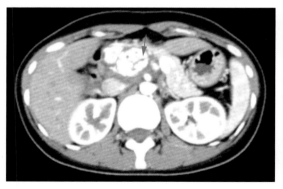

图33-3 胸腹盆CT（2017年2月27日）
胰头、颈、体部肿块进一步缩小。

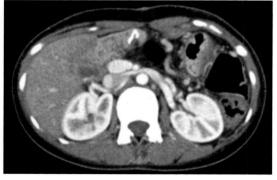

图33-4 胸腹盆CT（2019年3月15日）
未见肿块。

讨　论

胰腺神经内分泌癌是一种特殊的胰腺恶性肿瘤，由于其特殊的临床表现和自然病程，世界卫生组织（WHO）将其从胰腺癌中分离出来，列入胃肠胰神经内分泌肿瘤（gastro entero pancreatic neuro endocrine neoplasm，GEP NEN）的类型中，2019年WHO提出了最新的病理分类和分级系统（表33-1），将NEN分为分化好的神经内分泌瘤（neuroendocrine tumor，NET）、分化差的神经内分泌癌（neuroendocrine carcinoma，NEC）以及混合性神经内分泌-非神经内分泌肿瘤（mixed neuroendocrine non-neuroendocrine neoplasm，MiNEN）。进一步根据Ki-67指数及核分裂像将NET分为3级，即G1、G2、G3。与2010年病理分类最重要不同之处在于将2010年WHO胃肠胰神经内分泌肿瘤G3分为NET G3和NEC。对于本例患者在治疗中需要考虑以下几个问题：

1. 神经内分泌癌的诊断

由于穿刺组织标本较少，本例患者的免疫组化表达不满意，细胞形态上倾向于神经内分泌癌，结合可见小灶坏死，尽管Ki-67指数为40%，还是与病理科医生沟通后诊断胰腺神经内分泌癌，按照神经内分泌癌选择EP化疗。尽管NET G3和NEC病理诊断从形态学、Ki-67指数以及核分裂像可以区分，但有时又很难鉴别，需要借助免疫组化或分子生物学检测帮助区分和鉴别，如ATRX/DAXX/MEN1等基因改变更常见于NET-G1、G2和NET G3，几乎不存在于NEC，而p53和RB1基因改变则仅存在于NEC。NET G3与NEC诊断分开，有利于临床医生合理选择治疗方案。

表33-1　2019年WHO胃肠/肝胆胰神经内分泌肿瘤分类及分级标准

命名	分化程度	分级	核分裂象数（个/2mm^2）	Ki-67指数
NET, G1	高分化	低	<2	<3%
NET, G2		中	2～20	3%～20%
NET, G3		高	>20	>20%
NEC，小细胞型（SCNEC）	低分化	高	>20	>20%
NEC，大细胞型（LCNEC）			>20	>20%
（MiNEN）	高或低分化	多样的	多样的	多样的

2. 治疗方案选择

本例患者局部肿物巨大，无法第一时间进行手术治疗，所以先进行化疗，后续根据化疗的情况再决定对局部病灶进行治疗。NEC的生物学行为与小细胞肺癌相似，如早期转移、病情进展迅速等，所以治疗上采取与小细胞肺癌相似的治疗方式。目前关于GEP NEC化疗相关的回顾性文献中，也多是铂类联合依托泊苷的方案，也有一部分患者采用了伊立替康联合顺铂的方案，这两种方案实际上也是小细胞肺癌的一线方案。总体缓解率在31%～50%，PFS 4～6个月，中位生存期11个月左右。在顺铂组与卡铂组的结局差异无统计学意义。文献报道，NET G3的患者对铂类联合化疗效果不佳，以55%为Ki-67指数临界值可预测化疗的疗效，相比Ki-67指数≥55%的患者，Ki-67指数＜55%的患者采用含铂化疗时的疗效差，但生存期显著延长。此例患者化疗后效果显著，也证实了其低分化的本质特征。

3. 化疗周期数

目前尚未确定最佳的疗程。通常以4～6个周期的治疗为目标，但如果患者对治疗依然有反应且耐受良好，则可继续化疗到至少出现最大疗效。本例患者2程化疗后病变明显缩小达PR，继续化疗2程后不再缩小，说明已经达到了该化疗方案的最佳疗程。

4. 化疗后进行放疗还是手术

这一步是需要多学科综合讨论。本例患者年轻，化疗效果好，病变缩小后，经过多学科讨论后行手术治疗，病理证实达到病理完全缓解，末次随访（2020年10月）时患者仍无瘤生存。

（邵亚娟）

参 考 文 献

[1] Nagtegaal ID, Odze RD, Klimstra D, et al. The 2019 WHO classification of tumours of the digestive system [J]. Histopathology, 2020, 76（2）: 182-188.

[2] Sorbye H, Welin S, Langer SW, et al. Predictive and prognostic factors for treatment and survival in 305 patients with advanced gastrointestinal neuroendocrine carcinoma（WHO G3）: the NORDIC NEC study [J]. Ann Oncol, 2013, 24（1）: 152-160.

[3] Walter T, Tougeron D, Baudin E, et al. Poorly differentiated gastro-entero-pancreatic neuroendocrine carcinomas: Are they really heterogeneous? Insights from the FFCD-GTE national cohort [J]. Eur J Cancer, 2017, 79: 158.

[4] Yamaguchi T, Machida N, Morizane C, et al. Multicenter retrospective analysis of systemic chemotherapy for advanced neuroendocrine carcinoma of the digestive system [J]. Cancer Sci, 2014, 105（9）: 1176-1181.

[5] Heetfeld M, Chougnet CN, Olsen IH, et al. Characteristics and treatment of patients with G3 gastroentero-pancreatic neuroendocrine neoplasms [J]. Endocr Relat Cancer, 2015, 22（4）: 657-664.

[6] Sorbye H, Welin S, Langer SW, et al. Predictive and prognostic factors for treatment and survival in 305 patients with advanced gastrointestinal neuroendocrine carcinoma（WHO G3）: the NORDIC NEC study [J]. Ann Oncol, 2013, 24（1）: 152-160.

病例34　颈动脉体瘤的化疗

病历摘要

患者，男，56岁。因"右颈动脉体瘤切除术后7年，发现右侧颈部肿物2个月"于2016年4月11日就诊于北京协和医院。患者于2003年发现右颈部肿物，后进行性增大，未予重视。2009年6月头颈CTA提示右侧颈动脉分叉处高强化软组织密度影，直径约8cm×3.8cm×5.4cm，明显不均匀强化，右颈内、外动脉夹角变大，"抱球征"，考虑颈动脉体瘤可能性大。2009年7月14日行右颈肿物切除术，术后病理提示颈动脉体瘤（副神经节瘤），（右颈动脉旁）淋巴结显慢性炎（0/10），免疫组化：CgA（＋），Syn（＋），S-100（巢周＋），Ki-67指数1%，后未规律随诊。2016年2月发现右侧颈部多发肿物，逐渐出现双侧季肋区、背痛，数字评分法（numerical rating scales，NRS）评分9～10分。肿物穿刺病理：符合恶性颈动脉体瘤转移。

入院后查血常规：白细胞5.44×10^9/L，血红蛋白78g/L，血小板402×10^9/L。肝肾功能大致正常；血清肿瘤标志物：神经元特异性烯醇化酶（NSE）、血清胃泌素释放肽前体（ProGRP）均正常。颈部增强CT：右侧颈内动脉周围异常强化灶，考虑占位，恶性可能；颈部、右侧锁骨区多发淋巴结转移。会诊外院淋巴结穿刺病理：符合副神经节瘤（恶性）。免疫组化：Syn（＋），Ki-67指数5%，CgA（＋），CD56（＋），CEA（－），CD3（－），CD20（－），AE1/AE3（－），Calcitonin（－），TTF-1（－），Tg（－），CDX-2（－），PAX-8（－），S100（－），MC（－），NapsinA（－）。^{18}F-FDG PET/CT：右颈动脉周围见数个放射摄取异常增高结节（大小为1.5～2.2cm，SUV 2.6～22.0）；右胸锁乳突肌深面及右颈根部肌间隙数个放射摄取异常增高结节（大小为1.1～2.1cm，SUV 4.9～15.2），考虑多发淋巴结转移；全身多发骨转移（颅骨、脊柱、骨盆、双侧肋骨、肩胛骨、锁骨、胸骨、肱骨及股骨）（图34-1A）。

患者于2016年5月28日接受第1程CVD方案化疗，具体为：环磷酰胺1.2g静脉滴注d1，长春新碱2mg静脉滴注d1，达卡巴嗪1.0g静脉滴注d1～d2，辅以唑来膦酸，至2018年7月共行24程CVD化疗。患者耐受化疗可，仅出现2级恶心/呕吐，2级白细胞减少和1级中性粒细胞减少。化疗开始前，患者血红蛋白为63g/L，白细胞和血小板计数大致正常。考虑贫血与原发肿瘤有关，在最初的3程化疗中，给予患者输注了红细胞。随后的化疗过程中，血红蛋白稳定在80～90g/L，未再输血，在化疗结束时，患者血红蛋白可恢复到正常水平。使用实体瘤疗效评价标准（response evaluation criteria in solid tumours，RECIST）1.1对患者治疗反应进行评估，达到了部分缓解（PR），^{18}F-FDG PET/CT示转移性淋巴结和骨病变显著减少（图34-1B）。患者体重自化疗开始后增加15kg。胚系基因突变检测示SDHB基因突变。自2018年8月，患者接受达卡巴嗪单药维持治疗（1.5g d1）至2019年10月，耐受良好。此后患者逐渐出现双下肢麻木，无力，无法行走，无明显疼痛，因行动不便及新冠肺炎疫情影响，未诊治。2020年7月外院复查胸腰椎MRI，显示骨转移进展，无肝肺等转移，改用安罗替尼治疗至今，下肢无力无改善，颈部淋巴结无增大。

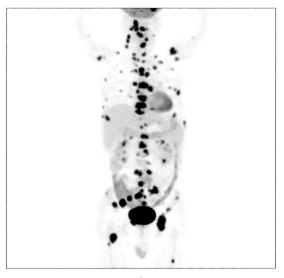 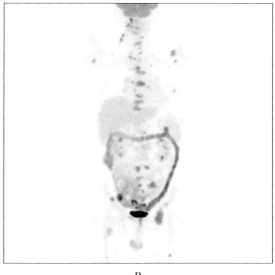

A   B

图 34-1 患者CVD治疗前后的全身 ^{18}F-FDG PET/CT

A. CVD 化疗前，可见多个右侧颈部淋巴结和多发骨转移（头骨、椎骨、胸骨、胸骨、锁骨、肱骨、肩胛骨、肋骨、骨盆、股骨）；B. CVD治疗后可见转移淋巴结及骨病灶高代谢显著降低。

讨　论

颈动脉体瘤（carotid body tumor，CBT）是一种无功能副交感神经副神经节瘤，转移率为5%～10%，远处转移十分罕见。本例患者原发肿瘤＞5cm，有SDHB基因突变均为转移性副神经节瘤（paragangliomas，PGL）、嗜铬细胞瘤（pheochromocytomas，PCC）术后出现复发转移的风险因素。中华医学会内分泌学分会肾上腺学组制定的《嗜铬细胞瘤和副神经节瘤诊断治疗的专家共识》建议，对所有转移性PCC、PGL或非转移性颅底/颈部PCC、PGL患者进行包括SDHB的基因筛查，由于术后出现疾病复发转移平均时间为10年，因此建议术后患者长期随访。

转移性CBT的标准治疗方案尚未明确。大多数治疗方案基于对PGL和PCC的小样本回顾性研究。自1981年至2018年，共有10名CBT伴远处转移并接受了系统性治疗的患者被报道。患者年龄分布于7～77岁，男女比例相当，转移部位包括肺、骨、腹腔和腹膜后。诊断后出现远处转移的中位和平均时间分别是7.5和10.3年。10名患者大多采用了化疗，尽管化疗方案各不相同，CVD 是晚期 PCC/PGL 最常用的方案。在一项随访时间长达22年的研究中，18名转移性 PCC、PGL 患者接受了 CVD 方案治疗，其中2例患者（11%）达到完全缓解，8例患者（44%）达到部分缓解。另有研究发现，47%和26%的转移性 PCC、PGL 患者接受 CVD 方案治疗后出现儿茶酚胺分泌相关症状改善或影像学缓解。单药替莫唑胺近年来一直被用于恶性 PCC、PGL 的治疗。在一项纳入15例接受替莫唑胺治疗的转移性 PCC、PGL 患者的研究中，部分缓解率为33%，替莫唑胺的疗效似乎与 SDHB 突变有关，部分缓解仅在 SDHB 突变的患者中观察到，并且 SDHB 突变患者的无进展生存期比无突变患者显著延长。

SDHB、SDHC 和 SDHD 的突变与 PCC/PGL 中血管生成和血管生成分子（包括血管内皮生长因子及其受体）过度表达有关。因此，一些抗血管生成药物被用于转移性 PCC、PGL 治疗。舒尼替尼已被证明对恶性 PGL 有效，特别是对于 SDHB 突变的患者。有文献报道，在所有接受舒尼替尼治疗的恶性 PCC/PGL 患者中（36例），72.2%的患者证实治疗有效。同时，也有报道恶性 CBT 接受舒尼替尼治疗的患者。本例患者在 CVD 治疗后出现疾病进展后改用的安罗替尼，与舒尼替尼均为作用于血管生长因子受体的多靶点酪氨酸激酶抑制剂。由于患者腰椎骨转移压迫脊髓未能及时治疗，尽管目前肿瘤控制稳定，但截瘫症状未能改善。

对于转移性 PCC、PGL，^{131}I-MIBG 也是一种有效的治疗方法，有效率约为30%，但 ^{131}I-MIBG 很少在 CBT 中使用。近年也有研究使用肽受体放射配体疗法（peptide receptor radioligand therapy，PRRT）治疗转移性 PCC、PGL。曾有病例报告一例肺和骨转移的 CBT 患者接受 PRRT 治疗，然而治疗后疾病进展。

（程月鹃）

病例35 鼻旁窦横纹肌肉瘤

病历摘要

患者，男，42岁。因"面部感觉异常3个月余，视野缺损1个月"于2011年5月就诊于北京协和医院。2011年2月患者拔牙后自觉右侧上颌部、唇部麻木，逐渐扩至右侧面部，后出现右侧颈部及耳前无痛性肿物，大小分别为4cm×2cm、2cm×1cm。2011年4月无明显诱因突然出现右侧视野下方缺损，右眼痛明显，当地医院查CT：鼻旁窦病变累及右侧眼眶，炎症可能，肉芽肿性病变及恶性肿瘤不除外。外院查鼻咽镜：右鼻中道及右侧咽隐窝见新生物，表面均不甚光滑；右侧中鼻道可见肿物，局部乳头状，右侧咽隐窝靠近顶部可见灰红色肿物。北京协和协和医院病理会诊：（右鼻咽、右鼻中道）病变符合胚胎性横纹肌肉瘤，免疫组化：Myogenin、Myoglobin、Desmin、Vimentin、CD56均（＋），Ki-67指数35%，Myosin、CK、CD99、NSE、CgA、GFAP、LCA、CD3、CD20、CD38、MyoD1、TdT均（－）。之后患者耳后、颈部、锁骨上均出现淋巴结肿大。2011年5月PET/CT：右侧筛窦、左侧部分筛窦、蝶窦、右侧鼻道、右侧上颌窦口、右侧鼻咽部恶性病变，致相邻骨质破坏并侵及右侧眼球周围组织，伴双侧多发颈部淋巴结转移，右侧为著。头颅MRI：右侧视神经受压略右移；右侧腮腺转移可能性大；双侧颈部及右侧颌下多发淋巴结转移可能性大。

入院后考虑鼻-鼻窦胚胎性横纹肌肉瘤诊断明确，完善脏器功能评估、除外化疗禁忌后，给予MAID方案（异环磷酰胺＋美司钠＋表柔比星＋达卡巴嗪）化疗6程。患者右眼视野缺损范围较前减小，颈部包块较前明显减小。3程化疗后复查头颅MRI：与基线比较，所见右侧鼻腔、鼻咽侧后壁、筛窦、上颌窦、球后脂肪组织、左侧后组筛窦及双蝶窦内、右侧上颌窦后脂肪内多发软组织信号占位病变已明显缩小，右侧上颌窦后可见少量病变，右侧视神经受压基本消失；右侧腮腺内侧小结节较前明显缩小。眼科会诊：右眼中央暗点，左眼（－）。疗效评估为部分缓解（PR）。6程化疗后序贯放疗。放疗后1个月复查头颅MRI：右侧鼻咽旁占位病变，较前范围略减小。PET/CT：病灶较前缩小，无新发病灶，病情评估为继续PR，之后休疗。放疗后3个月，患者右侧腰背部皮下出现一无痛性肿物，质地较硬，活动度小，逐渐增大至5cm×5cm。外院行超声：右侧腰背部实质性肿物，与周围组织境界欠清；腰椎常规MRI：右侧腰背部皮下占位病变，与右侧腹壁肌肉分界不清，结合病史，不除外转移瘤；第3腰椎椎体异常信号影。遂于外院行腰背部肿瘤扩大切除术，术后病理会诊：

（腰背部）肿瘤的常规形态特点结合免疫组化考虑为胚胎性横纹肌肉瘤，结合病史，肿瘤可能为鼻腔横纹肌肉瘤转移（肿瘤组织学未见明显腺泡样分化）；免疫组化：MSA（细胞＋），Myoglobin（－），Caldesmon（－），AE1/AE3（－），CD20（－），CD3（－），MPO（－），DES（少数细胞＋），SMA（少数细胞＋）。术后1个月行腰部术区放疗。放疗中患者出现左上腹部隐痛，行CT检查提示胰腺肿物，多学科会诊后考虑无手术指征，腰部、胰腺转移灶可先行放疗、再行化疗。此后患者扩野放疗，放疗后胰腺病灶获PR。放疗期间患者于外院自行接受自然杀伤细胞生物疗法共9次。腰背部肿物切除术后6个月，患者出现多浆膜腔积液，盆腔转移，致肾后性梗阻及急性肾衰竭。行双侧肾盂造瘘术，此后肾功能逐渐恢复。胸腔积液/腹水中均找到肿瘤细胞。患者逐渐出现双下肢截瘫，MR可见约胸椎第10椎体水平椎管内软组织，包绕脊髓，胸骨前方及右侧大片软组织。患者终因疾病进展迅速而死亡，总生存时间为21个月。

讨　论

头颈部肉瘤约占所有头颈部恶性肿瘤的2%，在成人中占所有肉瘤的4%～10%。主要的组织学亚型有：儿童横纹肌肉瘤（rhabdomyosarcoma，RMS）、骨肉瘤（和软骨肉瘤）、脉管肉瘤、血管肉瘤、卡波西（Kaposi）肉瘤、恶性周围神经鞘膜肿瘤以及成人软组织肉瘤。成人软组织肉瘤包括未分化/未分类的肉瘤（曾称"恶性纤维组织细胞瘤"和"未分化的多形性肉瘤"）、脂肪肉瘤、纤维肉瘤、平滑肌肉瘤和滑膜肉瘤，其他不太常见的肉瘤包括血管外皮细胞瘤、尤文肉瘤和腺泡状软组织肉瘤。大约30%的头颈部肉瘤发生于儿童中，其中大多数是RMS。当纳入儿童患者时，所有头颈部肉瘤患者在诊断时的中位年龄为50～54岁，当不纳入儿童患者时为55～59岁。头颈部肉瘤中淋巴结受累并不常见，仅发生于大约10%的患者中。最常见的伴淋巴结转移的头颈部肉瘤组织学亚型是RMS和脉管肉瘤。对于RMS患者，淋巴结转移会使预后更差。此外，男性、更晚期的肿瘤分期也是不良预后因素。RMS主要发生于儿童，成人极为罕见，很难对其临床行为进行严谨的研究。在这种背景下，预后差的患者尝试标准VAC方案（长春新碱＋放线菌素＋环磷酰胺）之外的强化疗，如MAID（多柔比星＋异环磷酰胺＋美司钠＋达卡巴嗪）方案，成为一种探索的方向。

RMS是一种主要发生于儿童的疾病，35%～40%的原发部位在头颈部，其中约35%发病年龄≥19岁。RMS在成人中罕见，占成人软组织肉瘤的2%～5%，且大多位于头颈部。根据肿瘤位置，患者可有不同的临床表现，包括：面部或颈部包块、眼球突出、流涕、头痛、呕吐、听力改变、视力改变、言语改变、吞咽功能改变或呼吸系统症状。RMS的治疗方法复杂，一般包括手术、放疗和多药化疗。对于局限性肿瘤，只要术后的功能和/或美观结果可接受，应考虑进行完全切除。如果无法进行手术切除或切除不完全，可采用放疗进行局部控制。头颈部RMS的发病部位可分为3个主要的组：眼眶（25%）、脑膜旁区域（鼻旁窦、鼻咽、鼻腔、中耳/乳突和颞下窝；50%），以及非眼眶非脑膜旁部位（头皮、腮腺、口腔、咽、甲状腺和甲状旁腺、颈部；25%）。RMS的两个主要组织学亚型是胚胎型和腺泡型。当头颈部RMS发生于眼眶时，其几乎总是胚胎型。RMS病例可发生于成人的任何部位，包括头部和颈部。脑膜旁区的RMS整体预后最差，成人组RMS的预后很可能比儿童组差。

成人RMS的治疗经验有限，一般而言，成人RMS应遵循与儿童RMS相同的治疗原则，推荐在局部治疗的基础上加用化疗。根据ARST0531研究结果，标准治疗是14周期的VAC/VI（长春新碱＋伊立替康）或14周期的VAC，并在第13周开始放疗。诊断年龄在10岁以上的患者均属高危，在本例患者所属的年代，研究热衷于强化疗方案能否改变高危患者的结局，这也是采用MAID方案的主要考虑。但后续临床研究发现，增加多柔比星、顺铂、依托泊苷、异环磷酰胺、拓扑替康和美法仑，或采用剂量密集双周方案、高强度化疗联合或不联合干细胞移植均不能改善结局。最终，高危人群的治疗方案仍然回归到标准的VAC/VI或VAC方案。新的治疗策略如靶向或免疫治疗研究在RMS没有获得新突破，对于缺乏标准治疗的情况下，建议检测微卫星状态（MSI）状态。微卫星高度不稳定（MSI-H）的患者可尝试免疫治疗。

（贾　宁）

病例36 腺泡状软组织肉瘤免疫治疗

病历摘要

患者，女，34岁。因"体检发现肺部结节、臀部肿物1年余"于2018年12月4日就诊于北京协和医院。患者2017年9月体检时胸部CT示双肺内散在大小不等结节，胸12椎体前下缘高密度，局部略低密度。2017年10月就诊外院，10月23日盆腔MRI示右侧臀肌、梨状肌及骶前多发高血供占位，倾向恶性。PET/CT示右侧臀大肌间隙肿块，代谢增高，右侧梨状肌肿胀，代谢增高，考虑恶性结节；双肺多发结节，伴轻度代谢，考虑转移。否认胸痛、咳嗽、咳痰，否认下肢感觉、运动异常。2017年11月10日行CT引导下臀部肿物穿刺活检，病理：（右臀部）腺泡状软组织肉瘤（图36-1）。免疫组化（图36-2）：CK（−），vimentin（＋），S100（−），CD68（＋），TFE3（＋），SOX10（−），SMA（−），desmin（＋），Ki-67指数10%。2017年12月12日全麻下行右臀部、盆腔肿物广泛切除术，术后病理：（右髂总淋巴结）淋巴结转移（1/1）（表36-1）。术后恢复顺利。

2018年5月4日胸部CT平扫示双肺多发转移，部分较前增大，右肺胸膜结节，考虑转移；盆腔增强CT示右髂血管旁、右臀中肌外侧多发转移结节较前增大。考虑病情进展（PD）。2018年5月28日至6月22日于肾旁、腰椎部位放疗×10次（具体不详），2018年6月5日至11月12日给予安罗替尼12mg口服 qd d1～d14，每3周为1疗程，服药后出现1级血压升高、肝功能异常、亚临床甲状腺功能减退，给予降压、保肝、补充甲状腺素治疗，症状缓解。2018年8月18日复查腹盆MRI示右髂血管旁、右臀中肌外侧、脊柱旁多发转移结节部

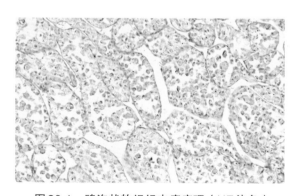

图36-1 腺泡状软组织肉瘤病理（HE染色）

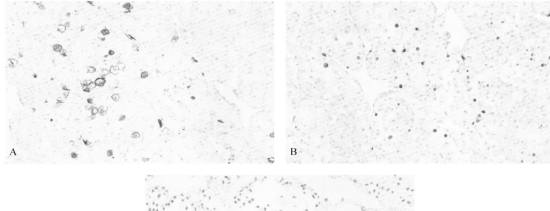

图36-2　腺泡状软组织肉瘤免疫组化
A. Desmin；B. Ki-67；C. TFE3。

表36-1　臀部及盆腔肿物切除术后病理

部位	病理	大小（cm）	组织学分级	核分裂像	脉管癌栓及神经侵犯	切缘	备注
右臀肌间	ASPS	13×9×5.5	2级	＜10个/10HPF	无	（－）	伴坏死约10%
坐骨大孔肿物（上）	ASPS	1.5×1×1	2级	＜10个/10HPF	无	—	—
坐骨大孔肿物（下）	ASPS	3×1.5×1.5	2级	＜10个/10HPF	无	—	—
盆腔肿物	ASPS	3.5×3×1.5	2级	＜10个/10HPF	无	—	伴坏死约30%

分缩小，骶骨右侧、右侧髂骨、第2腰椎椎体结节同前。2018年11月右侧臀部皮下结节较前增大，2018年11月19日复查腹盆CT示右髂血管旁、右臀中肌外侧、脊柱旁多发转移结节大部分增大，余同前。考虑再次PD，故停用安罗替尼。既往史：2010年2月23日于北京医院行双侧乳头内陷畸形矫正术。2017年12月曾输血。个人史、婚育史、家族史无特殊。体格检查：生命体征平稳，右腹股沟可触及肿块，质韧、活动度（±），心肺腹无殊。治疗经过：2018年12月20日加入"开放、单臂抗PD-1抗体GB226治疗复发/转移性/不可手术切除的腺泡状软组织肉瘤（ASPS）患者Ⅱ期临床研究"。2019年1月17日至2020年10月7日分别行第1～43程杰诺单抗注射液192mg静脉滴注d1治疗，每2周为1疗程，过程顺利。第1程治疗后出现上呼吸道感染，抗感染治疗后缓解，第2程治疗推迟至2月12日。第2、8、12、23、

26、28、35程后评估疗效均为部分缓解（PR）（图36-3）。主要毒副作用为：1级乏力和手部脱皮，考虑与免疫治疗可能有关。患者继续试验药物治疗中。

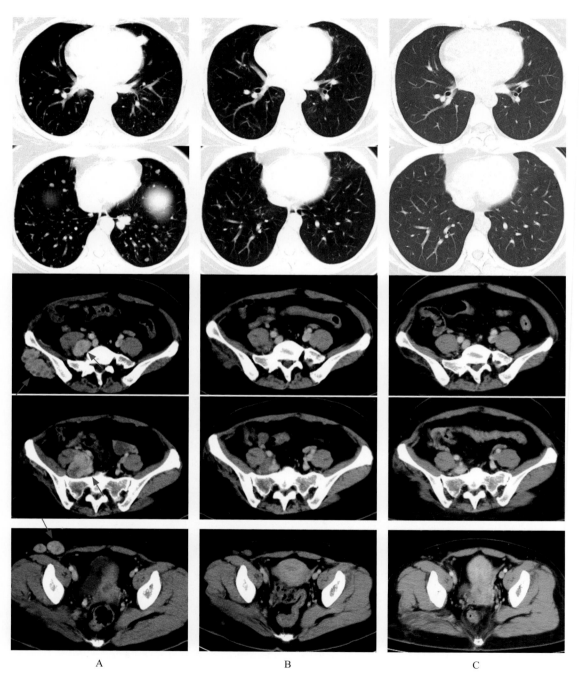

图36-3 免疫治疗期间病灶变化

A. 用药前（2019年1月）；B. 用药2个月后（2019年3月）；C. 末次随访（2020年10月）。

讨　论

腺泡状软组织肉瘤（alveolar soft part sarcoma，ASPS）属于罕见的软组织肉瘤，占所有肉瘤的0.5%～1%。1952年由美国纪念斯隆凯特琳癌症中心（MSKCC）的病理学家Christopherson首先描述。

ASPS可以发生在所有年龄，但最常见于青少年和年轻成年人，常起源于盆腔和四肢的软组织，经常转移至肺、骨、肝；与其他肉瘤不同，ASPS也会转移至脑。ASPS生长相对缓慢，患者可在初次诊断多年后才出现明显的临床症状，故诊断时多数病例已经是进展期，相当部分病例以肺或其他器官转移为首发表现。增强CT上ASPS富含血管，有密集的肿瘤染色和迂曲扩张的引流静脉。MRI上表现为T_1和T_2加权像上的高信号。

诊断依靠病理。大体形态上，肿瘤呈现浅灰或淡黄色，质地柔软。在较大的病变中坏死和出血区很常见。组织学检查显示，ASPS是由纤细的纤维血管间隔隔开的细胞巢组成，肿瘤周围可见明显的血管内扩张。几乎所有的ASPS都有过碘酸-希夫（PAS）阳性颗粒。ASPS存在特异性的染色体易位，导致位于Xp11.22的TFE3转录因子与位于17q25的ASPL基因发生融合，表达ASPL-TFE3融合蛋白。已经证明，检测TFE3核表达有助于ASPS的诊断。

根治性切除是治疗局部ASPS的首选，R0切除是根治的关键。转移性ASPS，传统的化疗（蒽环类为基础）、放疗没有明确的生存获益，常规给予血管内皮生长因子受体酪氨酸激酶抑制剂（VEGFR-TKI）治疗如培唑帕尼、安罗替尼、西地拉尼、舒尼替尼等药物，其客观反应率（ORR）分别为16.7%～27.6%、46%、19%、40%～62.5%。尽管如此，VEGFR-TKI治疗后总会出现疾病进展。据统计，使用培唑帕尼组无进展生存时间（mPFS）为5.5～13.6个月，安罗替尼组18.23个月，舒尼替尼组为13～19个月。本例患者在手术后6个月出现肺、胸膜及盆腔转移，外院一线给予放疗联合安罗替尼治疗，遗憾的是疾病进展时间（TTP）仅有5个月。ASPS一线VEGFR-TKI进展后的治疗选择缺乏标准，但近年来免疫治疗及以免疫治疗为基础的联合治疗越来越被寄予厚望。抗PD-1通过结合PD-1受体，阻断PD-1与其配体PD-L1/PD-L2间的相互作用，解除PD-1通路介导的免疫抑制作用包括抗肿瘤的免疫反应，从而达到抗癌的目的。ASPS存在PD-L1的表达，针对PD-1通路的治疗安全且有令人鼓舞的初步疗效。本例二线治疗加入了抗PD-1单抗的临床试验，取得最佳疗效PR、PFS 21个月以上的佳绩！此外，不仅远远超越本临床试验的mPFS，且不良反应较轻，只有1次上呼吸道感染、1级疲劳和1级手部脱皮，可以说该患者从治疗中获益良多。该病例再一次告诉我们，对于一些缺乏标准治疗的恶性肿瘤，积极参加新药临床研究可能会有意想不到的生存获益。

ASPS总体5年生存率从45%到88%不等，转移性ASPS中位生存期约为3年。

（葛郁平）

参 考 文 献

［1］LIEBERMAN PH，BRENNAN MF，KIMMEL M，et al．Alveolar soft-part sarcoma．A clinico-pathologic study of half a century［J］．*Cancer*，1989，63（1）：1-13．

［2］ARGANI P，LAL P，HUTCHINSON B，et al．Aberrant nuclear immunoreactivity for TFE3 in neoplasms with TFE3 gene fusions：a sensitive and specific immunohistochemical assay［J］．Am J Surg Pathol，2003，27（6）：750-761．

［3］STACCHIOTTI S，TAMBORINI E，MARRARI A，et al．Response to sunitinib malate in advanced alveolar soft part sarcoma［J］．Clin Cancer Res，2009，15（3）：1096-1104．

［4］SHI Y，CAI Q，JIANG Y，et al．Activity and safety of Geptanolimab（GB226）for patients with unresectable，recurrent or metastatic alveolar soft part sarcoma：a phase 2 single-arm study［J］．Clin Cancer Res，2020，26（24）：6445-6452．

病例37　心包血管肉瘤

病历摘要

患者，女，53岁。因"胸闷、喘憋伴恶心、呕吐4个月余，加重4天"于2013年10月就诊于北京协和医院。患者2013年3月无诱因出现活动后喘憋、腹胀及恶心呕吐，当地医院胸部CT：左肺及右肺中叶多发小结节，大量心包积液。超声心动图：节段性室壁运动减弱（下后壁），左室舒张功能减低，大量心包积液。2013年3月8日行心包开窗术，间断引流心包积液共约1000ml，心包积液病理：大量红细胞及坏死样细胞团样物。2013年7月再次出现活动后憋气，2013年7月10日外院超声心动图：左、右心房增大，少−中量心包积液，左室射血分数（LVEF）73%。2013年7月12日凌晨如厕时出现晕厥、意识丧失、尿便失禁，约10秒后意识恢复，伴恶心，呕吐大量胃内容物，自觉胸闷、乏力明显。至北京协和医院急诊科就诊，超声心动图：中等量心包积液（心尖部12mm，左室后壁13mm，左室侧壁13mm，右室侧壁15mm）。2013年7月16日复查超声心动图：可能存在右心房破裂。2013年7月22日于全麻下行开胸探查、右心房肿瘤切除、右心房壁重建术，术后病理：符合血管肉瘤（图37-1）。免疫组化（图37-2）：AE1/AE3（−），CD31（＋），CD34（＋），Calretinin（−），D2-40（−），F8-R（−），S-100（−），SMA（＋），Vimentin（＋），CD68（＋）。动态心电图：阵发性房颤，交界区心律；室性期前收缩及成对室性期前收缩、房性期前收缩、房性期前收缩三联律，最长R-R间期5.5s，RR间期＞2s，共33次。建议安装心脏起搏器，患者拒绝。2013年10月超声心动图：右房修补术后，右房内可见分叶团块状影（约35mm×18mm），左、右心房增大，轻中度三尖瓣关闭不全，LVEF 73%。动态心电图：交界区逸搏心律及加速性交界区心律，偶见窦性心律及窦性夺获，最长RR 2.2s，RR间期＞2s，共58次；室性期前收缩、室性期前收缩二联律。考虑肿瘤局部复发。2013年10月31日在局麻下行永久起搏器植入术。既往史：2006年诊断甲状腺功能亢进症，出现窦性心动过速，口服药物治疗2年，症状缓解，近期复查甲状腺功能正常。有输血史。大哥患"冠心病"，二哥患"心律失常"，其母亲因"胸腔积液"去世。体格检查：生命体征平稳，双肺呼吸音清，心律不齐，腹软无压痛，双下肢不肿。

2013年11月1日转入肿瘤内科病房，查血常规、肝肾全、凝血大致正常。胸腹盆增强CT：两肺可见多个大小不等结节影，最大者位于右肺中叶（约16mm×13mm）；右心房内可

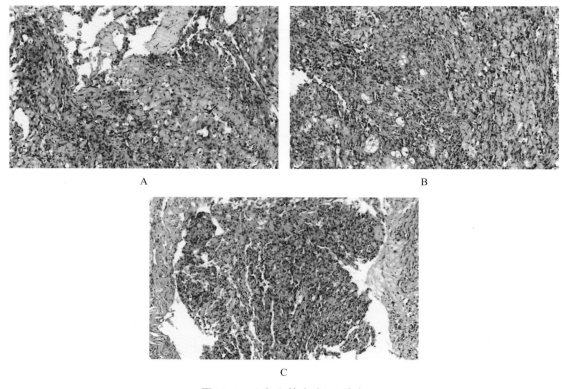

图37-1　心包血管肉瘤HE染色

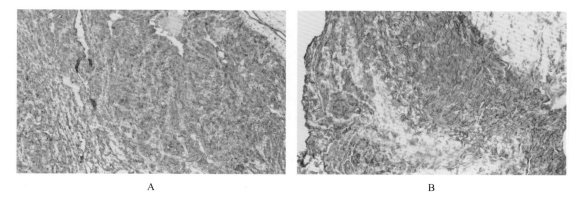

图37-2　心包血管肉瘤免疫组化
A. CD31；B. CD34。

见不规则肿块影（约30mm×25mm），边界欠清楚，右心房壁不规则增厚；右侧髂骨翼内高密度结节，转移瘤不除外。全身骨显像（－）。患者双肺转移结节、髂骨翼转移，决定给予全身化疗。2013年11月7日、12月5日行第1～2程化疗，具体为：紫杉醇140mg→120mg d1、d8、d15 q28d，第1程第8天化疗后出现3级中性粒细胞减少。2程后疗效评估为部分缓解（PR）。2014年1月4日、2月7日、3月11日、4月9日分别行第3～6程化疗，具体为：紫杉醇140mg d1、d8、d15 q28d。第4、6程化疗后评估病情均为继续PR，主要毒性为2级中性粒细胞减少、1级贫血。2014年5月16日、6月22日行第7～8程化疗，具体为：紫杉醇120mg d1、d8、d15 q28d。8程后病情评估PR，CT：心房内肿物较化疗前显影不明显，双肺结节较前略缩小。此后患者进入休疗期，患者一般情况可，间断心悸。2015年8月31日复查超声心动图：升主动脉增宽，左、右心房增大；右房侧壁可见一低回声团块影（约40mm×28mm），基底部宽，活动度小。胸腹部增强CT：双肺磨玻璃样结节，较前明显增多。评估为病情进展（PD）。2015年9月9日、10月11日、11月13日、12月12日行第1～4程化疗，具体为：紫杉醇120mg→90mg d1、d8、d15 q28d。2程后评估病情为PR，4程后超声心动图示右心房侧壁低回声团块影增大至47mm×24mm，再次PD。考虑存在永久性心房纤颤等心律失常，故将化疗方案调整为吉西他滨单药。2016年1月15日、2月7日、3月4日、3月25日分别行第1～4程化疗，具体为：吉西他滨1.6g→1.0g d1、d8 q21d，第1程化疗后出现3级中性粒细胞减少，予升白细胞治疗，第1程第8天化疗取消。3程后评估为病情稳定（SD）（右心房侧壁低回声区约41mm×41mm）。4程后复查超声心动图提示疾病再次进展（右房侧壁低回声团块影约42mm×38mm）。与患者交待病情，建议靶向治疗或脂质体多柔比星化疗，因经济上无法负担，后患者回到当地，失访。

讨　论

心脏原发的恶性肿瘤非常罕见，尸检患病率为0.001%～0.03%，其中1/4是恶性肿瘤，在心脏恶性肿瘤中，95%为肉瘤，血管肉瘤（angiosarcoma）最常见。

心脏血管肉瘤主要发生于30～60岁的人群，中位发病年龄为39岁，男性常见。肿瘤多发生于右心房和心外膜，像本例发生在心包的情况非常罕见。该病的症状主要取决于肿瘤位置、浸润范围及心腔被堵塞的程度，早期由于体积较小，对血流动力学影响较小，往往无明显临床症状，造成早期诊断困难。6%～89%的患者就诊时已发生远处转移，最常见的转移部位依次为肺、肝和骨。本例患者除双肺和骨转移外，还出现了局部复发。常用的影像诊断方法包括超声心动图、冠状动脉CT、心脏磁共振（CMR）和PET/CT。

治疗方面，对于局限性心脏血管肉瘤，手术仍是主要的治疗手段。然而，由于肿瘤侵袭性强，常累及大血管，加之复杂的解剖和邻近结构限制，实现R0切除是一个巨大的挑战。手术切除后进行辅助化疗可能有生存获益，并改善预后。对于晚期无法手术或远处转移的患者，化疗是必要的姑息治疗手段。化疗方案一般借鉴心脏外血管肉瘤的治疗方案，常用药物有多柔比星、异环磷酰胺、氨甲蝶呤等药物，也有研究发现紫杉醇周疗方案的有效率可以达到70%，中位生存期达到8个月。新辅助化疗的理念在局限期肉瘤中越来越得到重视，特别是对于直接手术无法达到R0切除的病例，但由于心脏手术前很难得到活检病理结果，故目前临床研究尚比较少。此外，有研究提示，在血管肉瘤中血管特异性受体络氨酸激酶（VEGFR-TKI）的表达上调，大约10%的血管肉瘤患者存在激酶插入区受体（kinase insert domain receptor，KDR）的突变，可考虑应用索拉菲尼和舒尼替尼治疗；此外，抗VEGF单抗如贝伐单抗等也在进行Ⅰ／Ⅱ期临床试验。值得一提的是，免疫检查点抑制剂的疗效尚有待验证。

心脏血管肉瘤预后不佳，转移性患者中位生存期多小于6个月。本例患者一线紫杉醇单药周疗疾病进展时间（TTP）为21个月，停药后再次进展，紫杉醇单药再挑战疗效劣于一线，TTP为3个月。紫杉醇再挑战失败后，因患者有永久性心房纤颤等心律失常，故避免使用蒽环类等心脏毒性药物，而患者起搏器植入后长期服用抗凝药，因此有抗VEGF靶向药物的使用相对禁忌证；且患者经济情况差，无法承受其他靶向药物治疗费用，故更换方案为吉西他滨单药化疗，TTP为2.3个月。

（葛郁平）

参 考 文 献

［1］REARDON MJ，MALAISRIE SC，WALKES JC，et al．Cardiac autotransplantation for primary cardiac tumors［J］．Ann Thorac Surg，2006，82：645-650.

［2］RANDHAWA JS，BUDD GT，RANDHAWA M，et al．Primary cardiac sarcoma：25-years cleveland clinic experience［J］．Am J Clin Oncol，2016，39：593-599.

［3］张智旸，程月鹃，公小蕾，等，心脏原发性血管肉瘤16例的临床影像特征及预后分析［J］．中华心血管病杂志，2019，47（9）：731-736.

病例38　炎性肌纤维母细胞瘤

病历摘要

　　患者，女，36岁。因"张口受限1年余，加重1个月"于2013年12月6日就诊于北京协和医院。2012年7月初，患者反复出现左上颌智齿疼痛，当地医院考虑"智齿炎"，智齿拔除后出现左侧颌面肿胀，伴疼痛，轻度张口受限，开口2指，无视物模糊、视力下降、面部疼痛、面部麻木、上列牙痛、牙齿松动、眩晕、耳鸣、听力下降等，予抗炎治疗（具体不详）1周后，张口受限无缓解。行活检，病理：硬化纤维瘤病，活检术后出现张口受限加重，开口仅1指。2012年8月予抗炎治疗1周后张口受限缓解，开口2指。停用抗生素后症状反复。2012年12月颌面部增强CT：左侧上颌、颞下恶性占位病变。再次活检病理：增生的纤维组织，胶原致密，炎症细胞浸润。外院再次会诊病理：（左颞下窝）纤维结缔组织明显增生，并可见多量单核细胞、浆细胞以及少量嗜酸性细胞弥漫及灶状浸润，考虑IgG4相关性硬化型疾病。北京协和医院门诊查血清IgG亚类：IgG1 11 200（4900～11 400）mg/L，IgG2 5290（1500～6400）mg/L，IgG3 417（200～1100）mg/L，IgG4 513（80～1400）mg/L。2013年3月第三次病理会诊：软组织及肌组织内见淋巴细胞及浆细胞浸润，部分血管闭塞不除外血管炎性病变。再次活组织病理：炎症性病变伴大量浆细胞增生。2013年3月外院予泼尼松35mg qd×1周，此后每周减量5mg，减至10mg qd后，每两周减量5mg，直至2013年8月停用。激素治疗初期，患者张口受限明显好转，开口约2指半左右，激素减至10mg qd后症状反复，开口1指。为进一步治疗就诊于北京协和医院。既往史：2014年出现药物性股骨头坏死，与泼尼松有关，目前保守治疗，未手术。

　　2013年10月23日北京协和医院耳鼻喉科查鼻咽部增强MRI：左侧上颌窦、颞下窝、翼腭窝占位性病变，累及周围软组织，考虑恶性病变；双侧颈动脉鞘周围、颌下、颏下、腮腺周围多发淋巴结，部分肿大。PET/CT：左侧颞下窝及上颌窦代谢不均匀增高的软组织占位（平均SUV 3.1，最大7.0），累及左侧颞肌、上鼻道、筛窦及部分翼内肌，伴左侧上颌窦壁及颧弓骨质破坏，双侧胸膜增厚且代谢不均匀增高以右侧为著（SUV 2.8～3.7），以上所见考虑不除外特殊炎性病变，建议必要时再次取活检以明确；左侧颈部代谢增高淋巴结炎性病变可能；双侧少量胸腔积液，右侧为著；心包增厚并少量心包积液；双肺散在条索影，代谢不高，为陈旧病变；右侧梨状窝代谢增高灶（平均SUV 4.1，最大6.3），炎性病变可能性大；

颈部、胸、腹、盆及脑其余部位未见异常。2013年11月13于全麻下行上颌骨肿物切除活检术＋气管切开术，术中冷冻病理：左上颌骨缘增生的胶原纤维组织，伴淋巴细胞、浆细胞浸润。术后病理：（左上颌窦）假复层纤毛柱状上皮显急性及慢性炎，胶原纤维组织增生，伴显著淋巴细胞、浆细胞浸润，考虑炎性假瘤；（左上颌骨）送检为增生的胶原纤维组织，伴淋巴细胞浆细胞浸润，不除外炎性假瘤；免疫组化：ALK-SP8（－），CD138（＋），CD20（＋），CD3（＋），CD38（＋），IgG4/IgG＜10%，IgG4（＋小于30/HPF）；特殊染色：弹力纤维（＋）。患者术后出现左侧颌面部肿胀，张口受限加重，无法开口。2013年12月13行CVP方案化疗，具体为：泼尼松50mg口服qd d1～d5，环磷酰胺静脉滴注1.1g d1，长春新碱2mg静脉滴注d1。泼尼松第2周减量至30mg qd，第3周减量为20mg qd，第4周减量至10mg qd后逐渐减停。化疗后1月可开口半指。之后行放疗1月（具体不详），张口受限好转。此后至2019年6月中药治疗，左耳偶有可流出清亮分泌物，局部擦拭后无脓液及局部红肿等炎症表现。张口仍有受限，开口可保持1指。不进食刺激性食物时无颌面肿胀。因新冠疫情2020年未中药治疗。至2020年12月20随访时，患者及家属认为目前病情状态能够满足正常生活需要。近期精神、体力、食欲，睡眠可，尿便正常，2013年患病期间体重减轻7kg，近期无明显变化。

讨 论

本例是一个非常典型的炎性肌纤维母细胞瘤（inflammatory myofibroblastic tumor，IMT）的病例。IMT是一类临床表现异质性很强的间质性肿瘤，其临床表现可以是炎症、孤立性的非侵袭性肿瘤，也可以是侵袭性非常强的肿瘤，甚至出现远处转移。虽然任何年龄都可以发生，但大多数患者发病时比较年轻。肿瘤发生的部位最多见于肺部、肢体、内脏、头颈，全身各个器官都有可能发生。在病理上，IMT有特征性的炎性细胞增生的背景，以及梭形细胞、肌纤维母细胞增生的表现，所以曾称炎性假瘤。炎性细胞增生是它常常被误诊为炎症的一个重要原因。近年来，研究人员在IMT中发现了驱动基因的突变，即ALK融合突变，这使得大家对这一肿瘤重新进行了定性，确认这是一类恶性的疾病，尽管大多数患者的预后非常好。

本例患者为头颈部IMT，发生率比较低，在肺外IMT中仅占14%～18%。在发病初期表现为牙痛、颌面部肿胀，符合局部炎性改变的诊断，这也是大多数以炎性病变起病的患者都会经历的过程，会按照炎症反复进行抗炎治疗。此外，炎性起病的患者病理诊断通常不能给出确定的病理诊断结果，尤其是头颈部的患者，因取材少，多为炎性组织，可能面临多次取材而不能确诊的问题。因此，炎性起病患者在确诊前会比肿块型起病的患者经历更多的诊断时间。本例患者从发病到辗转各家医院、行多次影像检查、4次取病理且多家医院病理会诊给出不同结论、其间曾按照"炎症"抗炎治疗，还按照"IgG相关疾病""血管炎"等给予激素治疗，最后历经1年半时间才得以确诊。因此，从本例患者中可以看到，以炎性病变起病的IMT更容易被冠以"炎症"而拖延了疾病的诊断和治疗。尤其是对于头颈部肿瘤的患者，在不能及时给予治疗的情况下，"炎性病变"会逐渐侵蚀头颈部的器官，甚至骨质破坏，从而造成不可逆的后果。所以，对于头颈部的炎性改变，抗生素治疗效果不佳时要警惕是否有IMT的可能，要多取材进行病理检测，必要时进行基因检测以明确诊断。

从影像学表现上，IMT多表现为肿瘤性病变，CT显示边界清楚、密度均匀或不均匀，可能伴有坏死，有时会发现有一层很薄的被膜，但MRI有时会因为炎性改变而影响成像。但对于头颈部IMT，CT往往显示肿瘤边界不清楚，可能伴有局部炎性改变、骨破坏等。PET/CT检查往往提示恶性病变，SUV值为3.8 ~ 20.8。北京协和医院70多例IMT患者中有8例进行了PET/CT检查，均提示恶性病变。因此，在诊断时如果增强CT或MRI检查无法确定性质，可以考虑PET/CT检查。

在治疗上，手术是第一选择。大多数患者在手术后治愈，且如果切缘干净术后不需要进行辅助治疗。北京协和医院既往70多例患者，手术后复发的仅有不到10%，且多为手术范围不足或切缘阳性患者。对于无法手术的患者，如头颈部肿瘤患者，并无证据级别较高的文献提供治疗指导，但根据现有的文献报道，激素治疗和放疗可以改善疾病预后，是否要进行化疗，意见不一。另外，近年来研究发现，IMT患者有50%ALK融合突变的发生概率，对于ALK抑制剂的使用，相关报道比较多。比较重要的是发表在《柳叶刀呼吸医学》上的一个Ⅱ期临床研究（European Organisation for Research and Treatment of Cancer 90101 CREATE），该研究入组了无法手术、放疗或化疗的患者共20例，其中ALK阳性患者有效率达50%，奠定了ALK阳性患者TKI药物治疗的基础。但在北京协和医院的一项13例头颈IMT病例回顾性分析和国外一项病例回顾分析中，ALK阳性率很低（北京协和医院13例病例中仅有一例阳性），因此头颈部IMT患者需要探寻更合适的治疗方式。

综上，本例患者诊断困难，诊断后因为是头颈部肿瘤而无法进行手术，但在激素治疗和放化疗后明显提高了生活质量，为此类患者的治疗提供了参考。

（邵亚娟）

参 考 文 献

[1] VARGAS-MADUENO F，GOULD E，VALOR R，et al. EML4-ALK rearrangement and its therapeutic implications in inflammatory myofibroblastic tumors [J]. The Oncologist, 2018, 23 (10): 1127-1132.

[2] ZAMBO I, VESELY K. WHO classification of tumours of soft tissue and bone 2013: the main changes compared to the 3rd edition [J]. Cesk Patol, 2014, 50 (2): 64-70.

[3] MOHAMMAD N，HAIMES J，MISHKIN S，et al. ALK is a specific diagnostic marker for inflammatory myofibroblastic tumor of the uterus [J]. Modern Pathol, 2018, 31: 438.

[4] COFFIN CM，WATTERSON J，PRIEST JR，et al. Extrapulmonary inflammatory myofibroblastic tumor (inflammatory pseudotumor). A clinicopathologic and immunohistochemical study of 84 cases [J]. Am J Surg Pathol, 1995, 19 (8): 859-872.

[5] SINGHAL M，RAMANATHAN S，DAS A，et al. Omental inflammatory myofibroblastic tumour mimicking peritoneal carcinomatosis [J]. Cancer Imaging, 2011, 11: 19-22.

[6] ZENG X，HUANG H，LI J，et al. The clinical and radiological characteristics of inflammatory myofibroblastic tumor occurring at unusual sites [J]. Biomed Res Int, 2018, 2018: 5679634.

［7］DONG A，WANG Y，DONG H，et al．Inflammatory myofibroblastic tumor：FDG PET/CT findings with pathologic correlation ［J］．Clin Nucl Med，2014，39（2）：113-121.

［8］杨柳迪，黄龙，苏彤．泼尼松治愈下颌骨炎性肌纤维母细胞瘤1例报告［J］．中国口腔颌面外科杂志，2020，18（6）：574-576.

［9］陈兴明，高志强，姜鸿，等．原发于眶外的头颈部炎性肌纤维母细胞瘤14例临床分析［J］．中华耳鼻咽喉头颈外科杂志，2013，48（4）：307-310.

［10］MARUYA S，MIURA K，TADA Y，et al．Inflammatory pseudotumor of the parapharyngeal space：a case report ［J］．Auris Nasus Larynx，2010，37：397-400.

［11］D'CUNHA A，JEHANGIR S，THOMAS R．Inflam-matory myofibroblastic tumor of common bile duct in a girl ［J］．APSP J Case Rep，2016，7：28.

［12］CONSTANTINO GT，SASAKI F，TAVARES RA，et al．Inflammatory pseudotumors of the paranasal sinuses ［J］．Braz J Otorhinolaryngol，2008，74：297-302.

［13］LOVLY CM，GUPTA A，LIPSON D，et al．Inflammatory myofibroblastic tumors harbor multiple potentially actionable kinase fusions ［J］．Cancer Discovery，2014，4（8）：889-895.

［14］SCHOFFSKI P，SUFLIARSKY J，GELDERBLOM H，et al．Crizotinib in patients with advanced，inoperable inflammatory myofibroblastic tumours with and without anaplastic lymphoma kinase gene alterations（European Organisation for Research and Treatment of Cancer 90101 CREATE）：a multicentre，single-drug，prospective，non-randomised phase 2 trial ［J］．Lancet Respir Med，2018，6（6）：431-441.

［15］ZHENZHEN ZHU，YANG ZHA，WEIQING WANG，et al．Inflammatory myofibroblastic tumors in paranasal sinus and nasopharynx：a clinical retrospective study of 13 cases ［J］．Biomed Research International，2018，2018：7928241.

［16］G LAHLOU，M CLASSE，M WASSEFETAL，et al，Sinonasal inflammatory myofibroblastic tumor with anaplastic lymphoma kinase 1 rearrangement：case study and literature review ［J］．Head & Neck Pathology，2017，11（2）：131-138.

病例39 上颌窦原始神经外胚层肿瘤的综合治疗

病历摘要

患者，女，53岁。因"发现右颈部肿物2个月余，右眶周肿胀半月"就诊于北京协和医院。2013年12月上旬患者发现右侧颈部肿物，生长较快，伴右上肢麻木及胀痛，右侧头面部及牙齿不适，偶有鼻塞及涕中带血。当地医院考虑颈部淋巴结炎，予头孢类抗生素、地塞米松治疗无效。颈部MRI：右颈侧血管旁肿物，边界清楚，大小约2.0cm×3.0cm，行肿物穿刺活检示淋巴结反应性增生。颈部超声：右侧颈部肿物，4.3cm×1.9cm×2.6cm，1.9cm×1.1cm×1.4cm，边界清楚，其内血流信号不丰富。颅底增强MRI：右侧上颌窦团块状异常信号，边缘欠清，侵及右侧筛窦，增强后轻度不均匀强化；双侧颈部椭圆形异常信号，右侧为主，边缘清楚，增强后颈部病变不均匀强化。鼻旁窦CT：右侧上颌窦内软组织肿物突入右侧鼻腔及右侧筛窦，右侧上颌窦内壁及后壁骨质破坏消失，右筛窦内见条状不规则高密度影。2013年12月30日行全麻下右侧功能性颈清扫＋右侧上颌骨次全切除术＋内镜辅助下鼻窦肿瘤切除术，术中见右侧上颌窦口有大量干酪样物及大量质脆、易出血肿物，冷冻病理示小细胞恶性肿瘤。术后病理：小细胞恶性肿瘤，结合免疫组化考虑为原始神经外胚层肿瘤（PNET）；（右颈部淋巴结、右颈部Ⅱ、Ⅲ、Ⅳ区淋巴结）可见淋巴转移，分别为（1/2）、（2/14）；免疫组化：CK（－）、Vimentin（＋）、LCA（－）、CD99（＋）、Syn（＋）、EMA（－）、S-100（－）、p63（－）、CK5/6（－）、Ki-67指数40%、CD56（＋）。术后半月再次出现右侧颈部及颌下肿物，质韧，生长速度较快，患者夜间呼吸困难，偶伴呛咳，盗汗明显。2014年2月上旬患者出现右侧眶周肿胀，伴视物模糊，无视野缺损，鼻旁窦CT平扫：右侧额窦、筛窦、蝶窦及上颌窦内软组织密度影，右侧眶内不规则软组织团块影，最大横截面积约1.9cm×4.1cm；第3颈椎椎体斑片状低密度影，周围环形高密度影，考虑骨质破坏。PET/CT：右侧上颌窦各壁软组织增厚伴代谢增高，以顶壁及外侧壁软组织增厚为著，SUVmax 7.1，考虑肿瘤复发；右侧腮腺深部、颌下区、锁骨上及左侧颈部多发淋巴结代谢增高，SUVmax 8.8，均考虑为转移。

2014年2月21日开始VDCA与IE方案交替化疗，具体为：[VDCA方案]长春新碱2mg静脉滴注d1，表柔比星120mg静脉滴注d1（累积剂量达375mg/m²时改用放线菌素D），环磷酰胺1.9g静脉滴注d1，美司钠解救0.24g/m²（环磷酰胺后0h、4h、8h），每21天为1周期；[IE

171

方案〕异环磷酰胺3g静脉滴注d1～d4，2g静脉滴注d5，美司钠解救，依托泊苷200mg静脉滴注d1～d3、100mg静脉滴注d4～d5，每21天为1周期。1程VDCA方案化疗后第3天患者右眶周肿胀较前明显，无视野缺损，后眶周肿胀及右颈部、颌下肿物均逐渐好转；自觉光感下降，视物有黑矇感，眼科检查示双眼视野约10°，管样；光学相干断层扫描（OCT）：除黄斑中心外，广泛IS/OS（内感光层和外感光层结联）消失；诊断为癌症相关性视网膜病变。因患者正处于化疗，视功能无明显恶化，未予免疫抑制剂或皮质激素治疗。3月14日起行第1程IE方案化疗。4程VDCA/IE化疗后评估病情，血清肿瘤标志物：糖类抗原15-3（CA15-3）30.3U/ml，余正常。骨髓涂片：未见肿瘤细胞。头颅MRI、胸腹CT平扫未见明显异常。颈部增强CT：右侧筛窦、蝶窦、上颌窦及眶内软组织密度影，病灶范围较前明显减小；第3颈椎椎体骨质破坏同前。评估为病情稳定（SD）。5月20日至7月22日行第5～8程VDCA/IE方案化疗，主要毒副反应为消化道反应及4级骨髓抑制，对症治疗后均改善。8程化疗后评估病情，颈部增强CT、胸腹盆CT平扫、头增强MRI：大致同前；PET/CT：外周骨髓扩张，全身骨髓代谢增高。评估为病情无进一步缓解，因骨髓抑制重，且未见远处受累，9月4日至10月17日行局部放疗，后规律评估病情均为SD。2016年10月复查PET/CT：术区右侧牙龈处局灶代谢增高，局部复发不除外；新增左侧鼻咽部、左上腭及扁桃体区、第12胸椎椎体高代谢灶，考虑恶性病变可能性大；原左上颈深部（Ⅱ～Ⅲ区）代谢增高淋巴结，转移可能性大。因患者意愿，无进一步治疗，密切随诊。2017年4月至2019年9月期间每半年随访，患者复查胸腹盆增强CT、鼻咽增强MRI、甲状腺及颈部淋巴结超声评估病情为SD。

讨 论

原始神经外胚层肿瘤（primitive neuroectodermal tumor，PNET）属于尤文肉瘤家族肿瘤（Ewing sarcoma family of tumor，EFT）之一，是一种罕见肿瘤；PNET的发病率约为每年百万分之2.9人。一般来说，尤文肉瘤的主要发生部位是骨，也可发生于其他部位包括腹盆腔、食管和头颈部等。文献报道，发生于头颈部的PNET一般表现为不均匀强化的软组织影，可伴/不伴骨侵蚀，偶可见肿瘤内钙化。增强MRI在T_1相表现为与肌肉同等程度的强化，T_2相则表现为高强化。本例患者上颌窦内的肿物在增强CT表现为不均匀强化，并有侵犯骨质的表现，提示为软组织肿瘤可能。头颈部PNET的影像特点并不特异，单纯根据影像学表现很难确诊PNET，病理仍为诊断的金标准，组织的形态学上主要表现为小细胞型恶性肿瘤，绝大多数会表达大量细胞表面糖蛋白如CD99，用以与其他小细胞类型的肿瘤相鉴别。本例患者的病理免疫组化中CD99、Vimentin阳性，并有部分神经分化的表现（Syn阳性），与文献报道相符，支持PNET的表现。

目前，PNET的治疗无标准方案，大部分推荐采用手术、化疗与放疗的联合治疗模式。根据既往研究，PNET采用联合模式治疗，中位总生存期（OS）可达38个月，优于仅应用一种治疗手段治疗的OS（9个月）及未规范治疗的OS（4个月）。多因素分析显示，联合治疗模式对控制肿瘤发展更有效。本例患者应用了手术-术后复发后姑息化疗＋放疗的模式，采用的是尤文肉瘤的常规方案VDCA/IE交替方案；其复发后疾病进展时间（PFS）至今已超过80个月，获益显著。VDCA/IE方案为较强的化疗方案，骨髓抑制、胃肠道反应等都较重，临床上建议积极应用预防性聚乙二醇重组粒细胞集落刺激因子（PEG-rhG-CSF）、积极三联镇吐治疗。应在治疗期间密切监测患者的药物不良反应，根据患者的耐受性及时调整治疗。

PNET总体上归类为罕见的、高度侵袭性的肿瘤，目前的报道多为病例报告，较少有大规模随机对照研究及新药方案的探索。目前多种治疗手段的联合可有效控制肿瘤的发展，但药物选择仍以参考尤文肉瘤的化疗方案为主，仍需要开展更多的新药（靶向、免疫治疗等）探索性研究。

总结归纳本例特点，作为罕见的PNET，多学科综合治疗的模式可以使患者获益，且在诊治过程中需要重点关注药物不良反应，应用预防性G-CSF、三联镇吐等手段积极处理临床情况，可以使患者对治疗有更好的耐受性和完成度。

（李宁宁）

参 考 文 献

［1］ANGELA MUSELLA A，FRANCESCA DE FELICE B，A KYRIACOS KYRIACOU，et al. Perivascular epithelioid cell neoplasm（PEComa）of the uterus：a systematic review［J］. International Journal of Surgery，2015，19：1-5.

［2］ANIRBAN GHOSH，SOMNATH SAHA，SUDIPTA PAL，et al. Peripheral primitive neuroectodermal tumor of head-neck region：our experience［J］. Indian J Otolaryngol Head Neck Surg，2009，61：235-239.

［3］LIMING GAO，YINGYING ZHU，XIAOHUA SHI，et al. Peripheral primitive neuroectodermal tumors：A retrospective analysis of 89 cases and literature review［J］. Oncology Letters，2019，18：6885-6890.

病例40 盆腔原始神经外胚层肿瘤围手术期治疗

病历摘要

患者，男，35岁。因"右侧腰痛、排便异常、发热3个月余"就诊于北京协和医院。2019年3月出现右腰骶及下腹隐痛、排气排便停止、低热。结肠镜示结肠多发息肉；腹部CT示直肠右侧囊性肿物4.4cm×4.0cm，予头孢菌素约3周后发热、腹痛好转，复查盆腔MRI示肿物缩小，直径2.5cm。2019年5月24日再发右腰骶疼痛、低热，后加重伴排气排便停止，复查盆腔MRI示右侧盆腔骶前脂肪间隙内占位性病变，5.2cm×3.5cm，予头孢哌酮抗感染治疗后症状缓解，间断反复。6月13日直肠超声示直肠壁外不均质低回声占位，60mm×38mm，超声内镜下细针穿刺病理：（直肠壁外）小圆细胞恶性肿瘤，伴坏死，倾向于原始神经外胚层肿瘤（PNET）。免疫组化（图40-1，图40-2）：CgA（−），HMB45（−），Ki-67指数60%，Syn（＋），TTF-1（−），CD56（＋），p53（散在＋），ATRX（＋），AE1/AE3（−），LCA（−）。血清肿瘤标志物：神经元特异性烯醇化酶（NSE）17.2ng/ml（↑），余（−）。7月3日查血乳酸脱氢酶（LDH）126U/L。7月3日PET/CT（图40-3）示盆腔内直肠旁代谢增高肿块（SUVmax 6.0），考虑恶性病变。2019年7月15日盆腔MRI（图40-4，图40-5）：2019年7月25日至11月8日给予VDC/IE方案交替化疗共6程：［VDC方案］长春新碱2mg静脉滴注d1，多柔比星70mg静脉滴注d1、d2，环磷酰胺2.1g静脉滴注d1；［IE方案］异环磷酰胺3.5g静脉滴注d1～d5，依托泊苷200mg静脉滴注d1～d5，每次化疗均给予水化、止吐、美司钠解救、聚乙二醇化重组人粒细胞刺激因子预防性升白细胞治疗，1程化疗后第4日出现不全肠梗阻，予禁食水、补液、通便后缓解；化疗后第9日出现4级中性粒细胞减少，无发热，予粒细胞集落刺激因子（G-CSF）治疗后血象恢复正常；4程化疗后病情评估：胸腹盆CT平扫示盆腔右侧软组织密度肿块，与直肠右侧壁分界不清，较前减小；评估为疾病稳定（SD）。直肠常规MRI与前相比，盆腔右侧混杂T_1混杂T_2信号影，约3.5cm×2.6cm×4.2cm，实性成分较前减少。2019年11月28日行腹腔镜探查、直肠前切除术（Dixon）、预防性回肠造口术。术中见肿瘤位于直肠腹膜反折处，约4cm×3cm。术后病理：（直肠及肿物）小圆细胞肿瘤，不除外PNET，可见大片坏死，病变累及深肌层，切缘/断端未见肿瘤；淋巴结显慢性炎（0/12）。免疫组化结果：LCA（−），CgA（−），NSE（−），Syn（−），AE1/AE3（−），CD99（＋），Desmin（−），EMA（−），S-100（−），CD56（＋）。12月24日复查胸腹盆CT平扫示盆腔右侧软组织密度肿块，较前

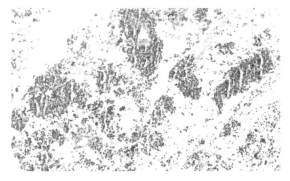

图 40-1　HE 染色示小圆形恶性肿瘤细胞

图 40-2　免疫组化示 CD56 阳性

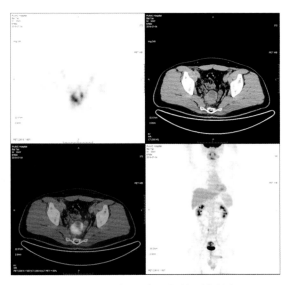

图 40-3　PET/CT 可见盆腔右侧肿物代谢活性增高，SUVmax 6.0

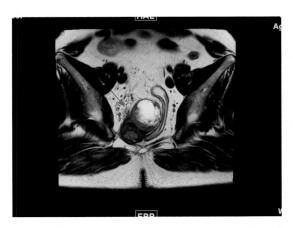

图 40-4　盆腔 MRI 冠状位（2019 年 7 月 15 日）
盆腔右侧可见混杂 T_2 信号影，形态不规则，似多结节融合。

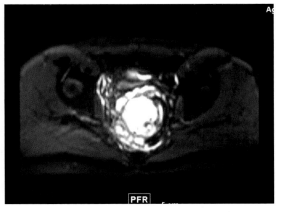

图 40-5　盆腔 MRI-DWI（2019 年 7 月 15 日）
盆腔右侧可见形态不规则信号影，其内实性部分 DWI 信号增高，ADC 减低。

减小。直肠常规MRI示新见盆腔右侧可疑结节影。

2019年12月27日至2020年2月28日予术后第1～4程VDC/IE交替方案化疗，4程后（2020年3月16日）复查PET/CT见盆底术区软组织影增多，代谢未见增高（SUVmax 1.4）；新见中央及外周骨髓弥漫代谢稍增高（SUVmax 4.6），倾向为化疗后继发性改变。3月20日予术后第5程化疗，因多柔比星已达极量，更换为VC方案，具体为：长春新碱2mg静脉滴注d1、环磷酰胺2.4g静脉滴注d1，并予水化、镇吐、美司钠解救、预防性升白细胞治疗。4月10日予第6程化疗（IE方案）。

考虑术前肿物较大、与右侧盆腔较近、手术大体组织一侧与断端较近，有局部复发风险，2020年5月4日至6月5日行局部放疗：吻合口及邻近直肠，直肠周，盆腔淋巴引流区（髂内、闭孔、骶前），剂量45Gy/25f；直肠右旁原瘤区，剂量55Gy/25f。这期间监测血LDH水平由154U/L降至133U/L。

2020年6月19日至9月11日予术后第7～11程（总13～17程）VC/IE方案交替化疗，7程化疗后复查直肠常规MRI示原盆腔右侧可疑结节状异常信号影，右侧精囊腺T_2信号减低，骨盆骨、双侧股骨颈骨髓腔异常信号未见显示。第10程化疗（IE方案）期间患者出现下颌、齿龈肿痛，予头孢克洛缓释片0.375g 口服bid×10天后缓解。11程化疗后复查胸腹盆CT平扫及直肠常规MRI无复发征象，考虑患者已完成化疗计划，2020年10月13日行回肠造口还纳术，手术顺利。随访至2020年12月28日，病情无复发。

讨　论

原始神经外胚层肿瘤（PNET）属于尤文肉瘤家族肿瘤（EFT）之一，是一种罕见肿瘤。一般来说，尤文肉瘤的主要发生部位是骨，但也可能发生在其他组织包括胰、肝、肾上腺、食管和子宫等；PNET在结肠和直肠中极为罕见，既往文献报道不超过10例。本例患者的病变位于盆腔-直肠右侧的骶前脂肪间隙内，亦不能除外为盆腔原发PNET。PNET占儿童和青少年癌症的3%～4%，发病率为1.7‰～2.1‰。尽管儿童和年轻人最常受累，但它可以发生在任何年龄段。有研究认为，年龄大是尤文肉瘤的不良预后因素。一些研究将"年龄大"定义为首诊年龄＞15岁，而其他研究则以18岁界定。也有研究认为，年龄大于50岁的结肠PNET预后不良。

PNET的诊断主要依靠组织病理学，其影像学表现并不典型。PNET的起源目前认为可能是神经外胚层或神经嵴，由于其为尤文肉瘤家族的特殊类型，因此在结直肠发生的PNET，其影像学与软组织肿瘤有相似之处。本例患者的CT表现为直肠右侧壁软组织肿块影，直肠受推挤左移；MRI表现为盆腔混杂T_1、T_2密度影，形态不规则，似由多结节融合，实性部分DWI信号增高，ADC值减低，呈囊实性。因此，本例患者在初诊时疑诊为间叶来源肿瘤，与常见的上皮来源肿瘤（大肠癌）影像上存在显著差异；但进一步从影像上判断为EFT/PNET仍有较大困难。临床上有类似影像学表现的肠道占位，应考虑到有EFT/PNET的可能，确诊仍要依靠结肠镜检查，以取得肿物的组织标本进一步行病理检查。

本例患者的病理表现需要与神经内分泌肿瘤（NET）相鉴别。从免疫组化上看，CgA、

Syn、CD56均为神经内分泌肿瘤中有意义的免疫组化标记，一般认为，其中两项为阳性，应注意考虑有无神经内分泌肿瘤可能；其中，CgA虽然敏感性不高，但其对于诊断非前肠来源的NET特异性较好。本例患者穿刺病理中CgA为阴性；结合本例上皮来源标志物AE1、AE3为阴性，不支持上皮来源肿瘤，基本除外了神经内分泌瘤的诊断。并且，结合细胞形态上的特征，NET与PNET有差异。病理诊断的确定一般依据于光镜下细胞形态特征与免疫组化的结合。本例患者经病理科综合判断，确诊为原始神经外胚层肿瘤（PNET）。

本例患者为局限性盆腔PNET；既往研究报道，75%的PNET为大部分可治愈的局限性病变；25%为转移性PNET，即使转移仍有15%～30%的治愈可能。目前治疗方案主要为初始（诱导或新辅助）化疗→局部治疗→后续化疗。本例患者采用了围手术期化疗VDC/IE方案，治疗有效。根据一系列的尤文肉瘤研究，在长春新碱＋多柔比星＋环磷酰胺（VDC）骨干的基础上增加IE方案，两种方案交替，可以进一步改善临床结局；VDCA/IE方案组比单用VDCA方案组的5年无复发生存率显著更好（69% vs 54%）；但在转移性EFT或PNET患者中，加用IE方案无上述改善。通常建议，在无疾病进展的情况下，先给予4～6个周期的化疗，然后行局部治疗，并在术后再给予相同化疗，总共达到14～17个周期。这也是本例患者目前采用的治疗模式。既往研究认为，治疗中若出现疼痛缓解、肿瘤缩小、乳酸脱氢酶水平下降、影像学改善和手术切除的标本可见坏死，都表明化疗有效。本例患者治疗前后乳酸脱氢酶均在正常范围，在术前（化疗后）影像学疗效评估时，可见肿物缩小，且手术病理中见到大片坏死，均说明治疗的有效性。

术后辅助治疗中，对于困难部位（盆腔）的巨块型肿瘤、术后残留病灶或切缘不充分、胸壁肿瘤、胸腔积液/胸膜浸润等情况下，需要进行辅助放疗。本例患者的病变位于盆腔-直肠，参考直肠癌的临床特点，直肠肿瘤的局部复发率较高，因此辅助放疗的意义较大。基于此原因，本例患者完成了辅助放疗，仍需要休疗期间密切随诊。

本例为一例罕见的盆腔PNET，其临床诊治过程以手术与围手术期放化疗为主，治疗模式与直肠腺癌相似，但药物治疗方案参考尤文肉瘤的标准方案。即使是一种临床罕见肿瘤，其治疗模式仍以多学科综合治疗为主，在病变局限的PNET的治疗中，目前暂无靶向药物、免疫治疗药物的相关数据。

（李宁宁）

参 考 文 献

［1］ANGELA MUSELLA A，FRANCESCA DE FELICE B，A KYRIACOS KYRIACOU，et al. Perivascular epithelioid cell neoplasm（PEComa）of the uterus：a systematic review［J］. International Journal of Surgery，2015，19：1-5.

［2］OMAR M ABOUMARZOUK，ROBERT COLEMAN，JOHN R GOEPEL，et al. PNET/Ewing's sarcoma of the rectum：a case report and review of the literature［J］. BMJ Case Rep，2009：bcr04.1770.

［3］PIETRO PARCESEPE，GUIDO GIORDANO，CATERINA ZANELLA，et al. Colonic Ewing Sarcoma/PNET associated with liver metastases：a systematic review and case report［J］. Pathology-Research and Practice，2019，215：387-391.

病例41 原始神经外胚层肿瘤抗血管生成靶向治疗

病历摘要

患者，女，23岁。因"胰体尾原始神经外胚层肿瘤7年余，发现盆腔肿物2年"于2014年12月就诊于北京协和医院。患者2012年8月初发现上腹膨隆、腹围增大，触及一直径8cm质韧肿物。血癌胚抗原（CEA）130.29ng/ml；腹部超声：肝下方实性占位，考虑腹膜后肿物；腹部CT：右侧腹腔内类圆形囊实性肿物，胰腺起源不除外。2012年8月14日外院行胰体尾＋脾切除术，术中见约9cm×10cm×12cm实性肿物，来自胰体部，门静脉被包裹于肿瘤右侧，脾动脉、胃左动脉、脾静脉被瘤体包裹；病理：胰岛细胞瘤；免疫组化：Vimentin（＋），AE1/AE3（大部＋），LCA（－），Ki-67指数0～5%。术后未治疗，术后血糖水平升高，予胰岛素治疗，2个月后改口服降糖药治疗。

2014年1月北京协和医院病理会诊：（胰体尾）原始神经外胚层肿瘤（PNET），免疫组化：Vimentin（＋），CgA（－），Syn（－），aACT（－），aAT（－），AE1/AE3（＋），Ki-67指数约30%。外院会诊：PNET，淋巴结转移0/4。2014年2月PET/CT未见新发病灶。2014年10月局部复发（$T_{2b}N_xM_1$，Ⅳ期）肝胃间隙、左肾前间隙及钩突内侧代谢增高囊实性占位，胰周、腹膜后及肠系膜多发淋巴结转移。北京协和医院基本外科考虑手术可能性较小。2014年12月至2016年1月给予VDCA/IE方案交替化疗共17程，2程后评估为病情稳定（SD），5程后评估为部分缓解（PR），9程、13程和17程后病情评估均为继续PR，化疗期间出现2级骨髓抑制，升白细胞治疗后恢复。2016年1月至3月行局部放疗，此后规律复查，评估为持续PR。

2017年7月19日复查腹盆增强CT：与2017年2月22日老片比较，腹膜后及肠系膜上多发淋巴结，部分较前稍增大；子宫右后方囊实性密度影，右侧盆腔团块状软组织影，较前增大；新见子宫直肠陷凹结节影；子宫肌层散在片状强化减低影，较前明显；右侧附件区低密度影，较前增大；考虑病情复发。2017年8月至12月给予托泊替康联合环磷酰胺方案化疗6程，最佳疗效为病情稳定（SD），化疗结束后规律复查。

2018年5月病情复发，患者不同意继续化疗。2018年6月开始安罗替尼12mg 口服qd d1～d14，q3w治疗，服药期间出现血压升高、甲状腺功能减低、间断腹痛、口腔溃疡、声音嘶哑和手足皮肤反应，停药后缓解，再次开始服药。2019年5月22日至7月15日因牙痛停药2个月，之后继续安罗替尼治疗。2020年1月13日躯干＋头PET/CT：病变部位无增多。由于盆腔肿瘤增长较快，出现下腹不适，其他部位肿瘤较稳定，建议盆腔肿瘤手术治疗。2020年3月23日停用安罗替尼。2020年4月28日行剖腹探查＋肿瘤细胞减灭术（改良全子宫切除＋双卵管切除＋粘连松解＋盆腔多发转移肿瘤切除＋输尿管松解）。术中所见（图41-1）：子宫表面突起两处肿瘤结节种植，累及肌层，直径分别约2cm左右；子宫下段靠近宫颈及右侧宫骶韧带突起直径约7cm肿物，边界清楚，将右侧输尿管向外推挤；阔韧带前叶散在数枚小米粒大小肿瘤结节；直肠表面浆膜面及直肠窝腹膜及膀胱腹膜返折、乙状结肠系膜及结肠带内、结肠两侧腹膜表面、阑尾系膜内散在数枚肿瘤结节；右前下腹壁肿瘤位于腹壁内，腹膜与筋膜之间；右侧结肠侧沟旁腹膜散在米粒大小肿瘤种植。术后病理：全子宫＋双卵管＋盆腔肿物符合PNET；前腹壁肿物、右侧盆壁肿物、乙状结肠表面、腹膜后肿物、膀胱腹膜反折、直肠前壁可见肿瘤浸润。HE染色可见小圆形恶性肿瘤细胞（图41-2）。免疫组化（图41-3）：AE1/AE3（＋），Ki-67指数25%，NSE（－），Nestin（＋），Vimentin（＋），CgA（－），Syn（－），S-100（＋），WT-1（－），p53（－），TTF-1（－），ATRX（＋），CD56（－），CD99（＋），Fli-1（＋），Desmin（－），EMA（＋），LCA（－）。术后患者服用安罗替尼维持治疗，随访至2020年12月，病情一直未再复发。

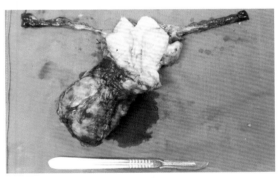

图41-1　全子宫＋双卵管＋盆腔肿瘤切除大体标本（2020年4月28日）

宫颈浆膜面可见巨大灰白色包块。

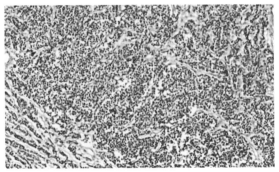

图41-2　HE染色可见小圆形恶性肿瘤细胞

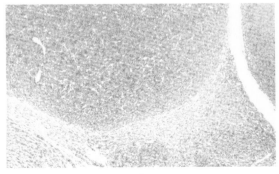

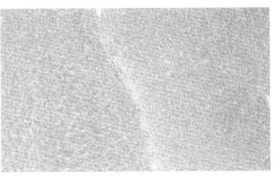

A

B

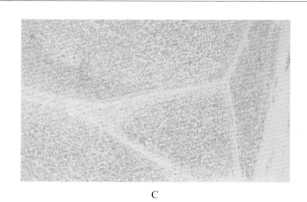

C

图41-3　免疫组化

A. AE1/AE3阳性；B. CD99阳性；C. FLI-1阳性。

讨　　论

本例患者为一例胰腺原始神经外胚层叶肿瘤（PNET）。目前，胰腺PNET的治疗与其他部位的PNET相同，大多采用参考尤文肉瘤的手术、放化疗结合的联合治疗模式；药物治疗多数选择VDC/IE标准方案。

本例患者首次手术时，肿瘤为巨块型PNET，术后复发风险较高，目前推荐进行术后辅助放疗及化疗。复发后，本例一线治疗选择了VDCA/IE方案、序贯姑息放疗，疾病进展时间（PFS）达32个月。VDCA/IF交替方案为尤文肉瘤/PNET的首选治疗方案，疗效肯定。在二线选择时，应用了VDC方案中的环磷酰胺，将其与托泊替康联合，PFS达9个月。在尤文肉瘤的既往研究中，二线及以上的方案选择环磷酰胺联合托泊替康，在小规模研究中显示出较好疗效，客观缓解率（ORR）可达32.6%；在PNET中，此方案也显示出一定的疗效。

本例三线治疗时选择了安罗替尼。安罗替尼为一种小分子多靶点靶向药物，作用的靶点包括c-kit、VEGFR、PDGFR、FGFR，对肿瘤血管新生有一定的抑制作用。在既往研究中，安罗替尼在软组织肉瘤（尤其腺泡状软组织肉瘤、纤维肉瘤、滑膜肉瘤、平滑肌肉瘤）中显示出较好疗效，虽然该药物的既往临床研究中未入组尤文肉瘤或PNET的患者，探索有抗血管作用的多靶点药物在PNET中的疗效，从机制上看是可行的。本例患者应用安罗替尼维持病情稳定达近2年，盆腔局部病变有进展趋势后，结合减瘤手术，术后持续服药6个月余，至今疾病稳定。在复发转移的PNET患者中，以个体化为原则，采用放化疗、靶向治疗、甚至针对转移病灶的姑息减瘤手术的多手段联合治疗模式，临床上是可行的。

目前，针对晚期尤文肉瘤的治疗，胰岛素样生长因子-1（IGF-1）的单克隆抗体、多聚二磷酸腺苷核糖多聚酶（PARP）抑制剂的探索仍在进行中，新的联合模式，如伊立替康＋替莫唑胺、吉西他滨＋多西他赛等的尝试也在广泛进行，这也为PNET这种罕见疾病的后线治疗提供了更多的选择和依据。

（李宁宁）

参 考 文 献

［1］ANGELA MUSELLA A，FRANCESCA DE FELICE B，A KYRIACOS KYRIACOU，et al. Perivascular epithelioid cell neoplasm（PEComa）of the uterus：a systematic review［J］. International Journal of Surgery，2015，19：1-5.

［2］HIROKAZU DOI，SOICHI ICHIKAWA，ATSUSHI HIRAOKA，et al. Primitive neuroectodermal tumor of the pancreas［J］. Inter Med，2009，48：329-333.

［3］NOBUYUKI NISHIZAWA，YUSUKE KUMAMOTO，KAZUHARU IGARASHI，et al. A peripheral primitive neuroectodermal tumor originating from the pancreas：a case report and review of the literature［J］. Surgical Case Reports，2015，1：80.

［4］THILO WELSCH，GUNHILD MECHTERSHEIMER，SEBASTIAN AULMANN. Huge primitive neuroectodermal tumor of the pancreas：report of a case and review of the literature［J］. World J Gastroenterol，2006，12（37）：6070-6073.

病例42 胃肠道恶性血管周上皮样肿瘤

病历摘要

患者，女，31岁。因"腹胀、低热2个月"于2018年3月就诊于北京协和医院。2018年1月患者无明显诱因出现腹围增大，伴间断低热，体温最高38℃，以夜间为主，无咳嗽、咳痰、腹痛、腹泻等不适。腹部增强CT（图42-1，图42-2）示左上腹可见巨大软组织团块影，最大截面约16.8cm×12.5cm，与胃底、胰尾部及前腹壁分界不清，肝内多发结节，转移可能，腹膜后淋巴结肿大。行腹膜后肿物穿刺，病理：（腹部腹后壁前方）间叶源性肿瘤，伴生长活跃及坏死，局部可见色素，结合形态及免疫组化，符合胃肠道来源的恶性血管周上皮样肿瘤伴TFE3融合基因改变。血清肿瘤标志物：神经元特异性烯醇化酶（NSE）92.8ng/ml（↑），胃泌素＜10.0pg/ml（↓），糖类抗原19-9（CA19-9）、糖类抗原125（CA125）、糖类抗原242（CA242）、糖类抗原72-4（CA72-4）、糖类抗原15-3（CA15-3）、癌胚抗原（CEA）均正常。生长抑素受体显像：左侧腹部生长抑素受体表达轻度增高病灶伴坏死。生长抑素受体断层显像：左上腹腔巨大占位，肝多发占位生长抑素受体表达均轻度增高。既往史：平素身体状况一般，否认高血压、冠心病、糖尿病等慢性病史，否认肝炎、结核等传染病史，否认重大手术、外伤及输血史，否认药物、食物过敏史。体格检查：体温37.4℃，脉搏78次/分，呼吸18次/分，血压110/70mmHg。全身皮肤黏膜未见异常，浅表淋巴结未及肿大。心脏各瓣膜区未闻及病理性杂音及附加音；双肺呼吸音清，未闻及干湿啰音及胸膜摩擦音；左上腹部膨隆，可触及一大小约18cm×13cm包块，质硬，活动度差，无腹壁曲张静脉，全腹无明显压痛、反跳痛、肌紧张，肝脾肋下未及，腹部叩诊鼓音，移动性浊音（－），肠鸣音3次/分；直肠指诊：未触及明显肿物、指套未染血。

2018年3月19日行剖腹探查、巨大腹膜后肿物切除术（包括部分胃后壁、脾、胰体尾、部分左肾上腺），术中见肿物约25cm×25cm×20cm大小，累及范围广泛，左侧侵犯脾门，右侧累及肝十二指肠韧带，下缘侵犯胰体尾。术后病理：（腹膜后肿物）胃肠道恶性血管周上皮样肿瘤（恶性PEComa）伴部分TFE3表达，可见大片坏死，淋巴结显慢性炎（胰腺表面0/2，胰周0/0）。免疫组化：AE1/AE3（上皮＋），Ki-67指数30%，Melan-A（个别＋），HMB45（＋），Vimentin（部分＋），WT-1（－），PAX-8（－），PR（－），S-100（－），TFE3（部分＋），Syn（－），CD117（局灶弱＋），CD34（血管＋），ER（－），DOG-1（－），CK7（－），GPC-3（－），CgA（－），Desmin（－），Myo-D1（－），SMA（－），Caldesmon（－），Calponin（－）。

患者术后1个月复查胸腹盆增强CT示肝转移病灶较前明显增大，评估为病情进展（PD），需行全身治疗。2018年5月6日开始依维莫司10mg口服qd。3个月后行CT评估：术区脾窝处多发结节，肝多发转移瘤，大网膜多发结节，较前增多、增大；新见右肾上腺区结节。评估为PD。2018年8月13日起更换治疗方案为阿帕替尼500mg口服qd。治疗期间复查CT示盆腔结节部分缩小，评估为病情稳定（SD）。2019年3月7日复查胸腹盆CT平扫：新见右肺下叶多发实性结节，考虑转移；右侧心膈角区新见增大淋巴结；脾窝处多发结节，肝弥漫多发转移瘤，大网膜多发结节较前增大，新见右肾受

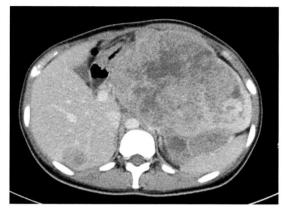

图42-1　腹部增强CT（2018年2月14日）

肝内见多发大小不等类圆形稍低密度影，边界不清，增强扫描呈明显环形强化。

压改变，新见盆腔内软组织结节，转移可能。评估为PD。基因检测：微卫星稳定（MSS），TMB-L 3.59Muts/Mb，KMT2C、TSHZ2、PIK3CB、HCK突变。2019年3月13日起治疗更换为：阿帕替尼250mg口服qd，依维莫司5mg口服qd，治疗后腹胀略减轻，无明显不良反应。2019年4月起反复肺部感染，抗感染治疗后缓解。2019年6月4日因咳嗽加重，停用依维莫司。后自觉腹胀逐渐加重，食欲食量明显下降。2019年6月25日复查CT示肝内转移灶、腹盆腔肿块较前增大增多，评估为PD。考虑为罕见病患者，尝试多种治疗方案失败，推荐尝试安罗替尼或抗程序性细胞死亡受体-1（PD-1）联合抗血管生成药物。患者于6月29日起应

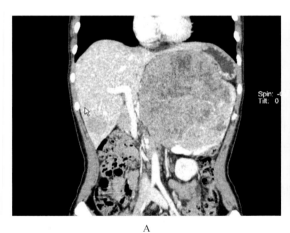

A

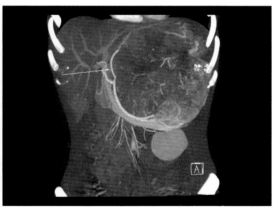

B

图42-2　腹部CT三维重建（2018年2月14日）

A. 左侧侧腹腔见巨大密度不均肿块影，边缘浅分叶，大小约159mm×118mm×180mm，动脉期肿块边缘明显不均匀强化，门脉期及延迟期强化程度趋于均匀，肿块内可见多发不规则无强化区；B. 肿块由腹腔干、脾动脉及胃左动脉分支供血，经脾静脉回流入门静脉。脾、左肾、胃、胰腺及腹腔肠道受压改变。脾静脉明显增粗，门静脉主干及右支增粗。胃底静脉迂曲扩张。

用安罗替尼12mg口服qd，治疗18天，无明显不良反应，腹胀进一步加重，同时出现排便困难、乏力、消瘦，8月7日于当地医院对症支持治疗，2019年9月1日去世。

讨　　论

血管周上皮样肿瘤（perivascular epithelioid cell neoplasm，PEComa）是一种罕见肿瘤，可发生于肠系膜、膀胱、肝、胰腺、腹膜后、直肠、肺等部位。尽管多数PEComa为良性，但其中一部分具有恶性行为，可见局部浸润性复发或远处转移。

由于发病率低，没有良恶性区分的统一标准，经验上的区分标准为：良性PEComa一般直径＜5cm、非浸润性生长、无肿瘤坏死及血管侵犯、偶有细胞核异型性并且核分裂≤1/50 HPF；恶性疾病一般直径＞5cm、常见坏死、浸润性生长及血管侵犯、显著的核异型性且核分裂＞1/50 HPF（高倍视野）。本例患者肿瘤为巨块型、细胞表现为生长活跃、坏死等改变；并且其免疫组化Melan-A（个别＋），HMB45（＋），Vimentin（部分＋），亦支持恶性PEComa的诊断。

目前，除手术切除局部肿瘤外，晚期PEComa的治疗无标准方案，放化疗在PEComa治疗中的疗效不确定。部分病例报道尝试了化疗，如吉西他滨为基础的方案客观缓解率（ORR）20%，无进展生存期（PFS）3.4个月；蒽环类药物方案ORR 13%，PFS 3.2个月，均疗效有限。许多情况下，PEComa家族肿瘤都存在TSC1或TSC2基因突变导致的mTOR信号通路激活失调，因此mTOR抑制剂（依维莫司、西罗莫司）在本病治疗中的数据较多。部分研究报道，mTOR抑制剂治疗的ORR可达41%，PFS 9个月，少数患者的临床获益（客观缓解且病情稳定至少6个月）持续＞24个月；研究认为，监测药物浓度可以较好地监测药物反应；西罗莫司的应用已推荐所有患者接受治疗药物浓度监测，并调整药物剂量以维持5～15ng/ml的目标血药谷浓度。亦有少数研究尝试了抗血管生成药物，如舒尼替尼、伊马替尼等，在个例中初步显示出疗效。本例患者一线应用了mTOR抑制剂治疗，PFS 3个月，疗效有限；二线应用阿帕替尼，PFS 7个月，治疗后可见部分病灶缩小。阿帕替尼是一种小分子抗血管生成多靶点TKI药物，通过竞争性结合VEGFR-2、阻滞VEGF与VEGFR2结合，抑制VEGFR-2磷酸化，下调其下游细胞外信号，抑制血管生成；同时抑制PDGFR、c-Kit、c-Src等活性，达到抑制肿瘤生长的作用。阿帕替尼在胃癌中的疗效已被确定，结直肠癌、肝癌、乳腺癌等实体瘤中的探索性研究仍在进行，部分已显示出疗效。2018年，阿帕替尼在软组织肉瘤的小规模研究中显示出较好疗效，PEComa与软组织肉瘤同为间叶组织来源，推测亦可能从该药治疗中获益。在PEComa的治疗中尝试阿帕替尼目前罕有研究报道，在这种罕见肿瘤中进行抗血管生成药物治疗的尝试，有一定的临床意义。

近年来，对于分子分型的探索在肿瘤领域广泛开展。有研究发现，PEComa中有一部分肿瘤存在TFE3基因异位，且TFE3基因异位与PEComa常见的TSC1-2基因突变不同时存在，这种现象有助于将PEComa分为不同的亚类。由于TSC1/TSC2基因突变可导致mTOR信号通路激活失调，从而对mTOR抑制剂治疗有效，那么TFE3基因异位而不存在TSC1/TSC2突变的患者可能对mTOR的抑制无效，这也解释了PEComa对mTOR抑制剂治疗反应的异质性。因此，不同的基因分型，可能对指导临床的治疗选择有较大的价值。根据病理，本例患者可能存在TFE3表达异常，未见TSC1/TSC2突变，但基因检测未针对TFE3基因异位进行检测，其对mTOR抑制剂的疗效不佳，也许与此相关。

本例患者为一例罕见肿瘤PEComa，临床进行了手术治疗、mTOR抑制剂、抗血管TKI靶向治疗的单药及联合方案的探索，总生存期为20个月。在罕见肿瘤中，多学科治疗模式、靶向药物的探索、基于基因分型的治疗模式是值得尝试的。

（李宁宁）

参 考 文 献

ANGELA MUSELLA A，FRANCESCA DE FELICE B，A KYRIACOS KYRIACOU，et al．Perivascular epithelioid cell neoplasm（PEComa）of the uterus：a systematic review［J］．International Journal of Surgery，2015，19：1-5.

病例43　肝上皮样血管内皮瘤

病历摘要

患者，男，34岁。因"右上腹痛近3个月"于2014年1月就诊于北京协和医院。患者2013年10月无诱因出现肝区持续性钝痛，深呼吸后加重并伴针刺样疼痛。2013年10月30日于当地医院查腹部超声：肝内多发占位，考虑血管瘤可能。腹部增强CT（图43-1）：肝脏多发异常强化灶，考虑转移瘤。胃镜及结肠镜：未见明显异常。PET/CT：肝内多发较大圆形低密度结节和肿块（肝左叶最大者6.2cm×5.7cm，SUV 4.2～5.0），见明显的"牛眼征"，边界清晰，轻度不均匀代谢增高，符合肝转移瘤表现；肝左叶病灶与胃小弯局部分界不清，胃局部黏膜增厚，无明显代谢增高，延迟显像局部无放射性摄取增高。2013年12月2日、12月5日两次行肝脏穿刺，病理（图43-2）：（肝穿组织）镜下大部分为肝组织，仅见小块纤维血管组织和纤维黏液样组织，内有少数异型细胞，免疫组化：CD99（＋），Vim（3＋），SMA、S-100、HMB45、CD31、CD34均（－），Ki-67指数约10%。北京协和医院病理会诊：病变符合肝上皮样血管内皮瘤。转诊我院查肿瘤标志物：糖类抗原125（CA125）49.3U/ml（正常值：0～35U/ml），余大致正常。复查胃镜及结肠镜未见明显异常。体格检查：生命体征平稳，全身浅表淋巴结未触及；心肺腹查体（－）。

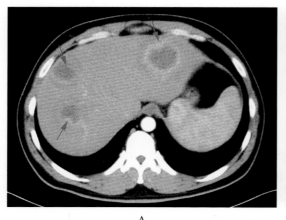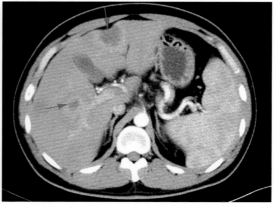

A　　　　　　　　　　　　　　　B

图43-1　病初腹部增强CT图像

患者入院后经肝外科、介入科会诊，建议针对肝内多发病灶先行化疗，若化疗后病灶有缩小，可考虑介入或手术治疗。由于传统化疗药物对上皮样血管内皮瘤效果不佳，2014年1月至2014年7月行12程FOLFOX4方案化疗，同时沙利度胺75～100mg 口服bid，最佳疗效：病情稳定（SD）。此后间断予干扰素300万单位 皮下注射qod，并行1次经导管肝动脉化疗栓塞（TACE），截至2020年12月底，患者一般情况好，定期复查病情稳定。

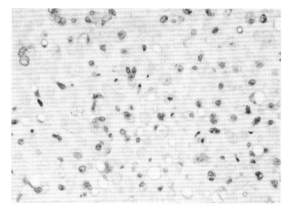

图43-2 肝上皮样血管内皮瘤病理图片

讨 论

患者青年男性，亚急性病程；临床以肝区疼痛起病，外院影像检查示肝脏多发占位。肝脏穿刺病理可见异型细胞，免疫组化：CD99（＋），Vim（＋＋＋），SMA、S-100、HMB45、CD34均（－），Ki-67指数约10%。结合影像学、组织学及免疫组化，病变符合肝上皮样血管内皮瘤。

上皮样血管内皮瘤（epithelioid hemangioendothelioma，EHE）是一种罕见的血管源性肿瘤，其生物学行为属中度或低度恶性，恶性程度介于血管瘤和血管内皮肉瘤之间。肝脏原发上皮样血管内皮瘤（hepatic epithelioid hemangioendothelioma，HEHE）更罕见，患者可无任何症状，也可表现为右上腹痛、包块、体重减轻等不适。影像学检查显示，HEHE可呈单个或多个无血管或伴有钙化的团块，可累及整个肝脏。因此，很难鉴别其是否发生肝内转移。因病灶内成分复杂，影像学表现形式多样，很难与其他肝脏肿瘤相鉴别，确诊依赖于组织病理学检查。HEHE通常是质硬的棕褐色肿瘤，镜下细胞呈区域排列，外周比中央区具有更多的细胞，中央区的细胞少且有硬化或钙化，而过渡区呈现黏液样或软骨样，肿瘤细胞呈现出树突状和上皮样外观。树突状细胞呈现梭形或星状，而上皮样细胞形似印戒（图43-2），细胞内形成血管样管腔，其中可能含有红细胞。CD31对诊断HEHE有极高价值，CD34、Friend白血病病毒综合因子-1、凝血因子8受体、血管内皮生长因子等血管内皮细胞标志物也有较好的辅助诊断作用。

因HEHE发病率低，文献多为个案报道，目前无标准治疗方案。治疗措施包括手术切除、肝移植、TACE等局部治疗和化疗、抗血管生成、靶向和免疫调节治疗等全身治疗手段。有报道，HEHE患者无任何治疗，随访观察可长期存活，甚至病灶可完全自行消退。但也有学者认为，HEHE患者不接受任何治疗，病死率超过50%，不赞成消极等待。对能切除的病例来说，肝切除是较好的方法；部分多发病灶患者可考虑肝移植，同时肝移植也是有肝外受累患者较合适的方法。HEHE对放化疗敏感性较低。化疗药物选择方面，较常用的有多柔比星和脂质体多柔比星、紫杉醇、卡铂、依托泊苷、达卡巴嗪、长春新碱、环磷酰胺等。沙利度胺或来那度胺通过阻断恶性血管内皮细胞的增殖而抑制肿瘤生长，可明显延长患者的生存期。索拉非尼具有抗血管生成和抗增殖的双重抗肿瘤活性，亦有报道有效。贝伐单抗为抗血管内皮生长因子的单克隆抗体，曾有文献报道，与卡培他滨联合使用后可使肿瘤明显退缩。此外，也有学者利用干扰素α抑制血管生成的特性而治疗HEHE，也具有一定效果。mTOR抑制剂有抗增殖的效果，在晚期HEHE中也显示出一定的治疗前景。

（王　湘）

参 考 文 献

［1］M A DEN BAKKER, A J DEN BAKKER, R BEENEN, et al. Subtotal liver calcification due to epithelioid hemangioendothelioma［J］. Pathology Research & Practice, 1998, 194（3）: 189-194.

［2］ISHAK K G, SESTERHENN I A, GOODMAN Z D, et al. Epithelioid hemangioendothelioma of the liver: A clinicopathologic and follow-up study of 32 cases［J］. Human Pathology, 1984, 15（9）: 839-852.

［3］ANTONESCU, CRISTINA. Malignant vascular tumors-an update［J］. Modern Pathology: An Official Journal of the United States & Canadian Academy of Pathology Inc, 2014, 27（Suppl 1）: S30-38.

［4］OTROCK ZK, Al-KUTOUBI A, KATTAR MM, et al. Spontaneous complete regression of hepatic epithelioid haemangioendothelioma［J］. Lancet Oncol, 2006, 7（5）: 439-441.

［5］YOUSAF N, MARUZZO M, JUDSON I, et al. Systemic treatment options for epithelioid haemangioendothelioma: the Royal Marsden Hospital experience［J］. Anticancer Res, 2015, 35（1）: 473-480.

［6］MEHRABI A, KASHFI A, FONOUNI H, et al. Primary malignant hepatic epithelioid hemangioendothelioma: a comprehensive review of the literature with emphasis on the surgical therapy［J］. Cancer, 2006, 107（9）: 2108-2121.

［7］SALECH F, SEBASTIAN VALDERRAMA, NERVI B, et al. Thalidomide for the treatment of metastatic hepatic epithelioid hemangioendothelioma: a case report with a long term follow-up［J］. Annals of Hepatology, 2011, 10（1）: 99-102.

［8］PALLOTTI MC, NANNINI M, AGOSTINELLIA C, et al. Long-term durable response to lenalidomide in a patient with hepatic epithelioid hemangioendothelioma［J］. World J Gastroenterol, 2014, 20（22）: 7049-7054.

［9］KOBAYASHI N, SHIMAMURA T, TOKUHISA M, et al. Sorafenib monotherapy in a patient with Unresectable hepatic epithelioid Hemangioendothelioma［J］. Case Rep Oncol, 2016, 9（1）: 134-137.

［10］LAU A, MALANGONE S, GREEN M, et al. Combination capecitabine and bevacizumab in the treatment of metastatic hepatic epithelioid hemangioendothelioma［J］. Ther Adv Med Oncol, 2015, 7（4）: 229-236.

［11］GAUR S, TORABI A, O'NEILL TJ. Activity of angiogenesis inhibitors in metastatic epithelioidhemangioendothelioma: a case report［J］. Cancer Biol Med, 2012, 9（2）: 133-136.

［12］STACCHIOTTI S, PROVENZANO S, DAGRADA G, et al. Sirolimus in advanced epithelioid hemangioendothelioma: a retrospective case-series analysis from the Italian rare cancer network database. Ann Surg Oncol, 2016, 23（9）: 2735-2744.

病例44 卡波西样血管内皮瘤

病历摘要

患者，女，21岁。因"反复皮下结节10年，发现胸腔积液9个月"于2014年3月就诊于北京协和医院。患者2004年发现右侧乳腺外侧皮肤9点处一约0.5cm×0.5cm大小结节，突出皮面，肉色，未予处理。2008年初患者发现结节颜色变深，为紫色，大小无明显改变，间断局部针刺样疼痛，于当地医院行结节切除，术后病理：右乳皮下组织中间梭形细胞灶及少量色素颗粒，部分细胞生长活跃，符合皮下深层梭形细胞型色素痣。2011年5月患者发现手术切口附近溢出无色分泌液1次，约20ml。乳腺超声：右乳切口外侧皮下约1.0cm×0.5cm低回声结节，边界清，见丰富血流。2011年9月10日行右乳皮下结节切除术，病理：右侧胸壁梭形细胞肿瘤，呈结节性分布，侵及皮下脂肪，瘤细胞间血窦样裂隙形成，部分区域呈上皮样分化，泡状核核仁显著，核分裂相可见；免疫组化：CD31（＋＋＋），CD34（＋＋＋），D2-40（＋＋＋），Ki-67局灶达20%。其他标志物：FⅧ（＋/－），AAT/SMA（＋），FⅧ（＋/－），PGM（－），S-100（－），LCA（－），ACT（＋），支持中间型血管内皮细胞瘤，不除外恶性变倾向。2011年10月9日行右乳皮下血管瘤局部扩大切除术，术后病理：（右乳皮肤）皮下纤维组织内可见大量畸形增生血管，部分血管充血，部分区域可见致密梭形细胞，并可见巨细胞反应，符合卡波西样血管内皮细胞瘤（复发或残留）。免疫组化：CD31（＋），CD34（＋），Ki-67＜5%，F8（灶状＋），EMA（－），SMA（间质＋）。术后伤口愈合可。术后3个月手术伤口处出现约3cm×2cm水泡样病损，内组织液清亮，不伴疼痛、瘙痒等不适。

2012年8月17日复查乳腺超声：双侧乳腺腺体结构清楚，于右侧乳腺刀口中部皮下可见液性暗区，范围约1.1cm×1.0cm，乳导管未见扩张。腺体内未见明确实性占位。考虑术后改变，未特殊处理。2013年1月患者右乳切口原水泡处明显变大，沿手术切口延伸，水泡表面及周围皮肤变紫，最大处约10cm×3cm，水泡表皮明显变薄，内可见无色澄清组织液，不伴疼痛、瘙痒，坐位及立位或患侧卧位时水泡凸起明显，平卧或健侧卧位时水泡即变瘪，曾出现表皮破溃，伤口处连续渗出洗肉水样液体，可自行愈合，无发热、局部破溃、感染等不适。外院考虑不除外肿瘤局部复发及局部淋巴回流不畅，建议手术，患者拒绝。2013年5月乳腺MR：右乳皮肤弥漫不均匀增厚，局部见条状凸出，T_1低信号，T_2显著高信号，增强后可见延迟强化，

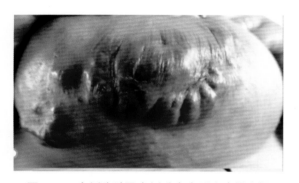

图44-1 右侧胸壁及右侧乳房广泛疱疹样皮损

动态增强时间－信号曲线呈流入型，病变向深方累及乳腺腺体及胸壁肌肉，可见T2高信号及强化改变。符合血管内皮细胞瘤复发改变；予口服沙利度胺（剂量不详），服药1周后患者颜面部出现皮疹，遂自行停药。后患者口服普萘洛尔（剂量不详），症状无改善，于2014年3月停药。2013年6月随诊，右乳疱疹血水涂片：未见肿瘤细胞；胸部增强CT：右乳及右侧胸壁皮肤增厚，皮下水肿，右侧胸腔积液。2014年1月起患者自觉右乳局部水泡较前变大，间断局部皮肤破溃，可连续多日洗肉水样液体流出，后可自行愈合。

2014年3月就诊于北京协和医院，体格检查见右侧胸壁及右侧乳房广泛疱疹样皮损，间断可见渗液（图44-1）。查胸腹盆增强CT：右侧胸壁及右侧乳房皮下条片状影伴异常强化结节，与右乳腺体分界欠清，考虑血管内皮瘤术后复发可能性大；双侧胸腔积液，左叶间积液；右侧胸膜局部增厚；双侧腋窝多发小淋巴结。4月15日收入院，查血清肿瘤标志物：糖类抗原125（CA125）145.0U/ml，余（－）。4月16日起行超声定位下右侧胸腔积液置管引流术，引出血性积液。胸腔积液常规：血性混浊，细胞总数160 203×10^6/L，白细胞总数5786×10^6/L，单核细胞97%，多核细胞3%，黎氏试验（＋），比重1.036。胸腔积液生化：总蛋白（TP）46g/L，腺苷脱氨酶（ADA）5.7U/L，白蛋白（Alb）32g/L，乳酸脱氢酶（LD）125U/L，胆固醇（TC）1.59mmol/L，甘油三酯（TG）0.26 mmol/L，氯（Cl$^-$）116mmol/L；乳糜试验（＋）。4月20日专业组查房考虑卡波西样血管内皮瘤诊断明确，胸壁疱疹样皮损及双侧胸腔积液为卡波西样血管内皮瘤局部复发可能性大，可给予VP方案化疗联合血管内皮抑素治疗。2014年4月23日至5月15日起予第1～2程治疗，具体为：重组人血管内皮抑制素 15mg静脉滴注d1～d14，长春新碱2mg静脉滴注d1、d8，泼尼松100mg 口服 d1～d5，d8～d12。期间患者胸壁皮损渗液明显，间断觉憋气，需反复左侧或右侧胸腔置管引流胸腔积液，胸水引流后胸壁皮损渗液明显减少，憋气好转。第2程治疗2周后患者出现发热，体温最高38.9℃，每日有1～2次热峰，伴畏寒、胸痛，当地抗感染治疗无缓解，逐渐出现憋气，不能平卧，复查超声示双侧大量积液，行右侧胸腔置管引流术，每日引流胸腔积液600～900ml，患者仍憋气明显。6月5日收入院，患者体温最高38.5℃，自然状态下血氧饱和度（SpO$_2$）91%，肠片提示双侧胸腔积液（图44-2），予吸氧、抗感染、补充白蛋白、静脉营养

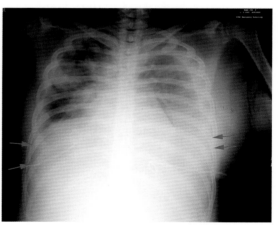

图44-2 患者入院时（2014年6月5日）胸片可见双侧胸腔积液。

等治疗，行双侧胸腔引流管置入术，每日可引流出血性胸腔积液500～1000ml（左侧），100～300ml（右侧）。患者体温高峰下降至37.8℃，但复查超声仍可见中到大量胸腔积液且内有分隔，CT仍可见双侧胸腔积液（图44-3）。考虑2程重组人血管内皮抑制素联合VP方案治疗效果欠佳，6月24日起行西罗莫司2mg 口服qd治疗，用药次日热峰升至38.5℃，改为头孢吡肟和环丙沙星治疗，患者每日仍有发热，体温高峰37.8℃，复查超声胸腔积液增长速度较前减缓。7月8日行左侧胸腔引流管更换术，引流血色胸腔积液近700ml，并将抗生素升级为亚胺培南西司他丁钠和盐酸万古霉素静脉滴注抗感染治疗，热峰逐渐下降至37.5℃，憋气缓解，双侧胸腔引流量逐渐减少为每日0～10ml，SpO_2 95%（自然状态下），7月15日复查超声示双侧胸腔积液明显减少，拔除引流管。患者一般情况好转，无憋气，每日仍有低热，体温最高37.5℃，之后患者定期随诊。2015年3月患者皮疹好转明显好转，复查CT胸腔积液完全消失（图44-3）。患者治疗1年后西罗莫司减量至1mg qd，2017年患者停药，定期随诊复查，疾病未再复发。

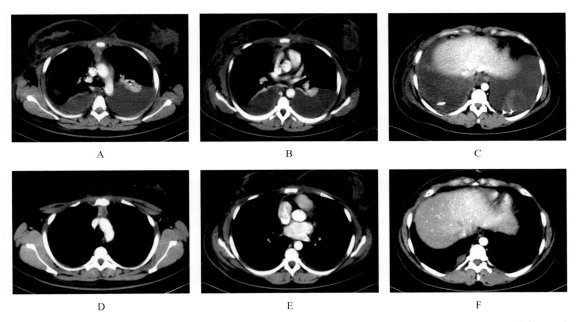

图44-3 西罗莫司治疗前（A、B、C，2014年6月）和治疗后（D、E、F，2015年3月）胸部CT改变，治疗前患者行双侧胸腔置管引流，图片C可见引流管

讨　论

本例卡波西样血管内皮瘤患者是一名青年女性，发病时年龄11岁，当时病变为乳腺皮肤结节。4年后结节颜色变深为紫色，行结节切除，术后病理：符合皮下深层梭形细胞型色素痣。7年后病变复发，手术切除，术后病理卡波西样血管内皮细胞瘤。术后3个月复发，并

逐渐加重，先后予干扰素、沙利度胺和普萘洛尔等治疗无明显疗效，病变逐渐加重。手术3年后（2014年）患者右侧胸壁及右侧乳房广泛疱疹样皮损，并出现双侧大量胸腔积液，胸腔穿刺引流出血性胸腔积液，胸腔积液引流后胸壁疱疹充盈程度减轻，提示胸腔积液和胸壁疱疹存在交通性。予2程VP＋重组人血管内皮抑制素治疗，疾病无缓解，出现发热，体温最高38.9℃，伴右侧胸痛，憋气，不能平卧，需行双侧胸腔积液引流，予对症治疗的同时，改用西罗莫司2mg qd，患者体温逐渐下降，憋气症状缓解，2周后胸腔积液明显减少，拔除双侧引流管。2015年3月复查时患者胸腔积液完全消失，皮疹好转。治疗1年后，西罗莫司减量至1mg qd，2017年患者停药，疾病未再复发。

卡波西样血管内皮瘤（Kaposiform hemangioendothelioma，KHE）是一种少见的血管肿瘤，首先由Zukerberg等人在1993年报道。这种肿瘤恶性程度低，一般表现为局部侵犯，可以转移到区域淋巴结，复发转移少见。一般发生于新生儿和少年，在成年人中非常少见。常见的发生部位是四肢皮肤，非皮肤型占10%，皮肤外最常见的发生部位是腹膜后，其次是肌肉、骨骼和胸腔。发生于颈部、内脏、腹膜后和纵膈的卡波西样血管内皮瘤死亡率较高（这些部位病变很难广泛切除）。皮肤型KHE的典型表现是红斑样的皮疹，皮疹有时为紫色，病变一般累及皮肤全层，并侵犯皮下组织。约70%的卡波西样血管内皮瘤患者会出现Kasabach-Merritt现象，表现为明显的血小板减少，严重的出血和淋巴管瘤病。

根据文献报道，至2017年只报道过28例成年人卡波西样血管内皮瘤，其中只有3例出现复发转移，1例患者复发后接受了放疗，1例乳腺卡波西样血管内皮瘤患者因反复复发多次接受手术，另外1例患者多处皮肤和骨的病变，拒绝后续治疗。这3例患者均未接受药物治疗。

卡波西样血管内皮瘤的治疗方法有手术、放疗、药物治疗和血管栓塞。广泛切除病变是卡波西样血管内皮瘤主要的治疗方法，如病灶不被能广泛切除，可以考虑应用药物治疗。以前报道的治疗药物多为糖皮质激素和长春新碱，但疗效不一。

在治疗本例患者时，查阅文献，有儿童卡波西样血管内皮瘤患者接受西罗莫司治疗的个案报道，疗程并不确定，并没有关于西罗莫司在成年人KHE患者中应用的报道。在本例21岁卡波西样血管内皮瘤患者中，既往多种治疗如干扰素和沙利度胺无效，患者出现大量胸腔积液和发热，化疗和抗血管生成治疗也无效的情况下，给予西罗莫司治疗，症状获得很好的控制，并通过较长时间西罗莫司的应用，使患者的疾病获得了长时间的缓解，到2020年11月患者无病生存时间已经达到6年。之后发现有文献报道，在有些儿童患者中，即使西罗莫司治疗有效，停药后可能出现疾病的复发或加重，提醒了长疗程用药的意义。

（应红艳）

病例45 胸腺上皮肌上皮癌

病历摘要

患者，男，57岁。因"间断心前区疼痛2年余，纵隔肿物术后4个月"于2020年4月就诊于北京协和医院。患者自2017年起无诱因间断出现心前区搏动性疼痛，每次持续约30分钟，可自行缓解，每2～3个月发作一次。2019年10月再次发作，于外院行超声心动图发现前纵隔肿物；胸腹增强CT：左侧前纵隔肿物（最大截面5.9cm×3.9cm，向下累及心包），胸腺来源肿瘤可能性大；肿物旁左侧内乳区淋巴结（短径约0.5cm），与肿物分界不清。2019年12月2日于外院行单孔胸腔镜下左前中纵隔肿物切除术，术中见前中纵隔一大小约6.0cm×4.0cm×3.0cm不规则肿物，紧贴胸骨后，位于心脏前方，与心包关系紧密，上界达升主动脉起始部，下界达左肺下叶静脉水平，肿物部分与左肺上叶关系紧密；术中因分离困难切除大小约1.5cm×1.5cm心包组织。术后病理：（左前纵隔肿物）胸腺癌，结合形态及免疫组化染色结果，符合涎腺上皮来源的低度恶性癌，考虑上皮肌上皮癌，伴囊性变，肿瘤大小9.0cm×6.0cm×3.0cm，可见脉管瘤栓，未见明确神经侵犯，肿瘤累及心包。免疫组化：CD117（＋＋），CD5（－），CK19、CK18（腺管成分＋＋＋），Ki-67指数15%，p63、p40、CK5/6（基底成分＋＋＋），TTF-1（－），特殊染色：AB/PAS（＋），粘卡（＋）。瘤旁脂肪组织未见肿瘤。术后未治疗，患者仍有心前区搏动性疼痛，并有轻微胸闷、心悸。2020年4月复查颈胸腹增强CT：与术前老片对比，心包新见多发结节状增厚影（短径0.9cm），考虑转移；纵隔6区、左侧内乳区、右侧心包横膈组可见多发结节（大者短径0.8cm），较前增多增大，转移可能性大；左肺实变、斑片、条索影；双侧胸腔、心包未见积液。转诊北京协和医院，行PET/CT：右前心包不均匀增厚，可见多个结节状突起（SUVmax2.9），代谢增高，胸腺癌转移灶可能性大；纵隔（4R、6区）、左侧内乳淋巴链区、双侧心膈角代谢稍增高小淋巴结（大小0.3～0.5cm，SUV max1.8），转移不除外（图45-1）。肿瘤组织基因检测：BAP1 9号外显子错义突变，PDGFRA 20号外显子错义突变，ARID1A 6号外显子移码突变，CHD4 3号外显子错义突变，肿瘤突变负荷4.8个突变/Mb（TMB-L），微卫星稳定型（MSS）（图45-2）。既往史、个人史：无特殊。家族史：有肺癌及肾癌家族史。体格检查：无特殊。

患者自2020年4月21日开始行紫杉醇联合顺铂方案化疗。自觉心前区搏动性疼痛、胸闷、心悸较前好转。3程化疗后评估为病情稳定（SD）。自2020年7月至2020年8月行1程局部放疗，给予根治性放疗量Dt 60Gy/30f。9月15日复查胸腹盆增强CT：与4月8日CT比较：心包多发转移，较前加重，厚约1.4cm；不均匀强化。纵隔3A、6区、左侧内乳区、心包横膈组多发转移结节，较前增多增大，大者短径1.4cm（图45-3）。患者因无临床症状，要求先休疗。

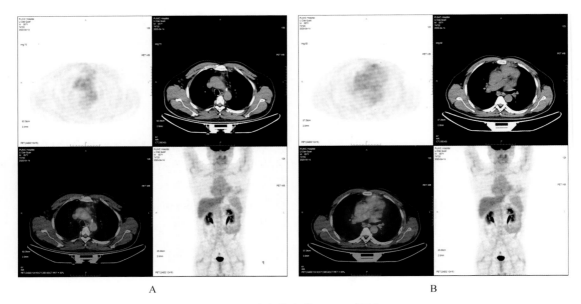

图45-1　患者化疗前PET/CT图像

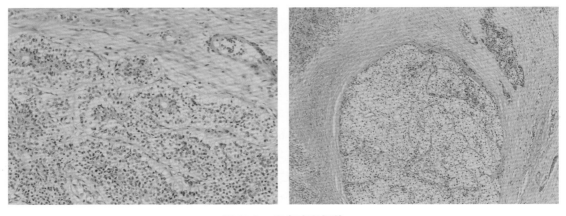

图45-2　患者病理切片
可见内层上皮细胞和外层透明细胞的双套管样结构及玻璃样间质。

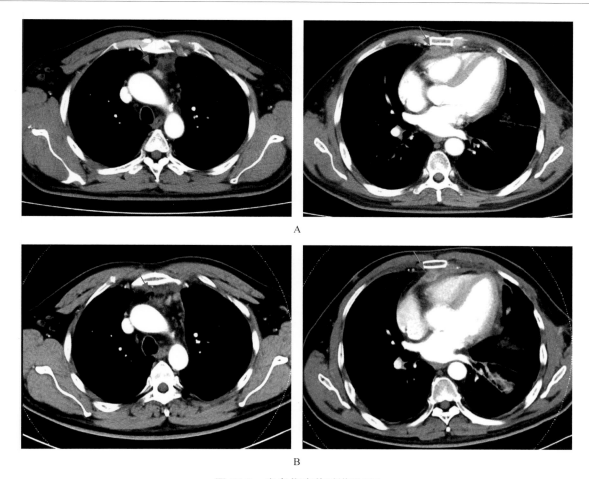

图45-3　患者化疗前后增强CT
A. 放化疗前；B. 放化疗后。

讨　论

上皮肌上皮癌（epithelial-myoepithelial carcinoma，EMC）由Donath在1972年首次报道，迄今全球共报道300多例。主要发生在涎腺，也可发生在其他部位如鼻窦、咽喉、支气管、气管等处，但原发于胸腺的尚未见报道。EMC的典型病理表现为外层肌上皮细胞和内层腺上皮细胞组成的双层套管状结构，免疫组化为内层腺上皮表达CK、EMA，外层肌上皮细胞表达S-100、SMA等。虽然EMC的自然病程尚不清楚，但一般认为其生长缓慢，为低度恶性肿瘤。上皮肌上皮癌易局部复发，少数可发生远处转移。研究显示，部分高级别转化（肿瘤坏死、有丝分裂活性升高和细胞形态不典型）的病例易复发、淋巴结受累和发生远处转移。也有学者认为，新发透明细胞肌上皮癌与尤文肉瘤断裂点区域1（Ewing sarcoma breakpoint region 1，EWSR1）基因重排有关，大多数唾液腺的EWSR1重排预示较差的临床表现。由于

EMC易局部复发的特性，目前多选择手术切除后局部放疗，化疗仅见个案报道，较常用的化疗药物有环磷酰胺、多柔比星、顺铂、长春新碱、达卡巴嗪等。该患者结合原发于胸腺的特点，选择了紫杉醇联合顺铂化疗。由于EMC的发病率极低，目前尚无靶向或免疫治疗药物使用的先例。该患者因基因检测未发现成熟的药物作用靶点，故尚未行特异性靶向药物治疗。患者目前经放化疗后病情控制不佳，根据其基因检测结果，体外研究显示，ARID1A突变型肿瘤可能对PI3K-AKT-mTOR抑制剂敏感；临床前研究显示，ARID1A功能缺失的肿瘤通过调节错配修复机制，增加肿瘤突变负荷，使得肿瘤微环境中的肿瘤浸润淋巴细胞增加，抗肿瘤免疫反应激活，从而可能对免疫检查点抑制剂治疗敏感；ARID1A基因胚系或体系功能缺失性突变还可能导致DNA同源重组修复缺陷，故可能对PARP抑制剂和/或铂类敏感。同时，有报道显示，在ARID1A失活的卵巢透明细胞癌中，EZH2抑制剂或广谱HDAC抑制剂可以引起合成致死效果。故若该患者治疗积极，后续亦可尝试上述治疗方案。

（王　湘）

参 考 文 献

［1］DONATH K，SEIFERT G，SCHMITZ R. Diagnosis and ultrastructure of the tubular carcinoma of salivary gland ducts. Epithelial-myoepithelial carcinoma of the intercalated ducts［J］. Virchows Arch A Pathol Pathol Anat，1972，356：16-31.

［2］GARCIA JJ. Atlas of salivary gland pathology［J］. Springer，Cham，2019：91-98.

［3］SKALOVA A，WEINREB I，HYRCZA M，et al. Clear cell myoepithelial carcinoma of salivary glands showing EWSR1 rearrangement：molecular analysis of 94 salivary gland carcinomas with prominent clear cell component［J］. Am J Surg Pathol，2015，39（3）：338-348.

［4］GORE M R. Epithelial-myoepithelial carcinoma：a population-based survival analysis［J］. BMC Ear，Nose and Throat Disorders，2018，18（1）：15.

［5］LEMMA G L，LEE J W，AISNER S C，et al. Phase Ⅱ study of carboplatin and paclitaxel in advanced thymoma and thymic carcinoma［J］. Journal of Clinical Oncology Official Journal of the American Society of Clinical Oncology，2011，29（15）：2060.

［6］SUET-YAN KWAN，DAISY I IZAGUIRRE，XUANJIN CHENG，et al. The PI3K/mTOR pathway is a potential therapeutic target in cancers with ARID1A mutations［J］. Cancer Research. 2015，75（Suppl 15）：4697.

［7］SHEN J，JU Z，ZHAO W，et al. ARID1A deficiency promotes mutability and potentiates therapeutic anti-tumor immunity unleashed by immune checkpoint blockade［J］. Nat Med，2018 May，24（5）：556-562.

［8］SHEN J，PENG Y，WEI L，et al. ARID1A deficiency impairs the DNA damage checkpoint and sensitizes cells to PARP inhibitors［J］. Cancer Discov，2015，5（7）：752-767.

［9］BITLER BG，AIRD KM，GARIPOV A，et al. Synthetic lethality by targeting EZH2 methyltransferase activity in ARID1A-mutated cancers［J］. Nat Med，2015，21（3）：231-238.

［10］FUKUMOTO T，PARK PH，WU S，et al. Repurposing Pan-HDAC inhibitors for ARID1A-mutated ovarian cancer［J］. Cell Rep，2018，22（13）：3393-3400.

病例46 成人型胰腺母细胞瘤

病历摘要

患者，男，33岁。因"剑突下不适1年，发现胰尾占位7个月"于2019年6月就诊于北京协和医院。患者2019年1月自觉剑突下饱胀感，进食后明显，伴剑突下轻度压痛，偶有恶心，无呕吐，未予重视。2019年6月于外院行胃镜：胃体近端见一巨大黏膜隆起。腹部B超：胰尾可见一囊实性混合回声肿物（约9.1cm×7.3cm）。腹部增强CT（图46-1）：胰尾部可见类圆形囊实性软组织密度影（约8.7cm×8.2cm×7.9cm），边界较清，增强后呈明显强化，脾静脉受压移位，门静脉增宽，考虑胰尾实性假乳头状瘤。2019年7月2日在协和医院基本外科行腹腔镜下胰体尾切除＋脾切除术，术程顺利，术后恢复良好。术后病理：（胰体尾及脾）成人型胰母细胞瘤（图46-2），未侵及胰周脂肪，胰腺断端未见特殊；副脾，脾未见特殊；淋巴结慢性炎（胰周0/2，脾周0/0）。免疫组化：p53（－），CK7（－），Ki-67指数20%，Syn（部分＋），CgA（灶＋），CD10（＋），β-catenin（部分核＋），Cyclin D1（弱＋），AFP（－），CK19（＋），Vimentin（部分＋），AE1/AE3（＋），p16（＋），p40（－），CD21（－），P63（－），CD35（－），CD23（－）。特染结果：D-PAS（＋），PAS染色（＋）。2019年8月8日复查胸腹盆增强CT：腹部与2019年6月25日老片比较，新见胰体尾部及脾切除术后改变，胰体部吻合口旁小片低密度影，积液可能。既往史：体健；吸烟10余年，平均3～5支/天，否认饮酒嗜好。体格检查：体表面积1.58m²，美国东部肿瘤协作组（ECOG）体能状态评分0分，心肺腹查体无特殊，双下肢无水肿。

2019年11月2日收入北京协和医院肿瘤内科，完善检查：血常规、肝肾全、凝血功能均无明显异常；血清肿瘤标志物：甲胎蛋白（AFP）、糖类抗原19-9（CA19-9）、癌胚抗原（CEA）、糖类抗原242（CA242）、糖类抗原72-4（CA72-4）、神经特异性烯醇酶（NSE）、胃泌素释放肽前体（ProGRP）均在正常范围。头颅常规MRI未见明显异

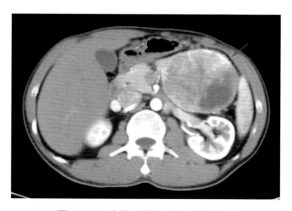

图46-1 胰母细胞瘤术前CT表现

197

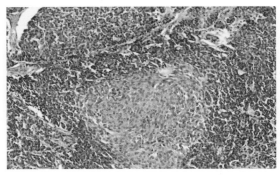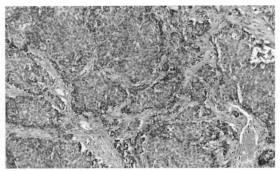

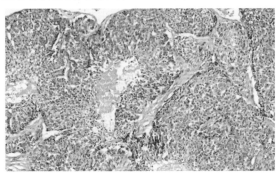

图46-2　胰母细胞瘤病理HE染色

常。2019年11月6日、2019年11月29日、2019年12月23日、2020年1月18日行第1～4程PLADO方案化疗，具体为：顺铂120mg持续24小时静脉泵入d1，表柔比星120mg持续48小时静脉泵入d2～d3，过程顺利，2程和4程化疗后疗效评估均为无病生存（DFS）。此后患者回当地医院定期随诊，2020年11月30日电话随访情况良好。

讨　论

胰腺母细胞瘤（pancreatoblastoma，PB）是一种非常罕见的起源于胰腺上皮的恶性肿瘤，年发病率约为0.004/10万人。1977年首次命名，绝大多数患者为10岁以下儿童，中位发病年龄5岁。1986年报道首例成人胰腺母细胞瘤（adult pancreatoblastoma，APB），迄今为止文献共报道约50例，其中中位年龄37岁，男女比1.14∶1，亚洲患者占2/3。

APB的临床表现通常是非特异的。早期常无症状，肿瘤增大后会表现为：腹痛（45.2%）、体重减轻（29%）、可触及的肿块（19.3%）、黄疸（19.3%）以及腹泻（9.7%）等。可发生在胰腺任何部位，胰头最常见，20%出现于十二指肠、胃和横结肠等邻近器官，45%在诊断时已经发生远处转移，最常见的转移器官为肝，区域淋巴结和肺。大多数患者血清肿瘤标志物在正常范围，仅1/4出现AFP、CEA等肿瘤标志物水平升高。超声、CT和MRI对诊断有帮助。超声典型表现为混合型回声。CT多表现为大的、边界清楚的、多叶肿块伴分隔强化。在MRI上，APB病变在T_1加权像上为低到中等信号，在T_2加权图像上为高信号。本例患者与上述临床和影像特点高度符合。根据胰腺癌美国癌症联合委员会第8版（AJCC 8.0）分期标准，本例术后病理分期为$pT_3N_0M_0$，ⅡA期。

诊断需要通过活检和组织学检查确定。胰腺母细胞瘤是一种大而实性、边界清楚的癌细胞，主要由腺泡细胞组成，而独特的鳞状巢是特征性表现，同时常有小的假囊肿和出血、坏死区。免疫组化：α-1抗胰蛋白酶、葡萄糖-6-磷酸酶常呈强阳性，CgA、Syn和NSE也通常呈阳性。小规模研究发现，APB有成纤维细胞生长因子受体（FGFR）基因融合。与胰腺导管腺癌不同，APB很少出现p53和Kras基因突变。

目前对于APB的最佳治疗尚无共识。局限期APB，手术切除是主要的治疗手段，同时建议术后常规辅助化疗，选择顺铂联合多柔比星（PD）方案，化疗4程；有镜下残留（R1）和淋巴结阳性者术后化疗6程。初始不可切除APB者，可给予PD方案化疗后再次评估能否切除；如能切除，则术后再给予PD方案化疗2程。本例患者术后给予PD方案化疗4程，不良反应轻微。对于转移性APB，以全身化疗为主，最常用的是PD方案，其他还有FOLFOX、FOLFIRINOX等方案。FGFR抑制剂可能有效，而免疫检查点抑制剂疗效欠佳。放疗一般仅用于不可切除的局限期患者的局部症状控制以及切缘阳性和肿瘤破裂者。

APB普遍预后较差，成年人预后比儿童差，手术切除者预后明显好于未手术者。APB中位生存期为15（1～108）个月，淋巴结受累患者中位生存期12.5（5～51）个月。

（葛郁平）

参 考 文 献

[1] PALOSAARI D, CLAYTON F, SEAMAN J. Pancreatoblastoma in an adult [J]. Arch Pathol Lab Med, 1986, 110（7）：650-652.

[2] CHEN M, ZHANG H, HU Y, et al. Adult pancreatoblastoma: A case report and clinicopathological review of the literature [J]. Clin Imaging, 2018, 50：324-329.

[3] SALMAN B, BRAT G, YOON YS, et al. The diagnosis and surgical treatment of pancreatoblastoma in adults: a case series and review of the literature [J]. J Gastrointest Surg, 2013, 17（12）：2153-2161.

[4] BERGER AK, MUGHAL SS, ALLGAUER M, et al. Metastatic adult pancreatoblastoma: Multimodal treatment and molecular characterization of a very rare disease [J]. Pancreatology, 2020, 20（3）：425-432.

[5] GLICK RD, PASHANKAR FD, PAPPO A, et al. Management of pancreatoblastoma in children and young adults [J]. J Pediatr Hematol Oncol, 2012, 34（Suppl 2）：S47-50.

病例47 肾上腺皮质癌

病史摘要

患者，女，45岁。因"肾上腺皮质腺瘤术后8年，复发术后5年余，全身多发转移8个月"于2017年8月就诊于北京协和医院。患者2009年11月体检发现左肾上腺占位，监测血压正常，无心悸、头痛、冷汗等不适。否认肿瘤家族史。转诊北京协和医院，腹部超声：左肾上腺区腹膜后低回声实性占位（7.1cm×6.0cm）；腹部CT：左肾上腺占位性病变（7cm），增强后明显强化；生长抑素受体显像未见异常（图47-1A）；尿游离皮质醇：272～293.9μg/24h（正常值：12.3～103.5μg/24h），外周血促肾上腺皮质激素、17羟孕酮、24小时尿儿茶酚胺及卧立位试验均（−）。于2009年12月28日在北京协和医院行腹腔镜左肾上腺肿瘤根治切除术，术后病理：肾上腺皮质腺瘤，大小8cm×7cm×6.5cm；免疫组化：Melan-A（＋），Vim（＋），α-inhibin（−），S-100（−），Syn（−），AE1/AE3（−），Ki-67指数3%。术后无不适，复查24h尿游离皮质醇水平降至正常。

患者定期复查，2012年2月腹盆增强CT：与8月前CT比，左肾周围脂肪囊内多发结节影，较前明显增大；腹膜后多发小淋巴结，大致同前。PET/CT：左肾周及降结肠结肠旁沟异常增高灶，均为肿瘤转移病灶。腹膜后腹主动脉左旁代谢增高小结节，为肿瘤转移淋巴结。2012年3月5日患者再次于北京协和医院行左肾根治性切除＋左肾周肿物切除，术后石蜡病理：（左肾、腹膜后）病变符合肾上腺皮脂腺瘤复发（有恶性倾向），Weiss评分为2分，间质黏液变，侵及包膜，累及肾被膜，未累及肾实质，肾血管及输尿管断端未见特殊。免疫组化：Melan-A（＋），Syn（＋），Calretinin（±），α-inhibin（−），CgA（−），S-100（−），AE1/AE3（−），p53（＋），Ki-67指数约10%（图47-2）。术后患者行1程放疗（50.4Gy/28f），过程顺利。

2017年4月复查胸腹盆平扫CT：与2016年3月老片对比，左肺部分小结节，较前增大，转移瘤可能；肝右后叶与右肾间、脾前上缘、腹壁下及腹盆腔侧壁多发结节及肿块，伴强化，大部分较前增大，考虑转移。PET/CT：左肺转移；肝被膜下、肝胃间隙、脾前方、腹盆腔肠道表面多个代谢增高灶，考虑转移；左侧膈肌脚增厚，代谢增高，不除外转移（图47-1B）。复查尿游离皮质醇：119.9μg/24h。结合患者病史、实验室检查及影像检查，考虑肾上腺皮质癌可能性大，患者拒绝再行穿刺活检。遂于2017年8月起口服米托坦500mg tid，2周后加量至1g tid。患者服用米托坦后恶心、呕吐明显，血压升高，最高至150/100mmHg，一度停药，再次改为500mg tid服用后仍无法耐受，遂停用，间断共服用米托坦2个月。停药后，患者顾虑化疗的毒副反应，拒绝全身化疗。

2017年10月复查生长抑素受体断层显像：胃周、大网膜、结肠旁沟、近腹壁、盆腔多发生长抑素受体高表达病灶，考虑肾上腺皮质癌多发转移可能性大（图47-1C）。自2017年12月起给予患者长效奥曲肽20mg肌内注射，每4周1次，治疗3个月后复查CT发现多处转移病灶明显缩小，目前患者多处转移病灶仍在持续缩小中（图47-2）。为进一步明确奥曲肽治疗有效的原因，将患者第2次手术时的标本加做了生长抑素受体（somatostatin receptor，SSTR）2的免疫组化染色，外周血进行了循环肿瘤DNA检测。但SSTR2免疫组化染色结果为阴性，外周血循环肿瘤DNA未发现任何体系或胚系突变。

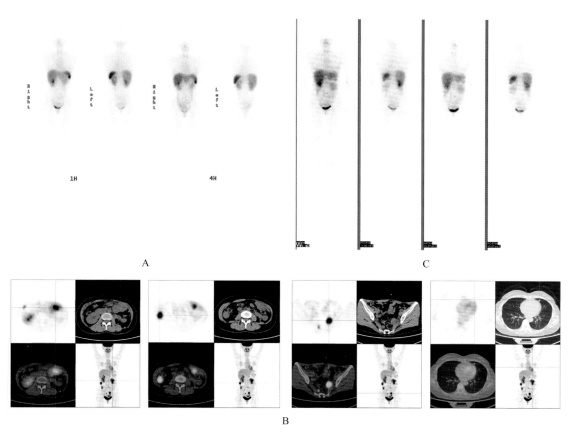

图47-1　患者^{99m}Tc-HYNIC-TOC生长抑素受体显像

A. 2009年；B. ^{18}F-FDG PET/CT图像；C. 2017年。

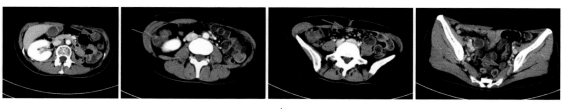

A

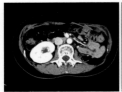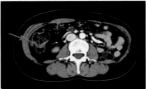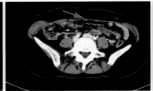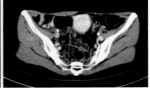

B

图 47-2　患者使用长效奥曲肽治疗前（A）和治疗后（B）腹部增强 CT 图像

讨　论

肾上腺皮质癌（adrenocortical carcinoma，ACC）是一种罕见的内分泌恶性肿瘤，发病率为 0.7～1.5 人/100 万人，多发病于 10 岁以下的儿童和 40～50 岁的成年人。肾上腺皮质腺瘤转化为肾上腺皮质癌的病例十分罕见，迄今国内外仅报道 2 例。传统的 ACC 诊断主要是在结合临床表现基础上，运用内分泌、影像学和病理学检查手段来进行综合判断。目前认为，直径超过 6cm 的肾上腺肿物，恶变的概率达 25%；而直径小于 4cm，恶变的概率不到 2%。另外，Weiss 评分是目前最常用的 ACC 病理学诊断标准，其包括以下 9 项：核的异型性、核分裂指数 ≥5/50 个高倍视野、核不典型分裂、透明细胞数 ≤25% 细胞总数、弥漫性分布、肿瘤坏死、静脉血管侵犯、窦样结构浸润、包膜浸润，每项为 1 分，总分为 9 分，≥3 分即诊断为ACC。Weiss 评分存在一定的主观性，且对于评分为 2～3 分的肿瘤的性质界定存在一定争议。有文献认为，Ki-67 等指标对判断良恶性亦有帮助。

晚期肾上腺皮质癌的治疗手段不多。主要是以米托坦为基础的治疗，可选择米托坦单药或米托坦联合依托泊苷、多柔比星和顺铂全身化疗方案，但两种方案治疗的有效率也仅为 20.5%～23%；而且多数使用米托坦的患者耐受差。本例患者进展后曾口服米托坦治疗 2 个月，因不耐受而停用。

既往有文献发现，肾上腺皮质癌可以表达 SSTR 的所有 5 个亚型（SSTR1～SSTR5），同时肾上腺皮质癌也可出现锝（99mTc）肼基烟酰胺奥曲肽类似物（99mTc-HYNIC-TOC）生长抑素受体显像阳性。本例患者行生长抑素受体显像显示胃周、大网膜、结肠旁沟、近腹壁、盆腔多发生长抑素受体高表达病灶，故提示患者可考虑尝试生长抑素类似物进行治疗。奥曲肽是人工合成的生长抑素类似物，由于可以结合 SSTR2、SSTR3 和 SSTR5（对 SSTR2 的结合力最强），已经广泛应用于 SSTRs 表达阳性的 1 级（G1）、2 级（G2）神经内分泌肿瘤的治疗中。该患者虽第一次复发时的组织病理免疫组化提示 SSTR2（−），但由于无法做 SSTR3、SSTR5 的免疫组化，故不除外奥曲肽通过与病灶的 SSTR3、SSTR5 结合而起效。当然，亦有可能患者在第二次复发转移后，肿瘤细胞出现了 SSTR2 的表达；这也有可能是患者在病初生长抑素受体显像结果为阴性，转移后生长抑素受体显像为阳性的原因。另外，在神经内分泌肿瘤中，目前已发现肿瘤细胞 SSTRs 表达情况与生长抑素受体显像结果并无绝对关联。Diakatou 等就曾发现在 81 例神经内分泌肿瘤患者中，有 4 例患者 SSTR2 免疫组化结果阴性，生长抑素受体显像阳性。因此，不除外在 ACC 中也存在此可能。

本例是国际上首例在晚期肾上腺皮质癌患者中使用奥曲肽，并出现显著疗效的病例报告，为标准治疗后进展或无法耐受毒副反应的晚期肾上腺皮质癌开创了一种新的治疗方式。

（王 湘）

参 考 文 献

［1］ISE T，KIM AC，SABOLCH A，et al. Adrenocortical carcinoma［J］. Endocr Rev，2014，35：282-326.

［2］BELMIHOUB I，SILVERA S，SIBONY M，et al. From benign adrenal incidentaloma to adrenocortical carcinoma：an exceptional random event［J］. Eur J Endocrinol，2017，176（6）：K15-K19.

［3］REBIELAK ME，WOLF MR，JORDAN R，et al. Adrenocortical carcinoma arising from an adrenal adenoma in a young adult female［J］. J Surg Case Rep，2019，2019（7）：rjz200.

［4］LAU SK，WEISS LM. The Weiss system for evaluating adrenocortical neoplasms：25 years later［J］. Human Pathol，2009，40（6）：757-768.

［5］MUKHERJEE G，DATTA C，CHATTERJEE U，et al. Histopathological study of adrenocortical masses with special references to Weiss score，Ki-67 index and p53 status［J］. Indian J Pathol Microbiol，2015，558（2）：175-180.

［6］MEGERLE F，HERRMANN W，SCHLOETEBURG W，et al. Mitotane monotherapy in patients with advanced adrenocortical carcinoma［J］. J Clin Endocrinol Metab，2018，103：1686-1695.

［7］FASSNACHT M，TERZOLO M，ALLOLIO B，et al. Combination chemotherapy in advanced adrenocortical carcinoma［J］. N Engl J Med，2012，366：2189-2197.

［8］UNGER N，SERDIUK I，SHEU S Y，et al. Immunohistochemical localization of somatostatin receptor subtypes in benign and malignant adrenal tumours［J］. Clinical Endocrinology，2008，68（6）：850-857.

［9］MARINIELLO B，FINCO I，SARTORATO P，et al. Somatostatin receptor expression in adrenocortical tumors and effect of a new somatostatin analog SOM230 on hormone secretion in vitro and in ex vivo adrenal cells［J］. Journal of Endocrinological Investigation，2011，34（6）：e131-e138.

［10］JING HONGLI，LI FANG，DU YANRONG，et al. Clinical evaluation of detecting adrenal pheochromocytoma with ^{99m}Tc-HYNIC-TOC imaging［J］. Chinese Journal of Medicine，2011，46：39-41.

［11］VOLANTE M，BRIZZI M P，FAGGIANO A，et al. Somatostatin receptor type 2A immunohistochemistry in neuroendocrine tumors：a proposal of scoring system correlated with somatostatin receptor scintigraphy［J］. Modern Pathology，2007，20：1172-1182.

［12］JOHN M，MEYERHOF W，RICHTER D，et al. Positive somatostatin receptor scintigraphy correlates with the presence of somatostatin receptor subtype 2［J］. Gut，1996，38：33-39.

［13］PAPOTTI M，CROCE S，BELLO M，et al. Expression of somatostatin receptor types 2，3 and 5 in biopsies and surgical specimens of human lung tumours. Correlation with preoperative octreotide scintigraphy［J］. Virchows Archiv，2001，439，787-797.

［14］RIGHI L，VOLANTE M，TAVAGLIONE V，et al. Somatostatin receptor tissue distribution in lung neuroendocrine tumours：a clinicopathologic and immunohistochemical study of 218 'clinically aggressive' cases［J］. Annals of Oncology，2010，21，548-555.

［15］DIAKATOU E，ALEXANDRAKI KI，TSOLAKIS AV，et al. Somatostatin and dopamine receptor expression in neuroendocrine neoplasms：correlation of immunohistochemical findings with somatostatin receptor scintigraphy visual scores［J］. Clin Endocrinol（Oxf），2015，83：420-428.

病例48 皮肤未定类树突细胞肿瘤

病 历 摘 要

患者，男，39岁。因"反复结节样皮疹5年余"入院。患者2013年起无诱因出现面部红色皮疹，突出皮面，无瘙痒、疼痛、破溃、流脓，后皮疹逐渐增多、增大，部分融合成结节、团块，并蔓延至四肢、耳部、背部。2014年2月就诊于外院，行皮肤活检，病理诊断为朗格汉斯细胞组织细胞增生症，遂开始治疗（表48-1）。

表48-1 既往治疗过程

时间	治疗方案	疗程	疗效	转归
2014年2月	甲泼尼龙（剂量不详）	1个月	皮肤结节好转	停药后复发
2014年3月～6月	长春瑞滨 10mg qw iv 泼尼松 30mg bid 沙利度胺 25mg bid	3个月	稳定	
2014年7月～12月	环磷酰胺 1.2g d1 长春瑞滨 40mg d1 地塞米松片 10mg d1～d5 依托泊苷 50mg d1～d5	6周期	治疗期间好转	化疗一停止，皮肤结节就进展、融合成肿块
2015年3月～2016年7月	沙利度胺 25mg bid（自行停药） 泼尼松 50mg qd，逐渐减量至10mg后停药	3个月 16个月	稳定	激素停药后自然消退，部分留疤痕，2016年12月复发
2017年3月	氨甲蝶呤片 10mg qd	1个月	进展	皮肤肿胀、溃疡、疼痛
2017年4月	沙利度胺 100mg qd 异维A酸胶囊 30mg qd	1个月	无好转	无好转
2017年5月～8月	泼尼松龙 50mg qd（每15天减10mg）	3个月	好转	皮肤结节缩小，疼痛和溃疡好转

2016年8月北京协和医院会诊外院病理切片（图48-1）：（背部、面部）真皮层见组织细胞源性肿瘤，结合免疫组化，符合未定类树突细胞肿瘤（indeterminate dendritic cell tumor，IDCT；中度恶性）；免疫组化：CD163（＋），Langerin（－），CD1a（＋），Ki-67指数25%，S-100（部分＋）。基因检测：Braf V600E野生型。既往史：胆囊切除史；高血压病；对青霉素过敏。

体格检查：生命体征平稳，前额、面部、耳部、四肢、臀部、背部见结节样皮疹（图48-2）伴轻度瘙痒，心肺腹未见异常，双下肢不肿。

2017年8月入院后完善检查，血常规、肝肾全、凝血功能均基本正常。血清肿瘤标志物：癌胚抗原（CEA）7.61mg/ml（正常值：0～5.0mg/ml），细胞角蛋白19片段（Cyfra211）3.53ng/ml（正常值：0～3.5ng/ml），鳞癌抗原（SCCAg）、神经元特异性烯醇化酶（NSE）正常范围。胸腹盆增强CT：未见明显异常。放疗科会诊：患者皮肤病变范围广，不考虑放疗。2017年8月15日、9月5日行2程VP方案化疗：长春新碱2mg静脉滴注d1、d8 iv，泼尼松片30mg口服qd，同时补充钙剂、维生素D₃，治疗后皮肤结节略好转。后调整为CVP方案化疗：环磷酰胺1.2g静脉滴注每月、长春新碱2mg静脉滴注qw，泼尼松50mg口服qd，共化疗15次，皮疹明显吸收，但停药2个月后皮疹复发。2018年10月恢复为CVP方案化疗，至2019年2月16日共化疗5程，此时皮疹完全消退。2019年3月29日复查腹部CT：右肺下叶背段新见直径1.3cm结节，边

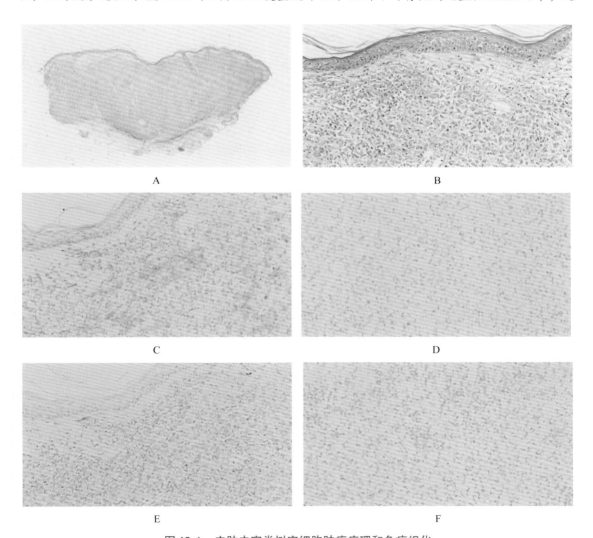

图48-1 皮肤未定类树突细胞肿瘤病理和免疫组化

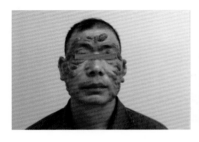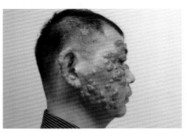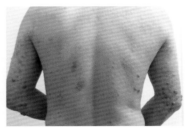

图48-2　患者面部及躯干皮疹

缘不规则，有分叶。淋巴结超声：双颈、左锁骨上、双腋下、双腹股沟淋巴结肿大。考虑疾病进展，2019年4月10日至6月15日更改为GD方案化疗：吉西他滨1.6g d1、d8 静脉滴注，多西他赛170mg d8 静脉滴注，共行4程化疗。2程后评估，肺结节较前变化不明显，但双颈部、锁骨上、腋窝淋巴结消失，腹股沟淋巴结明显缩小（≤1cm），评估为部分缓解（PR）。2019年7月24日复诊，血清肿瘤标志物：糖类抗原125（CA125）125.6U/ml（0～35），NSE、胃泌素释放肽前体（ProGRP）、糖类抗原72-4（CA72-4）、糖类抗原242（CA242）（-）。胸腹盆增强CT：与2017年8月14日老片比较，新见右肺下叶背段结节灶。后于2019年7月30日行CT引导下肺结节穿刺活检，病理：（肺）少量肺组织，可见胶原纤维增生及炭末沉积。

　　患者2019年9月于当地医院被诊断为肺结核，予四联抗结核治疗至2020年1月1日。2020年1月2日外院胸腹盆CT平扫：双肺弥漫性粟粒结节灶，血行播散性肺结核可能，癌性淋巴管炎及肺尘埃沉着病待排；右肺下叶结节，建议随访。此后患者失访。

讨　论

　　未定类树突细胞肿瘤（IDCT）是一种罕见的起源于间质树突细胞的恶性肿瘤，在WHO病理分类中属于罕见类型树突细胞肿瘤。

　　IDCT自然病程不详，没有年龄、性别或种族的偏好。大多数病例中皮肤是唯一受累的器官，表现为面部、颈、四肢可见一个或多个丘疹、结节、红斑，严重者可呈"狮脸"样改变；淋巴结、脾、骨、眼角膜也可受累，但像本例这种广泛的皮肤病变甚至"狮脸"样外观的病例罕见。22%的IDCT伴发或继发于血液系统恶性肿瘤如慢性粒-单核细胞白血病、滤泡性淋巴瘤和急性髓性白血病，但本例胸腹盆CT等检查未发现血液系统恶性肿瘤证据。多数IDCT临床过程是缓慢进展的，表现为良性增生性过程，但不断有旧皮损缓解和新皮疹出现，呈现反复复发和自发消退并存的特点，此特点与本例患者临床病程一致。

　　IDCT细胞和朗格汉斯细胞有共同的起源、相似的组织形态学和免疫表型。Langerin（CD207）是birseck颗粒形成过程中所必需的一种蛋白质，它与birseck颗粒结合在一起，使其成为朗格汉斯细胞的特异性标志物，有助于区分IDCT。IDCT免疫组化表达S-100、CD1a，但不表达Langerin（CD207），且超微结构上无birseck颗粒。诊断需要结合临床、组织病理、免疫组化和超微结构。少数IDCT出现BRAF V600E突变，而多数病例包括本例基因检测BRAF V600E为野生型，该突变可能只表明组织细胞病和原发性血液病之间存在克隆一致性。此外，本例还发现DCLK2新发点突变，意义目前不明。

因IDCT罕见，缺乏标准的治疗方案。对于局限性病变，可考虑手术切除、局部用药和皮肤导向疗法如紫外线光疗和电子束治疗。对广泛性皮损的患者，使用糖皮质激素或化疗药物（环磷酰胺、长春新碱等）均能够达到缓解。

本例患者在外院接受了糖皮质激素和多种化疗药物治疗，皮损呈现短期缓解后很快复发的特点。在北京协和医院肿瘤内科接受环磷酰胺、长春新碱和泼尼松（CVP）方案治疗期间皮疹吸收最明显，但停药后2个月再次出现皮损复发伴多发淋巴结转移，更换吉西他滨联合多西他赛（GD）方案后再次达到部分缓解的疗效。总体来看，治疗效果令人满意。遗憾的是，患者后来出现了肺结核，考虑可能与既往长期使用糖皮质激素和化疗造成免疫力低下有关。这也提醒我们，对于一些缓慢进展的恶性肿瘤，应采用强度适中的抗肿瘤治疗策略，兼顾疗效和安全性。

（葛郁平）

参 考 文 献

［1］DALIA S，SHAO H，SAGATYS E，et al. Dendritic cell and histiocytic neoplasms：biology，diagnosis，and treatment［J］. Cancer Control，2014，21（4）：290-300.

［2］TARDÍO JC，AGUADO M，BORBUJO J. Self-regressing S100-negative CD1a-positive cutaneous histiocytosis［J］. Am J Dermatopathol，2013，35（4）：e57-e59.

［3］REZK SA，SPAGNOLO DV，BRYNES RK，et al. Indeterminate cell tumor：a rare dendritic neoplasm［J］. Am J Surg Pathol，2008，32（12）：1868-1876.

［4］ZHOU N，GE Y，FANG K，et al. BRAF wild-type recurrent indeterminate dendritic cell tumour presenting with leonine facies［J］. J Eur Acad Dermatol Venereol，2020，34（5）：e230-e231.

［5］DAVICK J J，KIM J，WICK M R，et al. Indeterminate dendritic cell tumor：a report of two new cases lacking the ETV3-NCOA2 translocation and a literature review［J］. Am J Dermatopathol，2018，40（10）：736-748.

病例49 肾功能不全的胃癌患者的化疗

病历摘要

　　患者，男，44岁。因"上腹部隐痛1个月"于2018年10月就诊于北京协和医院。2018年9月患者出现上腹部隐痛，外院查血清肿瘤标志物：糖类抗原19-9（CA19-9）742.1U/ml，癌胚抗原（CEA）6.40ng/ml；血肌酐130μmol/L。胃镜：胃底体交界大弯侧可见直径约2cm黏膜粗糙隆起，周围黏膜皱襞呈杵状。胸腹盆增强CT：胃大弯侧浆膜面毛糙，腹腔内小淋巴结。泌尿系超声：左侧肾盂宽1.5cm，右侧肾盂未见扩张。2018年9月27行腹腔镜全胃切除、Roux-en-Y食管空肠吻合术，术中发现胰颈处结肠系膜根部局部脂肪组织质硬，取活检。清扫多组淋巴结后，探查结肠根部，发现肿瘤侵犯至十二指肠起始端系膜，考虑无法完全清扫，于是决定不再继续清扫。术后病理：胃低分化腺癌，浸透胃壁深肌层达周围脂肪组织，累及浆膜及大网膜，可见广泛脉管瘤栓，两侧断端黏膜未见特殊；淋巴结转移癌（第7组1/1，第10组2/2，第10组及4sa组3/3，第6组0/2，小弯32/32，大弯12/12）；免疫组化：MLH-1（＋），MSH-2（＋），MSH-6（＋），PMS-2（＋），Her-2（＋＋＋）。原位杂交：EBER ISH（－）。（结肠系膜根部结节）：纤维脂肪组织中见异型细胞浸润，结合免疫组化符合低分化腺癌。免疫组化：AE1/AE3（＋），CD68（－），Ki-67指数10%。根据美国癌症联合会（AJCC）第8版标准分期为$pT_3N_{3b}M_1$，ⅣA期。2018年10月15日胸腹盆增强CT：腹膜后多发淋巴结增大；左肾小结石；双侧输尿管中下段管壁增厚强化，其上输尿管扩张、双肾盂肾盏扩张积水。同日CT检查前血肌酐最高达362μmol/L，之后患者尿量大致同前，2000～2500ml/d，血压130/90mmHg左右。考虑肾功能不全原因不明，不除外肾结石或肾前性因素所致肾功能损伤，嘱患者多饮水后血肌酐水平逐步下降至200μmol/L左右。为进一步诊治收入院。既往史：左肾结石数年。个人史：吸烟20年，15支/天，已戒烟1个月。体格检查：血压130/88mmHg，腹部可见陈旧手术瘢痕，余心肺腹无特殊。

　　入院后完善检查，尿常规及尿沉渣大致正常；血肌酐190μmol/L；尿蛋白/肌酐比值（UPCR）114mg/g Cr；血清肿瘤标志物：糖类抗原242（CA242）＞150.00U/ml，糖类抗原72-4（CA72-4）27.7U/ml，甲胎蛋白（AFP）2.9ng/ml。泌尿系超声：左侧肾盂宽1.3cm，右侧肾盂宽1.1cm。考虑患者存在泌尿系梗阻，2018年10月24日予双侧D-J管置入，10月26日患者突发无尿（此前每日尿量约2500ml，10月26日上、下午尿量分别约为300ml和100ml），

48小时内血肌酐水平由190μmol/L升高至680μmol/L。泌尿系超声及泌尿系统MR（MRU）：双肾盂肾盏扩张（右侧较宽处宽约1.3cm，左侧较宽处宽约1.1cm）。多学科会诊考虑患者无明确肾前性及肾性急性肾功能不全诱因，判断此次无尿为肾后性因素所致，10月30日血肌酐进行性升高至1100μmol/L，每日尿量约400ml，遂予血液透析，并更换及调整D-J管位置。此后患者尿量恢复正常，血肌酐水平进行性下降（10月31日450μmol/L→11月3日300μmol/L→11月6日200μmol/L→11月15日150μmol/L）。11月2日患者出现发热，体温最高38.2℃，伴腰痛和肾区叩击痛，血常规：白细胞计数及分类大致正常；血肌酐200μmol/L；尿常规：白细胞（WBC）125cells/μl，红细胞（BLD）25cells/μl，闪光细胞3～6/HPF，亚硝酸盐（NIT）、蛋白（pro）（－）；外周血培养示屎肠球菌。考虑泌尿系感染血流播散可能，给予莫西沙星抗感染治疗，体温恢复正常，腰痛缓解。11月6日患者出现剧烈腹痛，不伴恶心、呕吐、排气排便停止及腹膜刺激征，立位腹部平片：右上腹多发气液平，考虑肠梗阻。给予禁食、水、补液和通便等对症处理后症状缓解。11月13日开始饮食过渡，患者耐受可。11月13日血肌酐181μmol/L，估算肾小球滤过率（eGFR）为38ml/（min·1.73m²），血压平稳。2018年11月13日起予第1程紫杉醇联合氟尿嘧啶（5-FU）方案化疗，具体为：紫杉醇150mg静脉滴注d1（86mg/m²），5-FU 0.5g静脉滴注d1、3.2g持续静脉泵入（civ）46小时（2.1g/m²）、亚叶酸钙0.5g静脉滴注d1（0.3g/m²）。化疗后患者血肌酐稳定在150μmol/L左右。11月30日继续予第2程紫杉醇联合5-FU方案化疗，具体为：紫杉醇190mg静脉滴注d1（109mg/m²），5-FU 0.6g静脉滴注d1、4g civ 46h（2.6g/m²）、亚叶酸钙0.6g静脉滴注d1（0.34g/m²）。第2程休疗期间患者出现尿路烧灼感，伴轻微腰痛和肾区叩击痛。查尿常规：WBC 500cells/μl，BLD 25cells/μl，NIT（－）；血肌酐进行性升高（139μmol/L→827μmol/L），泌尿系超声：双肾集合系统分离伴输尿管上段扩张（两侧肾盂宽度均为1.9cm）。考虑泌尿系感染，肾内科会诊考虑慢性肾功能不全急性加重，与泌尿系感染、肾后性梗阻可能有关，给予连续性肾脏替代治疗（CRRT），置换左、右侧D-J管，经验性给予环丙沙星抗感染治疗，2019年1月3日复查血肌酐降至233μmol/L，泌尿系超声：肾盂较前变窄（两侧肾盂宽度均为1.3cm）。继续予第3程紫杉醇联合5-FU方案化疗。第3程化疗后复查血肌酐399μmol/L，泌尿系超声：双肾积水，双侧输尿管扩张（两侧肾盂宽均为2.1cm）。建议患者行肾盂造瘘术以解除肾后性梗阻，患者拒绝。3程后复查胸腹盆CT未见肿瘤局部复发征象，评估为病情稳定。2019年1月起继续第4程紫杉醇联合5-FU方案化疗，具体为：紫杉醇200mg静脉滴注d1（114g/m²），5-FU 0.7g静脉滴注d1、4.1g civ 46h（2.74g/m²），亚叶酸钙0.7g静脉滴注d1（0.4g/m²），化疗期间发现患者右侧锁骨下静脉、腋静脉及贵要静脉血栓形成可能，给予普通肝素持续静脉泵入，并逐渐过渡至华法林钠口服（2019年8月复查上肢静脉超声未见血栓，继续口服华法林钠2个月后停用）。此后按期行第5程紫杉醇联合5-FU方案化疗，剂量同第4程，考虑华法林钠、紫杉醇及5-FU均经肝脏P450色素酶代谢，化疗期间暂停华法林钠并监测国际标准化比值（INR）。第5程化疗后尿量显著增加，血肌酐水平由469μmol/L降至344μmol/L。

2019年2月开始第6程治疗，具体为：曲妥珠单抗216mg（4mg/kg）静脉滴注d1、108mg（2mg/kg）静脉滴注d8，紫杉醇200mg静脉滴注d1，5-FU 0.7g静脉滴注d1、4.1g civ 46h，亚叶酸钙0.7g静脉滴注d1。化疗后血肌酐水平由250μmol/L升至600μmol/L，考虑不除外曲妥珠单抗或肾前性因素有关。躯干部PET/CT：食管空肠吻合口处管壁增厚，代谢轻度增高，考虑修复改变可能；双肾增大，肾实质弥漫性代谢增高；双肾盂及上段输尿管扩张。结合血清肿瘤标志物、胸腹盆CT平扫及腹盆MRI结果，评估为病情稳定。2019年2月7日行第7程治疗，具体为：曲妥珠单抗216mg（4mg/kg）静脉滴注d1，紫杉醇200mg静脉滴注d1，5-FU 0.7g静脉滴注d1、4.1g civ 46h，亚叶酸钙0.7g静脉滴注d1。期间第3程化疗后更换双侧D-J管出现一过性血尿，数日后自行消失，其余治疗过程基本顺利，患者耐受可，监测血肌酐水平逐步下降，波动于290~360μmol/L之间。第4程及第7程化疗后评估病情均为病情稳定。2019年5月至2020年9月行29程曲妥珠单抗联合5-FU方案维持治疗，具体为：曲妥珠单抗216mg（4mg/kg）静脉滴注d1，5-FU 0.7g静脉滴注d1、4.1g civ 46h，亚叶酸钙0.7g静脉滴注d1，每2周为1疗程。维持治疗期间每1.5个月评估病情均为病情稳定，29程后复查PET/CT：食管－空肠各吻合口、腹膜后散在小淋巴结，代谢未见明显增高。2020年9月起改为曲妥珠单抗单药维持治疗，具体为：曲妥珠单抗216mg（4mg/kg），至2021年1月患者继续规律治疗中。

讨　　论

本例患者是青年男性，行胃癌手术（R2切除），术后病理为胃低分化腺癌，可见广泛脉管瘤栓，免疫组化：pMMR，Her-2（＋＋＋）。AJCC 8.0分期为$pT_{4a}N_3M_1$，ⅣA期，患者合并肾功能不全，进行化疗和靶向治疗。

患者在手术前后，化疗前出现血肌酐水平短期内进行性升高，病因考虑：①无药物因素，尿常规无明显Pro、WBC、BLD，筛查免疫相关指标均阴性，考虑肾性肾小球原发疾病可能性小；②肾前性方面：患者无明显入量不足，予水化保证入量后血肌酐仍呈上升趋势，因此肾前性因素可能性不大；③泌尿系超声及MRU示双肾肾盂肾盏扩张，考虑肾后性梗阻因素大，泌外科会诊后行D-J管置入，监测肌酐水平轻度下降，但很快出现无尿，完善检查并会诊仍考虑肾后性因素可能大，再次行左侧D-J管置换，夜间行血液透析。此后尿量恢复，血肌酐下降至515μmol/L。之后血肌酐波动，因患者胃癌晚期，手术未能完全切除肿瘤，故在肾功能不全的情况下进行化疗。

患者抗肿瘤治疗分为3个阶段：

第一阶段为2018年11月3日至2019年1月，患者接受紫杉醇联合5-FU方案化疗。患者Her-2（＋＋＋），应该选择曲妥珠单抗联合治疗。一般而言，抗体类靶向药物代谢不用经过肾脏，其应用受患者肾功能影响小，但仍有使用曲妥珠单抗后出现肾功能不全的个案报道。和患者及家属沟通后，暂未用曲妥珠单抗。2018年11月3日血肌酐294μmol/L，予紫杉醇联合5-FU减量化疗。1程化疗后血肌酐水平降至201μmol/L，无明显骨髓抑制，之后患者接受共5程紫杉醇联合5-FU化疗，并逐渐增加化疗药物剂量，定期进行影像学评估，患者疾病稳定。但这期间患者肾功能不稳定，接受化疗后出现尿量增加，血肌酐水平下降，临近下一程化疗前出现血肌酐水平升高，化疗间期血肌酐波动于140~300μmol/L，并反复出现泌尿系感

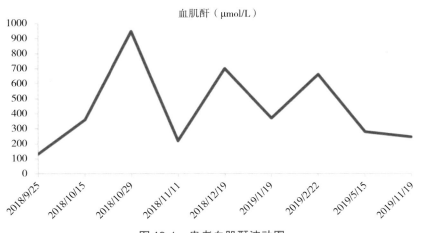

血肌酐（μmol/L）

图 49-1 患者血肌酐波动图

染、泌尿系梗阻加重，需反复更换 D-J 管。病程中多次泌尿系统超声，CT/MRI 等影像检查并未发现结石、肿瘤压迫或浸润等因素。2018 年 12 月出现血肌酐水平进行性升高 139μmol/L→827μmol/L，尿素（Urea）6.0μmol/L→22.12μmol/L，并出现明显恶心呕吐。肾内科会诊考虑慢性肾功能不全急性加重，与泌尿系感染、肾后梗阻相关可能，12 月 17 日置入中心静脉导管行 CRRT 治疗，置换双侧 D-J 管，予环丙沙星抗感染后好转，复查肾功能血肌酐降至233μmol/L，Urea 7.02mmol/L，泌尿系超声示肾盂较前变窄。在这一阶段，患者曾两次出现肠梗阻，对症治疗后缓解。这期间患者还出现右侧锁骨下静脉、腋静脉及贵要静脉血栓形成，因肾功能不全，低分子量肝素治疗有禁忌，血栓急性期予普通肝素持续静脉泵入抗凝，并逐渐过渡至华法林钠口服治疗。

第二阶段是 2019 年 2 月 8 日至 4 月 30 日，这一阶段，患者的治疗在紫杉醇联合 5-FU 基础上加用了曲妥珠单抗。第一阶段治疗期间，患者胃癌评估稳定，但肾功能波动很大，并反复出现各种并发症，结合患者后续检查中均未发现泌尿系梗阻的明确原因，考虑存在腹腔小肿瘤病灶，压迫浸润泌尿系统器官和肠道的可能。且患者 Her-2 过表达，单用化疗疗效欠佳，在和患者及家属充分沟通后，在紫杉醇联合 5-FU 基础上加用了曲妥珠单抗，治疗后血肌酐波动在 239～288μmol/L，未再出现泌尿系梗阻和肠梗阻，患者胃癌评估为病情稳定。从治疗反应看，不能除外腹腔小肿瘤引起泌尿系梗阻造成肾功能不全加重的可能。

第三个阶段是 2019 年 5 月 15 日至 2020 年 9 月 28 日，曲妥珠单抗＋5-FU 维持治疗 29 程，这期间患者胃癌稳定，一般状况好，血肌酐为 242～329μmol/L。

本例为合并肾功能不全的晚期胃癌复杂病例，治疗取得良好疗效。治疗过程中较好地解除了泌尿系梗阻，间断持续床旁血滤及血液透析支持，克服肠梗阻，控制上肢深静脉血栓，密切监测肾功能的情况下选择对肾脏损伤较小的化疗方案和靶向治疗，使患者获得较为良好的预后，目前患者 PFS 和 OS 均已超过 26 个月。

（应红艳）

病例50 食管癌免疫治疗后罕见毒性反应

病历摘要

患者，男，73岁。因"进食哽噎2个月"于2018年5月就诊于北京协和医院。患者2018年3月无明显诱因出现进食哽噎，伴胸骨后灼烧感，无呕血、胸痛、呼吸困难等。2018年4月就诊于外院，上消化道造影：食管中下段管壁充盈缺损及龛影，病变长约6cm。胃镜：距门齿约33cm食管、贲门至距门齿约55cm胃体可见不规则溃疡性隆起灶。活检病理：（食管）鳞状上皮黏膜内有异型细胞浸润，考虑为低分化鳞状细胞癌；（胃体）少许胃黏膜及异型的鳞状上皮，符合鳞状细胞癌，不除外有浸润。免疫组化：CK5/6（＋）。2018年5月就诊于北京协和医院门诊，胸腹盆增强CT：食管下段管壁、胃底胃壁增厚，伴周围淋巴结肿大；肝内多发转移，较大者位于肝左外叶，约3.1cm×2.3cm；腹膜后、左侧锁骨上窝淋巴结肿大。PET/CT：食管中下段（SUVmax 8.6）、贲门及胃体壁（SUVmax 8.4）增厚且代谢增高；肝内多发转移，最大者位于左外叶上段，大小约2.9cm×2.3cm，SUVmax 8.5；气管隆突水平食管旁转移淋巴结，局部食管受侵不除外，胃周、左肾门区、左锁骨上多发转移淋巴结，纵隔（2L、4区）转移淋巴结不除外。既往史：高血压病20年，阑尾切除术后20年；长期吸烟、饮酒史。体格检查：身高164cm，体重59kg，体表面积1.6m^2，ECOG 1分，双肺呼吸音清，心律齐，腹软，无压痛。

入院后完善检查：血常规、生化、凝血等（－）。2018年5月19日至9月18日行纳武单抗（Nivolumab）177mg（3mg/kg）每2周静脉滴注联合伊匹木单抗（Ipilimumab）59mg（1mg/kg）每6周静脉滴注治疗，10月2日至10月16日行纳武单抗177mg（3mg/kg）静脉滴注维持治疗。第1程后哽噎及胸骨后灼烧感好转。3程后评估为病情稳定（SD），6程后评估为部分缓解（PR）。2018年9月17日患者出现乏力进行性加重，甲状腺功能2：促甲状腺激素（TSH）25.393μIU/ml，同时逐渐出现嗜睡、厌食，用药24周时血Na$^+$ 124mmol/L。完善内分泌相关检查，性激素6项：促卵泡激素（FSH）44.15IU/L，雌二醇（E2）42.93pg/ml，孕酮（P）0.14ng/ml，睾酮（T）2.60ng/ml，促黄体生成素（LH）19.50IU/L，泌乳素（PRL）14.41ng/ml；血浆促肾上腺皮质激素（ACTH）（8AM）7.9pg/ml；血清总皮质醇（F）（8AM）0.80μg/dl；甲状腺功能：TSH 37.686μIU/ml，游离甲状腺素（FT$_4$）0.954ng/dl，三碘甲状腺原氨酸（T$_3$）0.822ng/ml，甲状腺素（T$_4$）6.50μg/dl，游离三碘甲状腺原氨酸（FT$_3$）1.89pg/ml，甲状腺过氧化物酶抗体（A-TPO）21.11IU/ml，甲状腺球蛋白抗体（A-Tg）431.30IU/ml；胰岛素样生长因子（IGF1）50ng/ml，生长激素（GH）0.1ng/ml。抗核抗体谱：抗核抗体（＋）胞浆型 1∶160，抗细胞浆抗体（＋）1∶160，抗 Ro 52 抗体强阳性（＋＋＋）。垂体 MRI（－）。经内分泌科会诊，考虑部分性垂体前叶功能减退，继发性肾上腺皮质功能减退，原发性甲状腺功能减退，桥本甲状腺炎。予泼尼松 30mg qd，左甲状腺素逐渐加量至 125μg qd 替代治疗，2 周后泼尼松减至 15mg qd 时出现多语、烦躁、易怒、难以入睡、亢奋、偏执和一过性谵妄。当时查体：注意力、计算力下降，颈软，肌力及肌张力正常，巴宾斯基征（－）。复查激素水平：血清总皮质醇（8AM）1.97μg/dl；ACTH（8AM）7.3pg/ml；性激素 6 项：FSH 53.61IU/L，E2 24.46pg/ml，P 0.08ng/ml，T 1.54ng/ml，LH 26.83IU/L，PRL 10.24ng/ml；GH 0.4ng/ml，IGF1 86ng/ml；甲状腺功能：TSH 51.804μIU/mL，FT_4 1.064ng/dl，T_3 0.807ng/ml，T_4 6.40μg/dl，FT_3 2.05pg/ml，A-TPO 14.66IU/ml，A-Tg 197.60IU/ml。垂体 MRI、头增强 MRI ＋DWI 均未见明显异常。行腰穿，脑脊液常规、生化、细胞学、病原学、抗电压控门钾离子通道（VGKC）、抗 N- 甲基 -D- 天冬氨酸受体（NMDA）检测及抗 Hu、Yu、Ri 均阴性。医院神经内科、免疫科、内分泌科及心理医学科会诊，考虑免疫治疗相关脑病可能性大（不良反应 3 级），2018 年 12 月 7 日起甲泼尼龙 60mg qd 静脉滴注→12 月 11 日序贯为泼尼松 60mg qd，后逐渐减量，同时予地西泮镇静治疗后神经症状好转。2019 年 4 月起再次出现进食哽噎。2019 年 5 月胸腹盆 CT 平扫：肝内多发稍低密度影，边缘模糊，较前稍大。腹部动态增强 MRI：肝脏多发转移瘤，较前略增大或者不变。评估病情为继续 PR。2019 年 7 月 12 日至 8 月 22 日行放疗：6MV-X 线，照射 CTV（残存食管瘤区周围高危区），剂量为 60Gy/30f。2019 年 7 月评估病情，胸腹盆 CT 平扫：胃周围淋巴结较前稍增大；肝内多发小圆形稍低密度影，大致同前。腹部增强 MRI：肝多发转移瘤，较前略增大。评估为病情进展（PD），拟结束放疗后化疗，但 2019 年 9 月出现发热，体温最高 38℃，伴咳嗽、咳痰，考虑肺部感染，外院予抗感染治疗后症状缓解。2019 年 10 月 30 日就诊于北京协和医院肿瘤内科，血肿瘤标志物：细胞角蛋白 19 片段（Cyfra21-1）4.0ng/ml，组织多肽特异性抗原（TPS）333U/L。胸腹盆 CT 平扫：胃腔周围淋巴结肿大，大致同前；肝内多发小圆形稍低密度影，考虑转移，较前增多、增大；腹膜后多发淋巴结，部分较前略饱满。腹部常规动态增强 MRI（2019 年 11 月 1 日）：肝多发转移瘤，较前增多、增大；肺野内密度增高影，较前增多。评估为 PD。2019 年 11 月 8 日至 2020 年 4 月 21 日行第 1～6 程 TP 方案化疗，具体为：紫杉醇 270mg 静脉滴注 d1、顺铂 40mg 静脉滴注 d1～d3，每 3 周为 1 程，最佳疗效为 PR。3 程后发现双侧下肢肌间静脉血栓，加用利伐沙班 10mg qd 抗凝治疗。2020 年 5 月开始替吉奥单药维持治疗，2 程后复查超声：右锁骨上淋巴结略增大（1.9cm×1.1cm→2.0cm×1.7cm）。肝区 MRI：肝多发占位，考虑转移瘤，较前明显增多、增大；胃壁小弯侧局部明显强化，较前明显。病情评估为 PD。2020 年 7 月于当地医院行卡瑞利珠单抗治疗 3 程，治疗后未出现上述不良反应，截至目前继续治疗中，暂未病情评估。

讨　　论

　　本例患者诊断为晚期食管鳞癌及胃底体部鳞癌，为少见的多源发癌，存在远处淋巴结及肝转移，在一线治疗中应用了双免疫检查点抑制剂（Nivolumab ＋ Ipilimumab）的联合治疗，获得了原发病灶以及转移病灶的同时缓解（图50-1），但出现了内分泌相关的不良反应以及可疑的免疫治疗相关性脑炎，应用激素治疗后好转。进展后，二线应用放化疗再获疾病缓解。在三线治疗中，再次挑战程序性细胞死亡受体1（PD-1）单抗获得病情稳定。

近年来，免疫检查点抑制剂已被纳入晚期食管癌及胃癌的系统治疗中。根据ATTRACTION-Ⅲ、ESCORT以及KEYNOTE 181三项大型的随机对照试验（RCT）研究结果，2020年中国临床肿瘤学会（CSCO）指南已推荐卡瑞利珠单抗及纳武单抗用于晚期食管鳞癌的二线治疗，而帕博利珠单抗用于程序性细胞死亡配体1综合阳性评分（PD-L1 CPS）≥10的食管癌二线治疗。2020年欧洲肿瘤内科学会（ESMO）公布的KEYNOTE 590的结果显示，一线应用化疗联合抗PD-1单抗对比单纯化疗可能延长食管鳞癌，尤其是CPS≥10人群的无进展生存期（PFS）及总生存期（OS）。同时，CHECKMATE 648研究正在进行双免疫（纳武单抗联合伊匹木单抗）对比化疗联合抗PD-1单抗对比化疗的研究，结果尚未公布。

本例患者在双免疫联合治疗中，出现了2级垂体前叶功能减低、原发性甲状腺功能减低（图50-2）以及继发性肾上腺功能减低（图50-3）的多重内分泌不良反应，提醒临床医生在应用双免疫治疗时应重视其相关的复杂内分泌不良反应，对免疫治疗期间不典型的临床表现如乏力应予以警惕，同时对于应用免疫治疗前及过程中的内分泌实验室检查予以动态监测。既往的临床试验对免疫治疗相关的不良反应汇总显示，双免疫［抗PD-1单抗联合抗细胞毒性T淋巴细胞抗原4（CTLA-4）单抗］治疗引起内分泌相关不良反应的总体发生率可高达30%，而3级以上占5%左右，远高于抗PD-1抗体单药治疗，尤其在垂体炎及继发性肾上腺皮质功能减低方面。此外，双免疫联合发生垂体炎的中位时间为7.4周，早于单纯抗PD-1抗体的4个月。免疫治疗相关内分泌不良反应机制可能与增加已存在的自身抗体水平以及通

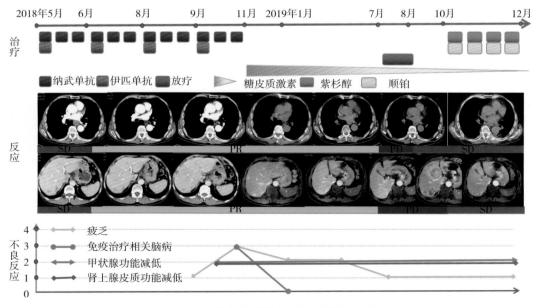

图50-1　患者应用系统治疗的疗效及不良反应

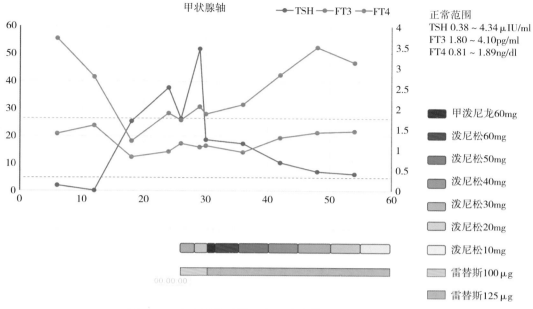

图50-2 患者甲状腺轴不良反应（横坐标为治疗周）

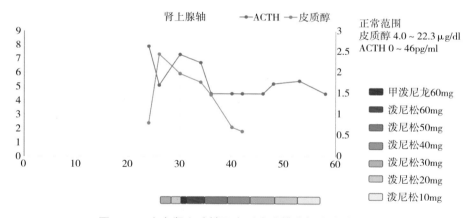

图50-3 患者肾上腺轴不良反应（横坐标为治疗周）

过直接与正常组织CTLA-4分子结合从而导致补体介导的炎症反应增强有关。根据CSCO《免疫检查点抑制剂相关的毒性管理管理指南》，对于原发性甲状腺功能减低，可继续应用免疫治疗，如TSH ≥ 10μIU/ml，可补充甲状腺素；而对于垂体炎及肾上腺功能不全建议停止免疫治疗，伴有临床症状时给予糖皮质激素治疗。

本例患者在应用糖皮质激素治疗后症状缓解，药物减量过程中出现一过性精神症状，应考虑自身免疫性脑病，但在多科会诊中就该诊断存有争议。免疫科会诊：结合治疗经过及临床表现考虑自身免疫性脑病可能性大。但神经内科认为：患者缺乏典型的脑脊液及影像学异常表现，不足以诊断。自身免疫性脑病为非常罕见的免疫治疗相关不良反应，仅有少量文献报道，其常见的临床症状为意识混乱、发热及小脑共济失调，脑脊液可见淋巴细胞增多或蛋白水平增高，头颅MRI可见与脑实质炎症相符的FLAIR高信号。

此例提醒临床医生，对于格外罕见的免疫治疗相关不良反应予以警惕。根据不良事件通用术语标准（CTCAE）4.0版分级为3级，于是停止双免疫治疗。停药数月后患者再次出现病情进展，予局部放疗以及TP方案联合化疗依然有效。肿瘤再次进展后，我们应用了免疫治疗的再挑战。据文献报道，再挑战后发生同样不良反应的概率不足50%。此次，根据已有的晚期食管鳞癌三线免疫治疗的相关研究（ATTRACTION I及KEYNOTE180），患者接受抗PD-1单抗的治疗，截至第3程，未出现免疫相关不良反应。

（周　娜）

参 考 文 献

［1］MA POSTOW，R SIDLOW，MD HELLMANN. Immune-related adverse events associated with immune checkpoint blockade［J］. N Engl J Med，2018，378：158-168.

［2］M SZNOL，MA POSTOW，MJ DAVIES. Endocrine-realted adverse events associated with immune checkpoint blockade and expert insights on their management［J］. Cancer Treat Rev，2017，58：70-76.